现代耳鼻喉科临床诊治要点

刘汝洋 等 主编

江西科学技术出版社

江西·南昌

图书在版编目（CIP）数据

现代耳鼻喉科临床诊治要点/刘汝洋等主编. -- 南昌：江西科学技术出版社，2020.8（2024.1重印）

ISBN 978-7-5390-7509-9

Ⅰ.①现… Ⅱ.①刘… Ⅲ.①耳鼻咽喉病-诊疗 Ⅳ.①R76

中国版本图书馆CIP数据核字（2020）第164359号

选题序号：ZK2019481

责任编辑：王凯勋

现代耳鼻喉科临床诊治要点
XIANDAI ERBIHOUKE LINCHUANG ZHENZHI YAODIAN

刘汝洋 等 主编

出版发行	江西科学技术出版社
社　址	南昌市蓼洲街2号附1号
	邮编：330009　电话：（0791）86623491　86639342（传真）
经　销	全国新华书店
印　刷	三河市华东印刷有限公司
开　本	880mm×1230mm　1/16
字　数	301千字
印　张	9.5
版　次	2020年8月第1版　2024年1月第1版第2次印刷
书　号	ISBN 978-7-5390-7509-9
定　价	88.00元

赣版权登字：-03-2020-305

版权所有，侵权必究

（赣科版图书凡属印装错误，可向承印厂调换）

编委会

主　编　刘汝洋　杨向茹　刘翔毅　李　晶
　　　　　张　搏　赵焱丽　姚　庆　陈璐璐

副主编　余爵波　刘　成　李　震
　　　　　鞠　叶　王　剑　马　静

编　委　（按姓氏笔画排序）
　　　　　马　静　襄阳市中医医院（襄阳市中医药研究所）
　　　　　王　剑　西南医科大学附属中医医院
　　　　　刘　成　深圳市宝安区妇幼保健院
　　　　　刘汝洋　泰山医学院附属医院
　　　　　刘翔毅　甘肃中医药大学附属医院
　　　　　李　晶　深圳大学总医院
　　　　　李　震　中国人民解放军联勤保障部队第九八〇医院
　　　　　张　搏　深圳市人民医院
　　　　　　　　　（暨南大学第二临床医学院，南方科技大学第一附属医院）
　　　　　杨向茹　山西医科大学第一医院
　　　　　余爵波　扬州大学附属医院
　　　　　陈璐璐　河南省中医院（河南中医药大学第二附属医院）
　　　　　赵焱丽　郑州市第二人民医院
　　　　　姚　庆　河南中医药大学第一附属医院
　　　　　鞠　叶　中国人民解放军海军第九七一医院

获取临床医生的在线小助手

开拓医生视野
提升医学素养

微信扫码

- **临床科研** ▷ 介绍医学科研经验，提供专业理论。
- **医学前沿** ▷ 生物医学前沿知识，指明发展方向。
- **临床资讯** ▷ 整合临床医学资讯，展示医学动态。
- **临床笔记** ▷ 记录读者学习感悟，助力职业成长。
- **医学交流圈** ▷ 在线交流读书心得，精进提升自我。

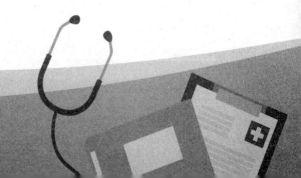

前言

耳鼻喉科是研究耳鼻喉部诸器官的解剖生理和疾病现象的一门科学。耳鼻喉诸器官在解剖结构生理功能和疾病的发生方面相互有着紧密联系。耳鼻喉诸器官多为深在和细小腔洞，欲达到清晰辨认其正常形态和病变表现的目的，必须借助特殊的照明装置和检查器械，因而，在现代医学的发展中，它经历了一个由分到合的过程。耳鼻喉科虽然是一门独立的医学分科，但它与整个机体有着广泛而紧密的联系。随着现代医学的飞速发展，医学新设备和新技术不断涌现，耳鼻喉科疾病的诊断和治疗水平也取得了长足的进步。为适应当前耳鼻喉科的发展形势，满足医疗与教学一线人员的需要，我们组织了一批长期从事临床一线的医务工作者，参阅了大量国内外文献，并结合丰富的临床经验，着手编写了此书。

书中首先介绍了耳鼻喉疾病的常规检查、特殊检查和常见症状，然后重点介绍了耳鼻喉常见疾病的诊断与治疗。文中在形式上尽量采取图、表和文字叙述相结合的方式，力求做到深入浅出，图文并茂。本书文字翔实，实用性强，既有学科经典内容，也有当前疾病发展特点的诠释，其科学性、可操作性强，对诊治耳鼻喉科疾病，提高医疗质量有重要的临床指导意义。希望本书的出版能为本学科临床医师在日常工作提供帮助。

由于本书参编人员较多，文笔不尽一致，繁简程度也不尽相同，加之编校水平有限，虽尽力而为，但书中难免存在疏漏或谬误之处，还望广大读者不吝指正，以期再版时完善。

编　者
2020 年 8 月

目 录

第一章 耳鼻咽喉常规检查 ... 1
  第一节 成人耳鼻咽喉检查 ... 1
  第二节 小儿耳鼻咽喉检查 ... 5

第二章 耳鼻咽喉特殊检查 ... 9
  第一节 纤维喉镜检查 ... 9
  第二节 纤维鼻咽镜检查 ... 9
  第三节 直接喉镜检查 ... 10
  第四节 支撑喉镜检查 ... 11
  第五节 动态喉镜检查 ... 12
  第六节 鼻内镜检查 ... 13
  第七节 听功能检查 ... 14
  第八节 前庭功能检查 ... 20
  第九节 鼻阻力检查 ... 25

第三章 耳鼻喉临床常见症状 ... 26
  第一节 耳部症状 ... 26
  第二节 鼻部症状 ... 29
  第三节 咽部症状 ... 32
  第四节 喉部症状 ... 35

第四章 耳的先天性疾病 ... 41
  第一节 先天性耳前瘘管囊肿 ... 41
  第二节 先天性外耳畸形 ... 42
  第三节 先天性中耳畸形 ... 47
  第四节 先天性内耳畸形 ... 50
  第五节 先天性耳聋 ... 55

第五章 耳部创伤 ... 56
  第一节 耳郭外伤 ... 56
  第二节 鼓膜外伤 ... 56

第三节 颞骨骨折 ... 57
第四节 脑脊液耳漏 ... 59

第六章 耳聋
第一节 遗传性聋 ... 63
第二节 先天性非遗传性聋 ... 68
第三节 中毒性聋 ... 69
第四节 感染性聋 ... 75
第五节 特发性突聋 ... 79
第六节 老年性聋 ... 83
第七节 伪聋 ... 86

第七章 鼻先天疾病
第一节 面裂囊肿 ... 88
第二节 先天性后鼻孔闭锁 ... 89
第三节 脑膜脑膨出 ... 91

第八章 鼻及鼻窦外伤
第一节 鼻骨骨折 ... 92
第二节 鼻窦骨折 ... 92
第三节 视神经管骨折 ... 94
第四节 脑脊液鼻漏 ... 94
第五节 鼻腔及鼻窦异物 ... 97

第九章 鼻中隔疾病
第一节 鼻中隔偏曲 ... 98
第二节 鼻中隔血肿 ... 107
第三节 鼻中隔脓肿 ... 107
第四节 鼻中隔穿孔 ... 108

第十章 鼻腔炎性疾病
第一节 急性鼻炎 ... 111
第二节 慢性鼻炎 ... 113
第三节 鼻息肉 ... 117
第四节 变应性鼻炎 ... 119
第五节 萎缩性鼻炎 ... 121
第六节 血管运动性鼻炎 ... 125

第十一章 腺样体疾病
第一节 急性腺样体炎 ... 127
第二节 腺样体肥大 ... 127

第十二章 扁桃体炎
第一节 急性扁桃体炎 ... 129

第二节 慢性扁桃体炎 130
第十三章 喉畸形、外伤、狭窄及异物 131
  第一节 先天性喉畸形 131
  第二节 喉外伤 133
  第三节 喉狭窄 137
  第四节 喉异物 138
第十四章 喉慢性非特异性炎症 140
  第一节 慢性单纯性喉炎 140
  第二节 慢性萎缩性喉炎 141
  第三节 慢性增生性喉炎 142
参考文献 144

第一章　耳鼻咽喉常规检查

第一节　成人耳鼻咽喉检查

一、概述

1. 患者位置

患者与医生对面直坐，躯干微向前倾，膝部相交，或患者膝部夹在医生两膝之间。

2. 光源选择

日光、灯光。灯光以耳鼻咽喉科专用诊疗灯或综合治疗台为宜。将灯置于患者右侧，与耳等高，距患者右耳约 10 cm 处。

3. 额镜使用

医生戴上额镜，反光镜置于左额部，用左眼经镜孔视物。额镜焦距约为 30 cm，练习时集中光线于患者上唇。在电源暂时缺乏的地区，可使用电额灯。此灯的优点在于以电池作为光源，携带方便，适宜巡回医疗时使用。亦可借助于自然光线，利用额镜照入检查部位进行工作。亦可利用电筒作为光源照射于额镜上（图 1-1）。

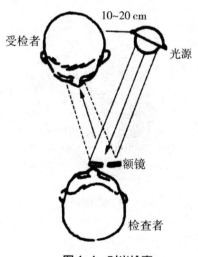

图 1-1　对光检查

二、耳部检查

（一）耳郭

视诊和触诊：①皮肤情况有无红肿、外伤、感染。②外形大小、数目与头颅所成角度。③有无触痛（图 1-2）。

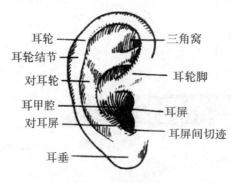

图1-2 耳郭表面标志

（二）外耳道

1. 检查方法

（1）拉直外耳道：检查右侧时，以左手将耳郭拉向后上方，右手拇指将耳屏捻向前方；检查左侧时，则用右手拉耳郭，左手捻耳屏。

（2）耳镜检查：耳镜放入外耳道时，耳郭仍需拉向后上方，用另一手取耳镜喇叭口轻轻塞入外耳道软骨部。

2. 观察内容

①外耳道的大小和弯度。②外耳道有无耵聍、异物、分泌物。

（三）鼓膜

1. 检查方法

用耳镜检查鼓膜。对卧床患者，可使用电耳镜检查。

2. 观察内容

（1）正常鼓膜：为一圆形半透明灰白色薄膜，呈漏斗形。

（2）观察内容：鼓膜有无充血、外凸、内陷、穿孔、瘢痕。锤骨短突、锤骨柄、鼓脐、光锥、前后皱襞、松弛部、紧张部（图1-3）。

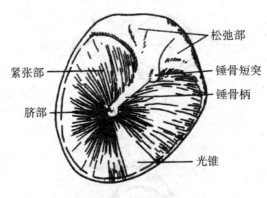

图1-3 鼓膜结构

三、鼻部检查

（一）鼻前庭

1. 检查方法

左手持鼻镜，拇指置于鼻镜两叶的交叉点处，一柄置掌内，另一柄由其余4指扶持，将鼻镜放入前鼻孔的前庭部，由下而上进行检查（图1-4）。

2. 观察内容

注意观察鼻前庭部、鼻毛及皮肤情况（有无皲裂、糜烂、疖肿等）。

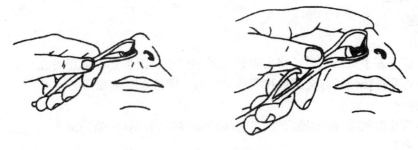

图 1-4 前鼻镜使用法

（二）鼻腔

1. 检查方法

（1）鼻镜检查：鼻镜持法：左手执鼻镜，手掌向内，借示指固定。

（2）不同位置中检查所见：①鼻腔底水平位（额部略向下沉），外侧为圆形红色的下鼻甲，其上方可看到中鼻甲的前端。②鼻腔底与水平位约成30°角（头抬高），内侧鼻中隔显露较多，外侧为下鼻甲上部，其上为中鼻甲前端。③头抬高到60°和鼻中隔相对者为中鼻甲前外侧的鼻丘部，其后上方为鼻腔顶部（图1-5）。

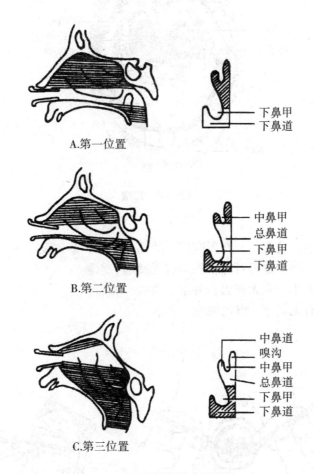

A. 第一位置 — 下鼻甲 / 下鼻道

B. 第二位置 — 中鼻甲 / 总鼻道 / 下鼻甲 / 下鼻道

C. 第三位置 — 中鼻道 / 嗅沟 / 中鼻甲 / 总鼻道 / 下鼻甲 / 下鼻道

图 1-5 前鼻镜检查的3种位置

2. 观察内容

①呼吸通畅状况。②黏膜的色泽，粉红为正常，大红为急性炎症，紫灰为变态反应。③鼻甲大小、鼻道情况。④分泌物的质、量和部位。

四、咽部检查

(一)鼻咽部

1. 检查方法

右手持后鼻镜,左手持压舌板,将后鼻镜在酒精灯上轻度加热,嘱患者张口,用鼻部呼吸用压舌板压住舌背,右手将后鼻镜轻轻伸至腭垂和咽后壁之间,即可观察鼻咽部。

2. 观察内容

注意观察鼻后孔的状况(鼻中隔后缘、各鼻甲后端、咽鼓管咽口、咽隐窝等),黏膜的色泽,有无分泌物、溃疡、肿块及出血等。

(二)口咽部

1. 检查方法

右手持压舌板,嘱患者张口,以压舌板压住舌背的最高点,使舌背低落,可检查口咽部。使用压舌板时,动作应轻柔,放置舌前2/3处或略偏一侧,否则易招致恶心,引起咽部充血,掩盖口咽部真相(图1-6)。

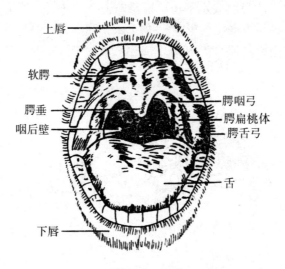

图1-6 口咽

2. 观察内容

(1)黏膜:色泽(充血、贫血),有无假膜、溃疡、异物、紫斑及肿胀。
(2)软腭:运动情况,两侧是否对称;腭垂有无畸形、水肿。
(3)扁桃体:形状、大小,有无充血、分泌、溃疡、肿瘤。
(4)咽后壁:色泽,有无萎缩、淋巴滤泡、肿胀。

五、喉部检查

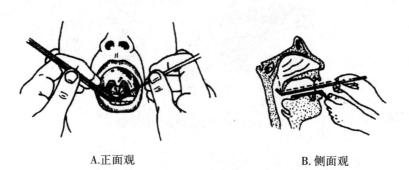

A.正面观   B.侧面观

图1-7 间接喉镜检查法

1. 检查方法

左手持消毒纱布，右手持喉镜，嘱患者张口伸舌，将纱布包住舌尖，并拉向前下方，轻度加热喉镜镜面后，伸入口咽部，镜背贴于腭垂上，在镜中观察喉部。有少数患者，会厌向后倾斜，遮盖喉部，造成检查困难，此时可使用1%丁卡因液做局部黏膜表面麻醉。让患者自己拉舌头，检查者左手持间接喉镜，右手持弯形拉钩，挑起会厌，暴露喉部，喉部之像即映入间接喉镜之上（图1-7）。

2. 观察内容

喉黏膜的色泽，有无水肿、溃疡、肿瘤、异物；声带的色泽及动作。

第二节 小儿耳鼻咽喉检查

一、概述

1. 患者位

①如小儿合作，可采取成人位置，即与医生相对而坐。②若小儿平卧桌上，可由助手固定或以被单裹住身体，使其脚腿不能乱动。③如助手抱着小儿，则与医生相对而坐，固定其位置（图1-8）。

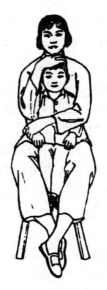

图1-8 小儿受检时的体位

2. 病史

一般向家属询问病史，宜简短而明确；若小儿有理解力，应让其参与问答，此时可发现小儿听觉或喉部方面的症状。

3. 检查顺序

从简单到复杂。先做耳部检查，再进行鼻部检查，最后检查咽喉部（因压舌板可引起恶心）。

4. 麻醉

如做细致操作，必须让小儿绝对不动者，可采用短时间全身麻醉。局部麻醉药，如丁卡因对小儿有危险，故禁用。对乳儿应绝对禁用任何麻醉。

二、耳部检查

1. 检查方法

（1）鼓膜检查：对光后，左手将耳郭牵引向上方，使外耳道拉直，右手拇指、示指持耳镜徐徐插入外耳道中，耳镜口径需选择适度，放入耳道内后，推开耳毛，看到鼓膜。

（2）婴幼儿：婴儿与5个月以下乳儿的外耳道结构不同，耳道狭小且闭着，耳郭牵引方向应向后下方，方能使耳道拉直，如有耵聍块及障碍物，需小心除去，方可见到鼓膜。

（3）乳儿检查：乳儿的鼓膜十分倾斜，几乎与水平线平齐，如将耳镜垂直于头颅侧面的方向插入，则仅见鼓膜后上方或只是耳道后上壁，所以必须将耳镜喇叭口尽量向后倾斜，才能见到锤骨柄，鼓膜前下方常被耳道壁遮住。乳儿的鼓膜后上界线、鼓膜标志、鼓膜体积与成人相同，但较正常为厚，透明度较差，色泽灰暗，不像较大儿童呈灰白色。

（4）小儿检查：外耳道极为薄弱，外伤可致耳痛，如用小手术去除耵聍阻塞，后，次日必须复查，以防产生疖肿。

2. 观察内容

应用耳镜前，需观察及检查小儿的耳郭、耳道入口、耳郭附近淋巴区、乳突部、下颌骨后凹陷处，注意有无外耳畸形、耳郭湿疹、乳突部皮肤红肿、耳后皱襞消失等情况，并注意耳屏前、乳突尖端及其后缘处有无淋巴结肿胀或压痛，牵引耳郭时有无疼痛。

三、鼻部检查

鼻部检查包括鼻腔检查与鼻窦检查。鼻腔检查分前鼻镜检查与鼻咽镜检查。

（一）鼻腔检查

1. 前鼻镜检查

（1）检查方法：小儿鼻前庭部皮肤细腻，无鼻毛，前鼻孔较小，前庭部后上界线较成人为高。前鼻镜检查，一般用小号鼻镜或口径适当的耳镜。放入鼻镜前，以左手拇指将鼻尖抬起。

鼻腔探针触诊法，仅限于绝对不动的小儿，必要时可在全身麻醉下进行。

（2）观察内容：检查鼻前庭部有无疖肿、皮肤皲裂或湿疹。此时可窥到鼻中隔软骨部，如有偏曲和嵴突存在，则需注意鼻镜放入时可能引起的疼痛及出血。

鼻镜置入前庭部后，可见到鼻腔内黏膜，该处与前庭部皮肤色泽显然不同。其他，如鼻甲及鼻道的检查，一般与成人相同。小儿的中鼻道，常较成人宽大，中鼻甲与下鼻甲内侧面和鼻中隔间的距离亦较成人为大。

乳儿的鼻腔狭小，下鼻甲特别膨大，即使用收缩药后，中鼻甲也不易见到。

2. 鼻咽镜检查

（1）检查方法：可用电鼻咽镜及鼻咽腔触诊法，对较大的小儿和能合作者进行。其方法与成人相同。

（2）观察内容：注意增殖体在鼻咽腔顶部，如扇形。小儿咽鼓管与成人不同，极少呈三角形，常有淋巴组织覆盖于上。

（二）鼻窦检查

1. 检查方法

（1）透照法：于暗房中进行。小儿常害怕，不能合作，故不易进行，且小儿鼻窦发育尚未完成，故此种检查价值极小。检查时用透照灯置于眼眶内上角，以观察额窦；置于口腔内腭盖下，以观察上颌窦及前组筛窦，如窦腔正常，则透光度清晰。

（2）低头引流法：以1%麻黄碱溶液（儿童为0.5%）喷入鼻腔内，2~3 min后检查鼻部。注意观察中鼻道的情况，嘱患者双手分别放在两足背上，两足距离约大半步，顶部近乎垂直地面10 min后，再检查鼻腔，尤其是中鼻道内有无积脓（患高血压者禁用此位）（图1-9）。

除以上检查外，可用上颌窦穿刺或鼻腔交替负压吸引法，将不透明光剂（碘油）灌入鼻窦腔内后再摄片，则窦腔显得更清晰。

2. 观察内容

观察局部皮肤有无红肿、隆起，有无眼球移位或运动障碍，有无触痛、叩痛、包块；中鼻道、嗅裂或后鼻孔是否有脓性分泌物、黏膜红肿、息肉样变或息肉。通过穿刺冲洗或加以X射线造影检查，可了解上颌窦内容积的变化，有助于对恶性肿瘤等占位性疾患的诊断。

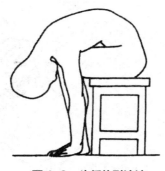

图1-9 头低位引流法

四、咽部检查

1. 检查方法

（1）口咽部检查：位置采用对面坐式。如取卧位，则以平卧位置较为可靠。如侧面检查，则颈与脊柱扭向一侧，引起两侧不对称而失去正确性。压舌板以弯曲有柄者较佳，因直条压舌板易将灯光遮挡。压舌板不可超过舌前2/3与后1/3的交界线。压力宜适度，勿太重，否则会引起恶心反应，甚至呼吸停顿或猝死，特别是对有痉挛体质的小儿或患有咽后壁脓肿的乳儿。口咽部检查除视诊外，还需试验感觉，观察软腭收缩动作两侧腭弓是否对称。最后做颈部淋巴触诊检查。

（2）鼻咽部检查：鼻咽部检查包括后鼻镜检查及触诊，前者已于鼻部检查中述及。

鼻咽部触诊：小儿坐位，双手由助手握住，固定头部，医生左手按住小儿下颌，拇指嵌入小儿面颊上下列牙齿之间，右手示指戴上消毒指套后向软腭后上方伸入，有规律而轻快地触摸鼻咽部各壁，时间不得多于几秒。前面可触及鼻中隔后边缘、两后鼻孔及鼻甲尾端；侧壁处探查咽鼓管咽孔的后隆突及其后上方的咽隐窝；顶部蝶骨体及枕骨基底突的骨壁，如有增殖体位于其前，触之柔软而隆起。

2. 观察内容

鼻咽部触诊的主要目的是了解腺样体或鼻咽部新生物的大小、性质及与周围的关系。

五、喉部检查

1. 检查方法

（1）间接喉镜检查法：位置和操作方法与成人相同。牵引舌部不可使用暴力，否则必然影响呼吸并损伤舌韧带。用直径较小的间接喉镜，置于咽后壁较低处，光线必须由上向下照射，如光线水平射到喉部常为舌根遮住。检查时间不宜过长。

（2）强迫间接喉镜检查法：用特种压舌板，其前端向下弯曲，并有2个印头小钩，嵌入舌会厌溪中，钩住舌根向前拉，则会厌竖起，暴露喉腔，此时用间接喉镜检查喉部，显露清晰。

（3）直接喉镜或麻醉喉镜检查法：用于不合作小儿的诊断、喉部手术、气管插管麻醉、下呼吸道造影及新生儿急救。小儿仰卧位，头部后仰，使枕下关节弯曲，头顶离桌面约15 cm，两肩由一助手按住，医生站在小儿头端（图1-10）。小儿无须麻醉，按上述位置，嘱其张口呼吸，用小纱布覆于上门齿上，以保护门齿。左手持适当尺寸的直接喉镜，沿舌背放入，见到会厌后用喉镜远端挑起会厌，看到破裂，平均用力向上前方提起喉镜。同时右手中指及示指钩往腭部，拇指托住喉镜近端。这样可看到喉腔全部。直接喉镜中所见的正常声带颜色与喉黏膜同色，其边缘较厚。乳儿会厌短，柔软而左右活动，不易挑起。由于乳儿呼吸不稳定，故检查时间宜极短，如一次检查不全面，需停止片刻再进行，有时需反复3~4次才能完成，备用吸痰器和氧气。

2. 观察内容

检查舌根、舌扁桃体、会厌舌面、会厌谷、喉咽壁、杓状软骨及两侧梨状窝等处，然后观察会厌喉面、喉前庭、室带、喉室、声带、前联合、杓间区、杓会厌襞及梨状窝、环后隙等部位有无异常，并仔细观察声带运动情况。间接喉镜中影像为喉的倒影，注意分辨其前后、左右关系。

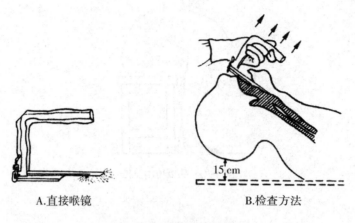

A.直接喉镜　　　　　B.检查方法

图 1-10　直接喉镜检查法

第二章 耳鼻咽喉特殊检查

第一节 纤维喉镜检查

一、适应证

纤维喉镜检查适应证：①间接喉镜检查有困难者，如咽部极度敏感、上切牙较突出、张口困难、舌体厚、牙关紧闭、颈椎强直、短颈等。②对喉部隐蔽病变或早期微小的喉肿瘤检查，以及观察声带活动等。③进行活检或较小的声带息肉或小结的手术治疗。

二、检查方法

在表面麻醉下进行，1%丁卡因液经口咽、喉咽部表面喷雾麻醉。患者取坐位，检查者左手握镜的操作体，右手指持镜杆末端不远处，轻轻送入鼻腔，沿鼻底经鼻咽部进入口咽，再调整远端。伸至喉部时，可依次观察会厌、杓状会厌襞、室带、喉室、声带、前连合、后连合和声门下区，并能分清直接喉镜下不能检查的部位，如会厌喉面、喉室等处。对颈部活动和张口受限者、年老体弱者均能顺利检查。也可在有环状牙托的情况下，经口腔将纤维镜末端轻送入口咽，而后依次检查各部。需注药通气、钳取组织时，可选用有钳腔的镜体。

三、观察内容

观察舌根、会厌（舌面及喉面）、会厌谷、梨状窝、杓状黏膜及杓间区、室带、声带、前联合及声门下黏膜组织，注意喉部黏膜的颜色、形态、有无溃疡、充血及新生物，注意观察声门裂的大小，声室带的活动及对称性。如需要观察喉咽部，可嘱患者紧闭口唇做鼓气动作，待食管入口开放的瞬间，可观察到梨状窝及环后区的情况。

四、注意事项

纤维喉镜检查注意事项：①喉部黏膜麻醉不充分，或患者紧张恐惧，可使检查失败。②物镜镜面小，镜管较长，产生鱼眼效应，图像容易失真变形，颜色保真度低。③检查后注意2 h内禁饮禁食，以防发生误吸性肺炎。④纤维喉镜无明确绝对禁忌证，对于上呼吸道有急性炎症伴有呼吸困难者、心肺有严重病变者、丁卡因过敏者、不明原因的重度喉梗阻者，可视为相对禁忌证。

第二节 纤维鼻咽镜检查

纤维鼻咽镜是可弯曲的软性光导纤维内镜。从鼻腔或口腔经口咽部导入，能全面观察鼻咽部和后鼻孔，以及上、中、下鼻甲的鼻道后段。

一、适应证

纤维鼻咽镜检查的适应证：①鼻咽部肿瘤。②憩室。③后组鼻窦炎。④鼻咽炎、咽囊炎。⑤不明部位的鼻出血。⑥鼻腔畸形、后鼻孔闭锁等。

二、检查方法

患者取坐位，也可仰卧位。检查之前可用1%麻黄碱液及1%丁卡因液鼻腔或鼻腔喷雾麻醉，并做口腔、鼻腔、咽腔的1%丁卡因液喷雾麻醉。将纤维鼻咽镜经一侧鼻孔伸入鼻腔至鼻咽部，仔细检查另一侧鼻咽部的每一处解剖部位。同法检查另一侧。亦可在有环状牙托的保护下，将纤维鼻咽镜经口咽部进入鼻咽部，可仔细检查鼻咽部各部位，并可以检查后鼻孔及鼻腔后段各处。通过纤维鼻咽镜可做活检和摄影。

三、观察内容

详细观察鼻咽顶、鼻中隔后缘、两侧咽隐窝、咽鼓管隆凸及咽鼓管咽口的黏膜是否光滑，色泽是否正常，两侧是否对称，有无新生物，后鼻孔两侧大小是否对称，各鼻道有无分泌物及新生物，各鼻甲是否正常，若为儿童应注意腺样体大小。

四、注意事项

纤维鼻咽镜检查的注意事项：①心肺有严重病变者不宜做此检查。②注意动作要轻巧，忌粗暴操作。③检查后2h内禁饮、禁食，以防发生误吸性肺炎。

第三节　直接喉镜检查

通过直接喉镜，使口腔与喉腔处于一条直线，进行喉腔内各部的检查。

一、适应证

1. 喉腔检查

间接喉镜不易看见的部位。

2. 喉腔手术

如下咽部及喉部病变的活检、息肉摘除、咽喉异物的取出等。

3. 导入支气管镜

做小儿支气管镜检术以利暴露声门、插入支气管镜。

4. 气管内插管

用于抢救喉阻塞者和做麻醉插管。

二、检查方法

术前禁食水，术前半小时肌内注射阿托品和苯巴比妥（鲁米那）。一般用1%丁卡因液做咽喉部黏膜表面喷雾麻醉，注意将药喷于舌根、口咽、喉咽部，拉出舌头后咽喉部喷药3次，每次喷药间隔3～5min。受检查者取仰卧位，肩下垫枕，助手配合保持头颈体位。置牙垫保护牙齿，在手持直接喉镜导入挑起会厌后，上喉镜，暴露喉腔。依次检查咽喉腔各解剖部位。并可让患者发"衣"声以观察声带运动状况。

三、观察内容

检查时应注意喉腔各部黏膜色泽和厚度，有无充血、肿胀、瘢痕、异物或肿瘤等病变，并注意声带运动。

四、注意事项

1. 轻柔操作

术中动作必须轻柔，每一步都要在明视下操作，不可盲目粗暴。喉镜越过会厌游离缘后勿推进过深，以免误入环后隙。

2. 喉痉挛

暴露喉腔后如果发生喉痉挛，可将喉镜固定于原位不动，稍待片刻喉痉挛解除后继续下一步操作。

3. 幼儿手术

易发生喉水肿，喉镜尖端也可不压迫会厌，将舌根向前提起，会厌随之竖立即可暴露喉腔。

4. 禁忌证

颈椎病变，如脱位、结核、外伤等，均不适宜施行此检查。

第四节　支撑喉镜检查

支撑喉镜又称支撑直接喉镜，属直接喉镜的一种。在喉镜充分暴露喉腔后，将支撑杆与胸垫板固定，以机械代替人力固定喉镜，便可实施纤维镜手术和复杂的显微喉镜手术。

一、适应证

1. 喉及喉咽部的活检

支撑喉镜可较好的暴露喉部和喉咽部，所以位于该部位的疾病需要活检，特别是黏膜下的病变，可以使用此法。

2. 普通支撑喉镜手术

对位于该部位的比较局限性的良、恶性增生性疾病如声带息肉、声带小结、喉乳头状瘤、声带白斑等。对经间接喉镜和纤维喉镜不能完成检查或手术者，对发音要求高的患者所患的声带息肉和小结者。

3. 喉显微激光手术

$T_1 \sim T_2$ 早期喉癌、喉乳头状瘤、血管瘤、局限性喉狭窄、声门粘连、杓状软骨切除等，配合激光、微波、电凝治疗等。

4. 喉显微注射术

声带麻痹、声带萎缩、声带沟、声门闭合不全、声带慢性炎性疾病、喉异物、特殊的喉部注入等。

二、检查方法

患者取平卧仰头位，肩下可垫物。术者左手持镜，放一层厚纱布保护上列牙齿。以右手示指推开上唇，以免被镜压在牙上受伤。将喉镜沿门齿中央送入口腔，将舌根轻轻向上压，缓慢的向内进镜，当从喉镜中看到会厌时，继续深入 1 cm，越过会厌游离缘后，左手以平行向上的力量挑起会厌，即可暴露声门，理想的结果是能很好地暴露前联合和病变范围。此时可接上支撑器，放置胸垫板，固定支撑喉镜，再适当按焦距调节手术显微镜的位置，通过目镜看清喉腔结构，双手进行操作。

三、观察内容

注意观察喉腔各部黏膜色泽、形态，有无溃疡、充血及新生物等病变；室带、声带、前联合及声门下黏膜组织；声门裂的大小，声室带的活动及对称性。

四、注意事项

1. 暴露时

不可以上列门齿作为支点，应用双手的合力抬举会厌。不可将喉过分上提，因太过分会损害喉镜和拉伤患者咽部，术后患者感到咽痛。应部分暴露后先固定支撑架，等片刻后再调整螺旋使喉镜前部上抬。

暴露声门的同时由助手轻压甲状软骨，或者调整患者的体位。

2. 暴露困难时

更换合适的喉镜，可借用30°、70°鼻内窥镜观察声门及声门下。

动态喉镜又称频闪喉镜，能发出不同频率的闪动光线，用于观察声带运动时，可将高速的声带连续运动变慢或使之呈相对静止状态，从而看清声带的细微变化，如振动方式、振幅和声带边缘黏膜的游走或运动等。可用于检查声带早期病变。

第五节　动态喉镜检查

一、适应证

1. 声带癌

如一侧声带振动消失或振动异常，常表示有早期声带癌。

2. 鉴别声带麻痹与环杓关节固定

如为神经性声带麻痹，则显示病侧声带振动消失，环杓关节固定时声带振动正常。

3. 疾病诊断

诊断功能性失音。

二、检查方法

局部黏膜表面喷雾麻醉。患者取坐位，自行拉舌伸向检查者，检查者在直视下或荧光屏图像下操作检查及录像。

三、观察内容

1. 声带振动的频率

频闪喉镜仪上均能显示基频的数值。基频与年龄、性别有关，儿童的基频值高于女性，女性的基频值高于男性。声带关闭特征：在声带振动周期中最大关闭时声带接近的程度。正常声带在关闭相时闭合良好，声门不完全闭合时会出现漏气而产生气息声。对于声带关闭的描述主要为：完全关闭、梭形裂隙、沙漏样裂隙、前（后）部裂隙、不规则裂隙等。

2. 声门上活动

正常状态下，发音时声门上结构并未涉及振动，保持相对固定的状态。病理状态下部分声门上结构可出现振动，包括室带振动、杓状软骨区域振动、会厌根部振动、整个声门上结构震颤或声门上结构同时产生"挤压"动作。

3. 声带振动幅度

振动幅度为声带振动时水平相的位移。正常状态下与声带的大小有关。声带振动部分越短、声带组织越僵硬、声带质量越大、声门下压力越小及声门关闭过紧时声带振动幅度越小。

4. 黏膜波

发音时声带黏膜的波动，自下而上跨越声带垂直断面，并由内向外传播，是声带振动的重要特征。黏膜波可由以下4种方式描述：①黏膜波缺乏：未发现黏膜波。②小黏膜波：黏膜波小于正常范围，并可根据其减弱程度分为轻、中、重3级。③正常：在习惯的基频及响度下发音时黏膜波的程度及大小正常。④大黏膜波：黏膜波异常增大。同时应比较两侧黏膜波间的相对位移：左<右、左>右、左=右。发音时每侧声带的黏膜波从有到无，说明病变由轻到重；波动消失到声带振动减低或消失，说明病变从黏膜层向深层组织浸润的征象。声带浅表黏膜损害多影响黏膜波动，深部组织损害可引起声带振动异常。

5. 非振动部位

即发音时声带的任何一部位未振动的现象。可发生于部分或全部声带。

6. 声带振动的对称性及周期性

正常声带振动时双侧对称，当双声带开放、关闭位移相同时运动为对称；反之亦然。非对称性声带运动可因声带的位置、形状、质量、张力、弹力及黏质性的差异而异。一声带的非周期性振动产生噪声。

四、注意事项

1. 检查环境

检查时环境应安静、光线较暗，患者坐位，嘱患者放松。

2. 防止镜头起雾

可通过气体吹张、加热及涂固体防雾剂等方法。

鼻内镜包括0°、30°、45°、70°及120°多种视角镜。内镜检查和手术的目的是除去不可逆的病变组织，重建和恢复鼻窦通气引流及黏膜纤毛功能。检查者应熟悉鼻腔、鼻窦解剖，熟悉鼻腔、鼻窦及其黏膜的生理功能。

第六节 鼻内镜检查

一、适应证

慢性和复发性鼻窦炎经传统治疗无效，CT和鼻内镜检查证实窦口阻塞或有慢性炎症者。术前均需行鼻腔、鼻窦冠状位CT扫描，有时加做轴位或侧位扫描。

二、检查方法

用1%丁卡因液和麻黄碱或1%肾上腺素液鼻腔黏膜表面麻醉。

1. 鼻内镜检查

利用其不同的角度及图像清晰的特点，使检查者能看清鼻窦口的细微病变，多层次和精细清楚的鼻腔解剖结构关系的镜像。尤其是能清晰显示中鼻道及周围的结构，鉴别中鼻甲及鼻腔外侧壁的病变。

以1%麻黄碱液和1%丁卡因液纱条做鼻腔黏膜麻醉及收缩，用30°角鼻内镜经鼻底进入，越过鼻中隔后缘，转动镜窗检查鼻咽各壁情况，然后逐渐退出指向鼻腔要检查的部位。因鼻腔后部宽大一些，故自后方开始检查较易。鼻部检查以用90°或130°角镜为宜。鼻内镜附有吸引管、照相及录像装置。

2. 功能性鼻内镜检术

此手术近年逐渐发展取得较好疗效。其目的是仅切除病变的不可逆的组织，重建和恢复鼻腔及鼻窦的生理功能，是对传统鼻窦炎手术的再认识。

三、观察内容

1. 正常鼻黏膜

为淡红色，表面光滑湿润而有光泽。鼻腔与鼻咽黏膜无充血、水肿，无干燥、溃疡，无出血、血管扩张及新生物等；无脓性分泌物。

2. 正常上颌窦

黏膜薄而透明，可看到黏膜下黄色骨壁，细小血管清晰可见，在内侧壁上方可看到自然开口，有时还可看到副口。在自然口的后方有一凹陷，略呈蓝色，是上颌窦与后组筛窦之间的薄壁。

四、注意事项

1. 禁忌证

高血压、严重心肺功能不全及有出血倾向者。

2. 并发症

有出血、脑脊液鼻漏、眶内损伤及视力障碍，颅内感染、眼睑血肿、窦口闭锁及术后粘连等。

第七节 听功能检查

临床听功能检查法分为两类：一类为主观测听法（subjective audiometry），包括秒表试验、音叉试验、各种纯音测听及言语测听等。另一类为客观测听法（objective audiometry），包括非条件反射和条件反射测听、阻抗测听、电反应测听和耳声发射测试等。

一、音叉试验

音叉试验（tuning fork test）是鉴别耳聋性质的常用方法之一。常用 C 调倍频程音叉，其振动频率分别为 128 Hz、256 Hz、512 Hz、1 024 Hz 和 2 048 Hz；其中以 256 Hz、512 Hz 的音叉最常用。

（一）林纳试验

林纳试验（Rinne test，RT），又称气骨导对比试验，是比较同侧受试耳气导和骨导的检查方法。

1. 检查方法

取 C256 音叉，振动后置于受试耳乳突鼓窦区测试其骨导听力，待听不到声音时记录时间，并立即将音叉移置于外耳道口外侧 1 cm 外，测试其气导听力，待听不到声音时记录时间（图 2-1）。

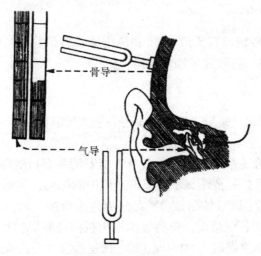

图 2-1 林纳试验

2. 结果判断

气导比骨导时间长（AC > BC），为 RT "+"，见于正常人或感音神经性聋者。骨导比气导时间长（BC > AC），为 RT "-1"，或骨导、气导时间相等（BC = AC），为 RT "±"，均见于传音性聋者。

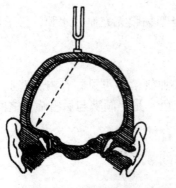
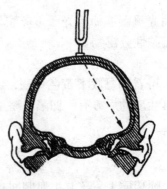

A.示骨导偏向试验偏患侧　　B.示骨导偏向试验偏健侧

图 2-2 韦伯试验

（二）韦伯试验

韦伯试验（Weber test，WT），又称骨导偏向试验，是比较两耳骨导听力强弱的方法。

1. 检查方法

取 C256 或 C512 音叉，振动后置于前额或头顶正中，让受检者比较哪一侧耳听到的声音较响。记录时用"→"表示偏向侧，用"="表示无偏向（图 2-2）。

2. 结果判断

若两耳听力正常或两耳听力损害的性质和程度相同，为 WT＝无偏向；传音性聋时，患耳骨导比健耳强，为 WT→患耳；感音神经性聋时，健耳听到的声音较强，为 WT→健耳。

（三）施瓦巴赫试验

施瓦巴赫试验（Schwabach test，ST），又称骨导对比试验，为比较正常人与受检者骨导时间的方法。

1. 检查方法

将振动的 C256 音叉交替置于受检者和检查者的乳突部鼓窦区进行测试，比较两者骨导时间的长短。

2. 结果判断

正常者两者骨导时间相等，为 ST "±"；若受检者骨导时间较正常人延长，为 ST "+"，为传导性聋；若受检者骨导，时间较正常人短，则为 ST "-"，为感音神经性聋。

音叉试验结果比较见表 2-1。

表 2-1　音叉试验结果比较

试验方法	正常	传导性聋	感音神经性聋
林纳试验 (RT)	+	- 或 ±	+
韦伯试验 (WT)	=	→患耳	→健耳
施瓦巴赫试验 (ST)	±	+	-

（四）盖莱试验

盖莱试验（Celle test，GT）为检查鼓膜完整者镫骨有无固定的试验方法。

1. 检查方法

将振动的 C256 音叉放在鼓窦区，同时以鼓气耳镜向外耳道交替加压和减压。

2. 结果判断

若受检者能感觉到声音的强弱波动，即加压时骨导声音减低，减压时恢复，为 GT "+"，表明镫骨活动正常；若加压、减压时声音无变化时，则为 GT "-"，表示镫骨底板固定。

二、纯音听阈测试

纯音听阈测试（pure tone audiometry）为测定耳聋性质及程度的常用方法。纯音听力计（pure toneaudiometer）利用电声学原理，通过电子振荡装置和放大线路产生各种不同频率和强度的纯音，经过耳机传输给受检耳，分别测试各频率的听阈。检查记录到的听力曲线称为纯音听力图（audiogram）。听力计以正常人的平均听阈为标准零级（standard zero level），即正常青年人的听阈在听力计上为 0 dB。

1. 检查方法

纯音听阈测试检查方法包括气导和骨导测试。

（1）气导测试：先从 1 kHz 开始，患者听到声音后，每 5 dB 逐挡下降，直至听不到时为止，然后再逐挡增加声强（每挡升 5 dB），如此反复测试，直至确定该频率纯音的听阈为止。再以同样方法依次测试 2 kHz、4 kHz、8 kHz、500 Hz、250 Hz 频率的听阈。骨导测试的操作方法与气导测试相同。检查时用间断音，以免发生听觉疲劳。

（2）骨导测试：测试较差耳气导听阈时，如与较佳耳气导或骨导听阈相差 40 dB 以上，应于较佳耳加噪声掩蔽，以免受检者误将从较佳耳经颅骨传来的声音当作较差耳听到的声音。测试骨导听阈时，对侧耳应加噪声掩蔽。

2. 结果判断

（1）传导性聋：骨导曲线正常或接近正常，气导及骨导曲线听力损失为 30～60 dB，气导及骨导差一般不大于 60 dB，低频听力损失较重。

（2）感音神经性聋：听力曲线呈渐降型或陡降型，骨气导曲线一致性下降，基本无气骨导差，高频听力损失较重。

（3）混合性聋：骨导曲线下降，气导曲线又低于骨导曲线。

三、言语测听法

言语测听法（speech audiometry）是指用言语信号作为声刺激来检查受试者对言语的听阈和识别言语能力的测听方法。检查内容包括言语听阈（speech thresholds）和言语识别率（speech recognition score）。前者又包括言语察觉阈（speech detection threshold）和言语识别阈（speech recognition thresholds）。言语察觉阈指能察觉 50% 测试言语信号的言语听力级（hearing level of speech）；言语识别阈指能听懂 50% 测试言语信号的言语听力级；言语识别率则为对测听材料中的言语信号能正确听清的百分率。把不同言语级的言语识别率绘成曲线，即成言语听力图（speech audiogram）。

1. 检查方法

在一长度 6 m 以上的静室内进行，受检者闭目立于距检查者 6 m 处，受检耳朝向检查者，另耳用湿棉球堵塞。检查者用平静呼气之末的肺内残余气体发声，说出一些常用词汇让受检者复诵。一次不能复诵者，可重复 1～2 次；仍不能复诵时，再改用其他词汇测试；若还不能复诵，检查者逐步移近受检者再进行测试，直到能听清、复诵为止。记录此距离。如受检者 3 m 处听清耳语，则记录为 3/6，正常为 6/6。同法检查另一耳。

2. 结果判断

在蜗后（听神经）病变时，纯音听力虽较好，言语识别率却极低（图 2-3）。

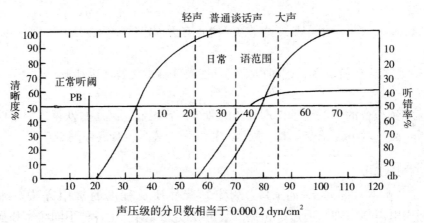

图 2-3 言语听力图

四、声导抗 - 导纳测试

声导抗 - 导纳测试（acoustic impedance admittance mea-surements）是客观测试中耳传音系统和脑干听觉通路功能的方法。国际上已逐渐采用声抗纳（immittance）一词代替声导抗 - 导纳之称。基本检查项目有鼓室导抗图、静态声顺值及镫骨肌声反射。

（一）鼓室导抗图

鼓室导抗图（tympanogram）是测定在外耳道压力变化影响下鼓膜及听骨链对探测音顺应性的变化。

1. 检查方法

将耳塞探头塞入受试耳外耳道内，压力高速增加至 +1.96 kPa（+200 mmH$_2$O），鼓膜被向内压紧，声顺变小，然后将外耳道压力逐渐减低，鼓膜渐回原位而变松弛，声顺值增大，至外耳道与鼓室内压相等时，声顺最大，此后，外耳道变成负压，鼓膜又被向外吸紧，声顺变小。声顺随外耳道压力改变而发生的变化呈峰形曲线，即为鼓室导抗图或鼓室功能曲线。

2. 结果判断

Jerger 将鼓室导抗图分为 5 型（图 2-4）。

（1）A 型（正常型）：峰型曲线，最大声顺点在 0 daPa 附近（-100 ~ +50 daPa），见于正常中耳或感音神经性聋耳。

（2）As 型（低峰型）：峰压点正常，声顺值较低，示中耳传音系统活动性降低，见于耳感化症、鼓室硬化、听骨链固定及鼓膜增厚、瘢痕等。

（3）Ad 型（超限型）：峰压点正常，声顺值较高，示中耳传音系统活动性增高，见于鼓膜萎缩、愈合性鼓膜穿孔、听骨链中断及咽鼓管异常开放等。

（4）B 型（平坦型）：曲线平坦无峰，常见于中耳积液、中耳粘连，也见于鼓膜穿孔、中耳通气管通畅、外耳道耵聍阻塞等情况。

（5）C 型（鼓室负压型）：峰压点低于 -100 daPa，见于咽鼓管功能不良、中耳负压。

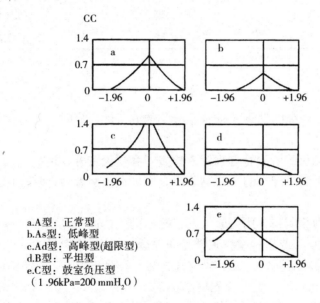

a. A 型：正常型
b. As 型：低峰型
c. Ad 型：高峰型（超限型）
d. B 型：平坦型
e. C 型：鼓室负压型
（1.96 kPa=200 mmH$_2$O）

图 2-4　鼓室导抗图

（二）静态声顺值

静态声顺值（static compliance value）为外耳道与鼓室压力相等时的最大声顺，即鼓室导抗图峰顶与基线的差距。

1. 检查方法

同声导抗 - 导纳测试法，静态声顺值以声阻抗等效容积表示。

2. 结果判断

正常静态声顺值分布范围在 0.30 ~ 1.60，个体差异较大，受各种中耳疾病影响较多，不宜单独作为诊断指标。

（三）镫骨肌声反射

1. 检查方法

一定强度（阈上 70 ~ 100 dB）的声刺激可引起双侧镫骨肌反射性收缩，从而增加听骨链和鼓膜的劲度而使中耳声顺发生变化。镫骨肌声反射（acoustic stapedial reflex）测试可用来鉴别该反射通路上的各种病变，临床上可用于鼓室功能状态的客观检测、脑干病变的定位、听神经瘤诊断、非器质性耳聋的鉴别、面神经瘫痪的定位诊断与预后评价，以及听阈的客观估计等。Metz 重振试验和声反射衰减试验用于耳蜗性聋和蜗后性聋的鉴别。在选配助听器时，声反射阈还可作为确定合理增益和饱和声压级的参考。

2. 结果判断

5种声反射类型见表2-2。

表2-2　5种声反射类型

反射类型	说明	意义	
正常	交叉	右□□左	两耳正常
	非交叉	□□	
对角型	交叉	■□	声音输至患耳时异常
	非交叉	□■	示左耳神经性聋
水平型	交叉	■■	两耳交叉时异常
	非交叉	□□	示脑干病变
倒L型	交叉	■■	两耳交叉和患耳非交叉异常
	非交叉	□■	示左耳传导性聋
垂直型	交叉	□■	患耳交叉及非交叉异常
	非交叉	□■	示左侧面神经疾病

五、咽鼓管功能检查

1. 检查方法

主要检查咽鼓管是否通畅。当鼻咽部有大量脓性分泌物或急性炎症时，不宜进行此项检查。常用的检查方法有如下几种。

（1）吞咽法：将两端带橄榄头的听诊管分别置入检查者和受检者外耳道内，嘱受检者做吞咽动作。咽鼓管功能正常时，检查者可听到一轻柔的"咯哒"声。亦可在受检者做吞咽动作时，直接观察鼓膜，功能正常时，可见鼓膜闪动。

（2）捏鼻鼓气法：受检者捏鼻闭口，用力鼓气，使呼出的气体通过鼻咽部迅速经咽鼓管进入鼓室；检查者用听诊管可听到鼓膜振动声，或用耳镜看到鼓膜向外运动，此时患者诉说耳内有胀满感或有"咯哒"声，鼓膜穿孔者诉说有气流向外耳道漏出，表示咽鼓管通畅。若咽鼓管狭窄或闭锁则不出现上述征象。

（3）波利策法（Politzer method）：受检者先擤净鼻涕，含一口水，检查者将波利策球（图2-5A）的橄榄头塞入一侧鼻孔（图2-5B），闭塞另一侧鼻孔，嘱受检者将水咽下，与此同时检查者迅速捏波利策球。咽鼓管功能正常者，球内空气经鼻腔和鼻咽部压入咽鼓管至鼓室（图2-5C）。受检者咽鼓管是否通畅的判断标准与捏鼻鼓气法相同。

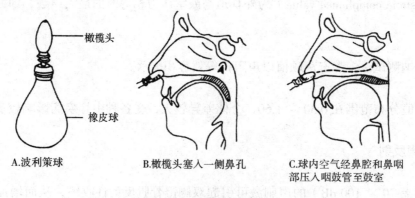

A. 波利策球　　B. 橄榄头塞入一侧鼻孔　　C. 球内空气经鼻腔和鼻咽部压入咽鼓管至鼓室

图2-5　波利策球吹张法

（4）导管吹张法：先用1%麻黄碱和1%丁卡因收缩、麻醉鼻腔黏膜，然后取合适的咽鼓管导管，使弯头向下送入鼻腔，贴鼻中隔沿鼻底缓缓送入直达鼻咽后壁（图2-6A），将弯头外转90°（图2-6B），缓缓拉出少许，使弯头越过咽鼓管圆枕，滑入咽鼓管咽口。亦可于导管达咽后壁后，将弯头向内旋转

90°，再向前轻拉，当感到弯头受阻于鼻中隔后缘时，再向下向外旋转180°，即进入咽鼓管咽口（图2-6C），然后固定，用橡皮球打气，借听诊管判断咽鼓管是否通畅。咽鼓管通畅者，可闻及吹风声和鼓膜振动声；咽鼓管狭窄者，可听到断续的"吱吱"声或尖锐的吹风声；咽鼓管完全阻塞或导管未插入咽鼓管咽口内者，则无声；鼓室积液时可听到气过水声。吹张完毕，将导管沿原路轻轻退出。

使用导管法吹张时应注意事项：①吹张时不可用力过猛，以免吹破鼓膜。②操作要轻柔，避免损伤鼻腔和咽鼓管口黏膜。③鼻腔或鼻咽部有脓液、痂皮时，吹张前应清除。

2. 结果判断

（1）鼓膜完整时：分别在受检者做 Valsalva 吹张及吞咽动作前后，动态观察鼓室功能曲线峰压点的变化，可了解咽鼓管的功能状况。

（2）鼓膜穿孔时：用声导抗计的压力系统测试咽鼓管对正负压的平衡能力，可以了解咽鼓管管口的开闭功能。

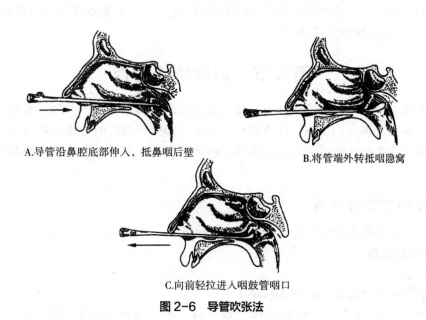

图 2-6 导管吹张法

六、电反应测听法

电反应测听法（electric response audiometry，ERA）是利用现代电子技术记录声刺激诱发的听觉系统电位变化的方法。适用于婴幼儿及不能配合检查的成年人的听阈测定、功能性聋与器质性聋的鉴别、耳蜗及蜗后病变的鉴别、听神经瘤及某些中枢病变的定位诊断。常用的电反应测听法有耳蜗电图描记和听性脑干反应测试。

（一）耳蜗电图

耳蜗电图（electrocochleogram，ECochG）为声刺激所诱发的内耳电反应，包括耳蜗微音电位（cochleainucrophonics potential，CM）和电位（summating potential，SP）及听神经复合动作电位（compound action potential，AP）。测定客观听阈，适用于：①婴幼儿及不合作的成年人。②传导性聋、非器质性聋、伪聋的鉴别。③突发性聋的诊断、预后的估计。④梅尼埃病的诊断。⑤听觉径路病变的定位。

1. 检查方法

刺激声信号常用10次/s、平均叠加500次的短声（click），滤波范围为3～3 000 Hz，记录电极置于鼓膜表面或外耳道近鼓环处后下壁，或以针电极经鼓膜穿刺置于鼓岬。

2. 结果判断

CM消失示耳蜗病变；如CM正常而AP消失，则为听神经病变，如AP反应阈值明显优于主观纯音听阈，则示病变在脑干或更高中枢，多为小脑脑桥角病变。

SP/AP 比值大于 0.27 者，预后多较好。

（二）听性脑干反应

听性脑干反应（auditory brainstem response，ABR）为声刺激所诱发的脑干电反应，主要包括Ⅰ～Ⅴ波，分别由蜗神经（同侧）、蜗核（同侧）、上橄榄核（双侧）、外侧丘系核（双侧）和下丘核（双侧）等5个不同部位所产生。ABR测试临床可用于：①客观听阈的测定，ABR反应阈可间接反映2～4 kHz听阈，因Ⅴ波出现最恒定，与主观听阈相差10～20 dB，故可用作测定客观听阈的指标。②新生儿和婴幼儿听力筛选。③器质性聋和功能性聋的鉴别。④感音神经性聋的定位诊断。⑤神经系统疾病诊断。

1. 检查方法

刺激声常用短声（click），滤波范围为100～3 000 Hz，给声频率每秒10～20次，平均叠加1 000～2 000次。一般在电屏蔽和隔音室进行。记录电极置于颅顶正中、前额发际或乳突表面。

2. 结果判断

双耳波Ⅴ间期差（ILD）是一重要参数，一般认为ILD大于0.4 ms者，则示潜伏期延长的一侧有脑干病变。目前强调双耳波Ⅰ～Ⅴ波间期差的重要性更大，如大于0.4 ms，提示潜伏期较长的一侧有脑干病变，尤其对小脑脑桥角肿瘤的诊断有实用价值。

第八节　前庭功能检查

前庭功能检查法（vestibular function test）是根据前庭系统病变时所产生的一系列症状，或以某些方法刺激前庭系统，观察其诱发的反应，以查明病变性质、程度和部位的方法。亦可用来协助诊断颅内的病变，或用于特殊从业者的选择或锻炼前的参考。前庭功能检查主要分为平衡及协调功能检查与眼动检查两个方面。

一、平衡及协调功能检查

平衡功能检查包括静平衡功能检查与动平衡功能检查。

（一）静平衡功能检查

1. 闭目直立试验

闭目直立试验又称昂白试验（Romberg test）。

（1）检查方法：受检者直立，两脚并拢，双上肢下垂，或两手于胸前互扣，并向两侧牵拉，闭目直立，维持30 s。观察受检者有无站立不稳或倾倒。

（2）结果判断：前庭周围性病变时，躯干倾倒方向朝向前庭破坏的一侧，与眼震慢相方向一致；中枢性病变时，躯干倾倒方向与眼震慢相不一致。

2. Mann试验

为强化Romberg试验。

（1）检查方法：受检者一脚在前，另一脚在后，前脚跟与后脚趾接触。

（2）结果判断：观察与结果评价同Romberg试验。

3. 静态姿势描记法（static posturography）

为客观而精确的静平衡功能检查方法。

（1）检查方法：将人体睁眼和闭眼站立时姿势摆动产生的重心移位信息，通过脚底的压力平板中的压力传感器传递到计算机进行分析。通过重心移位的轨迹定量Romberg实验。

（2）结果判断：上述静平衡功能检查法均凭主观判断，结果不够精确。静态姿势描记法（又称静态平衡仪检查法）则可取得客观而精确的检查结果，但由于该法不能去除体感信息，提取的前庭功能信息有一定限制，临床价值有限。

（二）动平衡功能检查

1. 星形足迹行走试验（Babinski-Weil walking test）

（1）检查方法：受检者蒙眼后向前行走5步，继之后退5步，如此反复5次。

（2）结果判断：起点与终点的偏差角大于90°者示两侧前庭功能有差异。

2. 动态姿势描记法（dynamic posturography）

为客观而精确的动平衡功能检查方法。

（1）运动协调试验（movement coordination test，MCT）：当平板移动和转动时，检查肢体重力拮抗肌肌电的振幅和潜伏期。

（2）感觉组织试验（sensory organization test，SOT）：检查时平衡台前竖一块可调节倾角的视野板，测试睁眼与闭眼、平台倾角改变和视野版倾角改变等条件下的SOT，用以消除踝、膝、髋关节的本体感觉的影响，以睁眼和闭眼的方式消除视觉的影响，所提取的信息比较准确地反映了前庭对平衡功能的影响。

3. 肢体试验

（1）过指试验（past-pointing test）。

①检查方法：受检者与检查者相对而坐，两人上肢向前平伸，示指相互接触。受检者抬高伸直的上肢，然后再恢复水平位，以示指再接触检查者的示指，上下臂均应在肩关节矢状面上运动，避免内收和外展，连续3次偏斜为异常。正常人无过指现象。

②结果判断：前庭周围性病变过指的特点是双手同时偏向前庭功能较低侧，方向与倾倒一致，与自发性眼震的方向相反。小脑病变过指的特点是患侧单手向患侧偏斜。

（2）书写试验。

①检查方法：受检者正坐于桌前，右手握笔，悬腕，自上而下书写一行文字或简单符号，长为15～20 cm。先睁眼后闭眼各书写一次，两行并列。

②结果判断：两行文字偏斜不超过5，为正常；超过10，示两侧前庭功能有差异。

4. 协调功能检查

协调功能检查常用方法包括指鼻试验、跟-膝-胫试验、轮替动作、闭目难立征等，用于检测小脑功能。

（1）指鼻试验：嘱患者先将手臂伸直、外展、外旋，以示指尖触自己的鼻尖，然后以不同的方向、速度、睁眼、闭眼重复进行，并两侧比较。小脑半球病变时可看到同侧指鼻不准，接近鼻尖时动作变慢，或出现动作性震颤（意向性震颤），且常见超过目标（辨距不良）。感觉性共济失调时睁眼做无困难，闭眼时则发生障碍。

（2）跟-膝-胫试验：患者仰卧，上抬一侧下肢用足跟碰对侧膝盖，再沿胫骨前缘向下移动。小脑损害时抬腿触膝易出现辨距不良和意向性震颤，下移时常摇晃不稳。感觉性共济失调时，患者足跟于闭目时难寻到膝盖。

（3）轮替动作：评定交互动作。嘱患者以前臂向前伸平并快速反复地做旋前旋后动作；或以一侧手快速连续拍打对侧手背；或足跟着地以前脚掌敲击地面等。小脑性共济失调患者的这些动作笨拙，节律慢而不匀，称轮替动作不能。

（4）闭目难立征（Romberg征）：嘱患者双足并拢站立，两手向前平伸，闭目。如出现身体摇晃或倾斜则为阳性。仅闭目不稳提示两下肢有感觉障碍（感觉性共济失调），闭目睁目皆不稳提示小脑蚓部病变（小脑性共济失调）。蚓部病变易向后倾，一侧小脑半球病变或一侧前庭损害则向病侧倾倒。

二、眼动检查

眼动检查是指通过观察眼球运动（包括眼球震颤）检测前庭眼反射径路、视眼反射径路和视前庭联系功能的方法。

眼球震颤（nystagmus）简称眼震，是眼球的一种不随意的节律性运动。前庭系周围性病变、中枢性病变和某些眼病均可引起眼震。

眼震的观察方式包括裸眼检查法、Frenzel眼镜检查法、眼震电图描记法（electronystag-mography，ENG）以及红外电视眼震电图描记法（video nystagmus graph VNG）等。ENG是利用皮肤电极和电子技术记录眼球运动的描记方法，其大致原理是：角膜（正电位）与视网膜（负电位）之间存在的电位差在眼球周围形成电场,眼球运动时其周围的电场随之发生变化。用置于眼球周围的皮肤电极导出这种电场的变化,通过放大器传给记录装置,即可记录到眼震电图。眼震电图的主要参数是眼震的慢相角速度和持续时间。VNC 则是近年来应用于眼震检测的新方法,检查时受检者佩戴特制的 Frenzel 眼镜,通过眼镜上的红外摄像头将眼动情况记录并传送到计算机及显示器,可直观观察眼震。

1. 自发性眼震检查法

自发性眼球震颤(spontaneous nystagmus)(简称眼震)是指在无诱发因素的情况下,眼球出现持续性不随意的节律性往返运动。前庭性眼震由慢相和快相组成,以快相作为眼震方向。

(1)检查方法:检查时受检者固定头部,两眼注视眼前 60 cm 处检查者的手指,并随之向前(正中)、上、下、左、右 5 个方向注视,但以距中线 45°~50° 为限。以眼震电图描记仪检查时,嘱受试者向前正视即可。观察眼震的类型、方向、振幅、频率和持续时间等(图 2-7)。

(2)结果判断:根据眼震的方向可分为水平性、旋转性、水平旋转性、垂直性和斜性眼震。根据轻重程度,眼震可分为 3 度。Ⅰ度:仅向眼震快相方向注视时出现眼震。Ⅱ度:向眼震快相和向前注视时均出现眼震。Ⅲ度:向各个方向注视均出现眼震。各种眼震的特点如下。

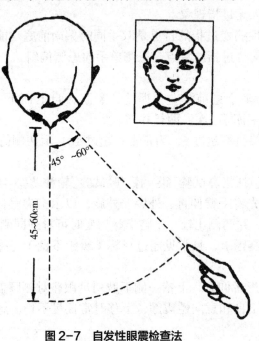

图 2-7 自发性眼震检查法

①前庭性自发性眼震:常为水平性或水平旋转性,振幅小,频率中等。常呈单同性,具有快、慢相,同时常伴有眩晕、听力减退、耳鸣及恶心、呕吐等反应,其程度又与眼震相一致,持续时间短,可持续数分钟、数日或数周。倾倒或错指都偏向于眼震的慢相方向。

②中枢性自发性眼震:方向不一,常为水平性、旋转性、垂直性或斜性,振幅或细小或粗大,持续时间较长,可持续数周、数月或更长。多无耳蜗症状,常伴有其他神经症状和体征,一般以后颅窝病变引起者居多。

③眼性眼震:大多为水平摆动性,无快、慢相之分,持续时间长,可为永久性。不伴眩晕,闭眼或停止凝视后眼震消失或减轻。

2. 视眼动系统检查法

视眼动系统检查法是检测视眼反射径路和视前庭联系功能的方法,包括扫视试验、平稳跟踪试验、视动性眼震检查和凝视试验等。

(1)扫视试验:又称视辨距不良试验(ocular dysmetria test)或称定标试验。请受试者注视并随视跟踪仪的灯标亮点移动,其速度为 35°~60°/s。以电眼震描记仪记录眼球运动的速度和精确度。脑干或小脑病变时结果异常。

（2）平稳跟踪试验：又称平稳跟随试验（smooth pursuit test）。受试者头部固定于正中位，注视距眼前 50～100 cm 处的视标，该视标通常做水平向匀速的正弦波摆动，速度为 40°/s。视线跟随视标运动而移动，并以电眼震描绘仪记录眼动曲线，临床上眼动曲线分 4 型，正常曲线光滑（Ⅰ型、Ⅱ型），曲线异常（Ⅲ型、Ⅳ型）主要见于脑干或小脑病变。

（3）视动性眼震检查：视动性眼震（optokinetic nystagmus，OKN）是当注视眼前不断向同一方向移动而过的物体时出现的一种眼震。检查时请受试者注视眼前做等速运动或等加、减速度运动的、黑白条纹相间的转鼓或光条屏幕，记录当转鼓正转和逆转时出现的眼震。正常人可引出水平性视动性眼震，其方向与转鼓运动的方向相反，两侧对称，速度随转鼓运动速度而改变。眼震不对称、眼震减弱或消失，或方向逆反，主要提示中枢病变。自发性眼震或某些眼病可影响结果。

（4）凝视试验：当眼球向一侧偏移时方出现的眼震称为注视性眼震（又称凝视性眼震，gaze nystagmus）。注视性眼震的快相与眼球偏转的方向一致，强度随偏转角度增大而加强，眼球向前直视时眼震消失，多示中枢性病变。

3. 前庭眼动检查法

前庭眼动检查法主要检查半规管功能。

（1）旋转试验：旋转试验（rotational test）的基本原理是使半规管的内淋巴液发生流动以刺激壶腹嵴而诱发前庭反应。以诱发性眼震的特点作为判断的标准。

①检查方法：检查时受检者坐于旋转椅上，头固定于前倾 30° 使外半规管呈水平位置，以每 2 s/圈的速度做向右（顺时针）或向左（逆时针）方向的旋转，10 圈后突然停止，嘱受检者两眼向前凝视，观察眼震。

②结果判断：在顺时针方向旋转后发生向左的眼震，而逆时针旋转后则为向右的眼震，两次检查至少间隔 5 min。正常者眼震持续时间平均为 30 s（15～45 s），两侧相差不超过 5 s。

（2）冷热试验：又称变温试验，是通过温度刺激半规管来诱发前庭反应的检查方法。基本原理是外耳道接受冷或热刺激后，温度的改变经鼓膜、鼓室及骨壁影响到外半规管，内淋巴液因热胀冷缩而改变一定密度，造成内淋巴液"热升冷降"的对流现象，终顶随之发生偏斜而刺激壶腹嵴发生眼震。以慢相角速度来分析反应强弱（图 2-8）。

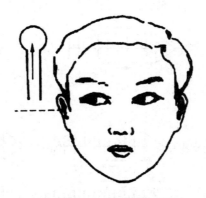

图 2-8　冷热试验原理

44℃热水刺激右耳，受检测水平半规管的内淋巴受热膨胀，液体上升流向壶腹，产生强刺激，眼震快相向同侧

①微量冰水试验：a. 检查方法：受检者仰卧，头偏向一侧，受试耳向上。向外耳道内注冰水 0.2 mL，20 s 后将冰水倾出，头恢复正中位并抬起 30°，使外半规管位于垂直位，观察眼震，出现反应后，休息 3～5 min，以后用同样的方法检查对侧。如无眼震则用 0.4 mL 冰水试验，仍无眼震用 0.8 mL 冰水试验，仍无眼震可用 2 mL 冰水试验。b. 结果判断：正常人 0.2～0.4 mL 冰水即可引出向对侧的水平性眼震，如果需要 0.8 mL 或 2 mL 才能引出眼震，则示前庭功能减退，2 mL 以上无反应则为前庭功能丧失。

②交替冷热试验：a. 检查方法：受检者仰卧，头抬起 30°，吊桶悬挂于受检者头部上 60 cm 处，

先将 30℃冷水灌注外耳道后 40 s 即停止（注水量为 250～500 mL），同时嘱受检者注视正前上方，观察眼震方向和反应时间。反应时间计算为自灌注开始起到眼震停止时为止。休息 5～10 min 后再检查对侧。然后用 44℃ 热水如上法测试两耳（图 2-9、图 2-10）。b. 结果判断：正常反应：试验两侧外半规管，每侧的眼震持续时间相等。方向相同的眼震持续时间相等。正常眼震持续时间冷水试验约 2 mm，热水试验约 1 min；半规管轻瘫（canal paresis，CP）：一侧冷、热水两种试验的眼震持续时间之和低于另一侧，差值在 20% 以上（大于 40 s），表示该侧半规管功能低下或消失；优势偏向（directional preponderance，DP）：向某一方向的眼震持续时间长于另一方向，差值在 20% 以上（大于 40 s），即为优势偏向，表示椭圆囊病变（优势偏向多向对侧）或颞叶病变（优势偏向多，向患侧）；联合型：同时有优势偏向及半规管轻瘫，常见于膜迷路积水、第Ⅷ对脑神经病变、前庭神经炎等疾病。可能为半规管与椭圆囊同时存在着病变。

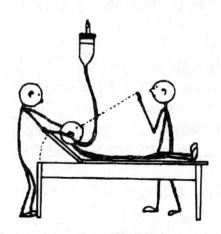

图 2-9　交替冷热试验

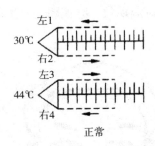

正常

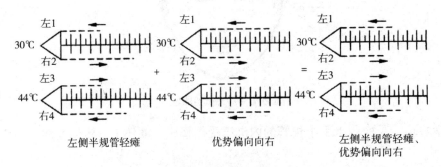

左侧半规管轻瘫　　　　优势偏向向右　　　　左侧半规管轻瘫、优势偏向向右

图 2-10　交替冷热试验记录（每小格代表 10 s）

4. 其他诱发性眼震检查法

（1）瘘管试验（fistula test）：用于疑有迷路瘘管者。

①检查方法：将鼓气耳镜紧贴于受试者外耳道内并交替加、减压力，观察眼球运动情况和有无眩晕。

②结果判断：向外耳道加压或减压时，凡出现眼球偏斜、眼震为强阳性，示迷路瘘管存在；无眼球

偏斜及眼震而仅有眩晕感者为弱阳性，可疑有瘘管；以上症状均无者为阴性。但瘘管试验阴性者并不能排除瘘管的存在，如瘘管被肉芽、胆脂瘤、机化物等堵塞时。膜迷路积水时，膜迷路与镫骨足板间有粘连带形成，瘘管试验亦呈阳性，称为安纳贝尔征（Hennebert sign）阳性。所以对瘘管试验的检查结果，应结合临床检查和病史进行全面分析。

（2）位置性眼震试验：头部处于某一种或几种特定位置时出现的眼震称为位置性眼震。如同时伴有眩晕，称为位置性眩晕。发生机制不明，一般认为系耳石病变所致。

①检查方法：检查时，先观察受检者在正坐位下有无自发性眼震，然后依次在仰卧位、右侧卧位、左侧卧位和仰卧头后垂30°等4种头位进行观察。每一种位置至少观察30 s，观察变动位置后眼震的潜伏期、类型、方向、程度及持续时间，有无眩晕。

②结果判断：如有眼震，则再重复该头位检查2次，如眼震不减弱，属不疲劳型眼震，如眼震减弱或消失，则为疲劳型眼震。

（3）变位性眼震试验：在头位迅速改变的过程中或其后短时间内出现的眼震称为变位性眼震（positioning nystagmus）。

①检查方法：使受检者按一定顺序依次变换头位，每次变位后观察20～30 s。如有眼震，则记录其特性连续1 min，并注意有无眩晕及恶心、呕吐等，待眼震消失后再变换至下一头位，依次重复检查。

②结果判断：病因系椭圆囊斑耳石脱落后刺激半规管壶腹脊。变位性眼震见于良性阵发性位置性眩晕。

（4）Hennebert征和Tullio现象：膜迷路积水、球囊与镫骨底板有粘连时，向外耳道加减压力可引起眩晕和眼震，称Hennebert征（Hennebert sign）阳性；在外淋巴瘘者或正常人，强声刺激可引起头晕或眩晕，称Tullio现象（Tullio phenomenon）。

第九节　鼻阻力检查

鼻阻力测压法（thinomanometry，RM）是通过鼻阻力仪测量流量和压力得到鼻阻力数据。

1. 鼻阻力计

鼻阻力计又称鼻测压计，用于测量呼吸时气流的阻力，其物理学定义：

$R = P/V$

式中，R为鼻阻力，P为鼻腔前后两端空气压差，V为呼吸时空气的流速，鼻阻力的单位为Pa/（L·s）。

双侧鼻腔总阻力的倒数等于各个鼻腔阻力的倒数和，即 $R = R1 \times R2/(R1 + R2)$，其中R为鼻腔的总阻力。正常值不超过 $0.196 \sim 0.294\,kPa$（$2 \sim 3\,cmH_2O$）/（L·s）。

2. 临床意义

①研究鼻腔生理、咽腭功能。②评价药物对鼻腔的作用。③评价鼻腔、鼻窦手术的效果。④作为鼾病治疗前后的呼吸客观指标等。

鼻腔有阻塞性病变时，鼻阻力升高；萎缩性鼻炎或鼻甲切除过大导致空鼻症（nose empty syndrome）时，鼻阻力明显减少。

第三章 耳鼻喉临床常见症状

第一节 耳部症状

症状是患者机体或精神方面的感觉和表现。耳部症状或其邻近组织器官和全身病变的局部表现，主要有耳痛、耳聋、耳鸣、耳溢液等。

一、耳痛

耳痛是临床上常见的症状。耳痛的程度轻重不一，与疾病的性质和患者对疼痛的敏感性有关。按耳痛的病因可分为2类：①属耳部病变，称耳源性耳痛，耳部检查时必有异常发现。②耳部没有病变，称反射性耳痛，是耳部邻近或远处病变所引起的耳痛，耳部检查多无异常发现。据估计有半数的成年人属反射性耳痛，这是因为分布于耳部的感觉神经较多，如三叉神经、舌咽神经、迷走神经和颈神经。

耳痛常被患者描述为烧灼痛、跳痛或阵发性刺痛，持续时间可为短暂性、间歇性或持久性。不同的病因耳痛常有其特点。

（一）耳源性耳痛

（1）各种耳外伤：外力使耳郭造成血肿或裂伤；异物进入外耳道引起皮肤损伤或鼓膜穿孔。根据损伤的情况，都会有不同程度的耳痛。中耳损伤，多数仅损伤鼓膜，如直接戳伤、取异物机械伤。外耳道压力突然增高，如打耳光、冲击波、跳水、腐蚀性液体等，都可使鼓膜损伤；如挤伤鼓室可造成颅底骨折可致鼓室积血等。中耳损伤耳痛较重，常伴随耳鸣、头晕。耳痛及耳聋的程度与鼓膜损伤的大小及耳蜗受损有关。

（2）耳带状疱疹：又称为疱疹性膝状神经炎，是病毒感染所致。按病情不同分为3型：耳郭疱疹、耳郭疱疹并发面瘫、耳郭疱疹并发面瘫及听神经症状。发病初期耳部不适、灼热或僵硬感、低热、轻度头疼等。继之耳部出现阵发性疼痛，逐渐加重，有的患者耳痛无法忍受。此时耳郭、外耳道甚至鼓膜可出现红肿，数日后局部皮肤出现疱疹，面瘫多在1个月内恢复。如累及听神经，则可发生耳鸣、耳聋或伴有眩晕、恶心、呕吐等前庭神经症状。

（3）外耳道疖：又称局限性外耳道炎，疖肿发生于外耳道软骨部，因该处有毛囊、皮脂腺、耵聍腺，皮肤损伤后，常为葡萄球菌侵入而发病。主要的症状是跳动性耳痛，张口、咀嚼、打哈欠时耳痛加重，常放射到头部，因痛影响睡眠。婴儿因不会讲话，常表现为哭闹不安，如触动耳部，疼痛更甚。疖肿位于外耳道后壁者，炎症可向耳后扩散而肿胀，使耳后沟消失，或耳后乳突皮肤红肿，可被误诊为急性乳突炎。一般发病5~6d后，疖肿溃破，外耳道流出少量血脓，耳痛随之减轻。

（4）化脓性耳郭软骨膜炎：是严重的外耳疾病。常在耳郭外伤后，发生细菌感染，以绿脓杆菌及葡萄球菌居多。早期耳郭灼热感，继而局部肿胀、疼痛，并迅速加剧，呈持续性的耳痛，用一般的止痛药物也难制止。且有全身不适，并有发热。耳郭红肿、增厚、触之坚硬，而缺乏弹性，触之疼痛更甚。脓肿形成时，耳郭表面呈暗红色，或有局限性隆起，或有波动感。脓肿破溃后，疼痛减轻，可形成瘘管长期不愈。

（5）疱性鼓膜炎：是病毒感染引起的鼓膜急性炎症，病变限于鼓膜及外耳道近鼓膜处的皮肤。常发于感冒、流感或麻疹之后。多为突然耳深部疼痛，呈持续性刺痛或胀痛，可有同侧头痛，小儿可有哭闹不安。大疱破裂后，外耳道流出血性或浆液性分泌物后，此时疼痛缓解。

（6）耵聍腺瘤：也称外耳道腺瘤、外耳道圆柱瘤等。该瘤包括良性和恶性肿瘤。恶性变早期，有疼痛是其特点，且局部有触痛。肿瘤发生继发感染时，耳痛加重，并放散到患侧头部。因此，外耳道肿瘤，尤其伴有疼痛者，应引起高度重视。

（7）急性化脓性中耳炎：患者多有上呼吸道感染，细菌经咽鼓管进入中耳。因鼓室积脓或黏膜肿胀，刺激神经末梢而产生剧烈耳疼痛。在鼓膜没有发生穿孔前，耳深部锐痛，或跳动性疼痛，在打喷嚏、咳嗽、吞咽时耳痛加重。其疼痛可放散至患耳同侧颈部、头顶部、牙齿或整个半侧头痛。如为婴儿，可出现哭闹不安、拒食。当鼓膜自行穿孔或切开鼓膜，脓液排出后，耳疼痛骤减，全身的症状也随之改善。

（8）急性化脓性乳突炎：是乳突气房化脓性炎症，主要发生于儿童，现很少见。为急性化脓性中耳炎的并发症，鼓室炎症经鼓窦而致乳突气房积脓。耳痛的特点为急性中耳炎后，耳痛持续不减，并呈跳动性疼痛。有明显的耳后（乳突区）红肿、压痛。

（9）中耳癌：一般早期耳胀痛，可能为肿瘤的压迫，或骨质破坏所致。主要是跳动性疼痛，可向面、颞、乳突、枕部放散性疼痛，有时剧烈疼痛使患者难忍受，夜间更甚。耳痛的程度与局部检查所见不相称，是本病的特点。

（二）反射性耳痛

耳部有丰富的感觉神经末梢，如三叉神经第3支的耳颞支分布在耳屏、外耳道前、上壁外部分的耳轮皮肤；迷走神经耳支和舌咽神经、面神经分支相接，并共同分布于耳甲腔、外耳道后壁、耳郭后、内方及附近的乳突皮肤；耳大神经后支分布在耳郭的前后部，并有枕小神经分布在耳郭皮肤；鼓膜外层的神经分布与外耳道相应的区域相同，鼓膜内层和鼓室的感觉均受鼓室神经丛支配。由于耳部有丰富神经的分布，而这些神经同时支配其他部位的感觉，所以远处的病变可引起反射性耳痛。

（1）鼻与口腔疾病：如鼻窦炎、高位鼻中隔偏曲、上颌窦肿瘤、急性鼻咽部炎症、龋牙、阻生牙、牙周病、口腔溃疡、牙根肿胀、口腔肿瘤及下颌关节病等，均可通过三叉神经引起反射性耳痛。

（2）咽部疾病：如急性咽炎、急性扁桃体炎、扁桃体周围脓肿、咽旁及咽后脓肿、扁桃体手术后、茎突过长、咽部溃疡或咽部肿瘤等，因舌咽神经受累，传至鼓室神经丛引起反射性耳痛。

（3）喉部疾病：如急性会厌炎、喉软骨膜炎、喉脓肿、喉结核、喉癌、下咽癌等，通过喉上神经迷走神经耳支引起反射性耳痛。甚至肺、支气管疾病经迷走神经分支的反射，也可引起耳痛。

（4）颈部疾病：如颈关节盘病、颈椎关节炎、胸锁乳突肌纤维组织炎，通过第2和第3颈神经，引起反射性耳痛。

再者耳部的感觉神经的炎症、神经痛等，均可引起耳部疼痛。

临床上，若患者主诉耳痛，而耳部正常，应仔细检查咽、喉、口腔等处，寻找病因。

二、耳溢液

耳溢液又称耳漏，是指外耳道有异常的液体存积或外流，其液体可来自外耳道、耳部周围组织、中耳、迷路或颅内，这是耳病常见的症状。应分清楚耳溶液性质、色泽、气味。

正常的外耳道有少量的皮脂腺、耵聍腺分泌出一些物质及上皮脱屑，而有些人的耵聍生物化学成分有变异，分泌出黄色的油状物，这也属于正常。单纯外耳道病变引起耳溢液是没有黏液成分的，任何黏液或混杂有黏液成分的分泌物必然来自中耳，这是因为外耳道只有复层鳞状上皮，而无分泌上皮。

（一）耳溢液的性质

耳溢液的性质有浆液性、黏液性、脓性、血性、混合性或脑脊液性。实际上，大多数患者耳溢液有2种以上的性质，或在某些病变发展过程中，由一种变为另一种。

（1）浆液性：为淡黄色，微混浊，含有蛋白质、少量的白细胞及脱落细胞，可凝结成块状，常见于外耳道湿疹、急性中耳炎的早期；疱性鼓膜炎，在大疱破溃后，流出的液体呈血性浆液或浆液性；中耳炎有过敏性改变时，中耳的黏膜呈苍白水肿，浆液性分泌物增多，外溢，含有嗜酸性粒细胞。

（2）黏液性：由于中耳炎和腺体的化生，黏液腺分泌亢进，耳溢液中含有大量黏液，可拉长呈丝状，随着炎症的好转，黏液成分逐渐减少，多见于无混合感染的慢性单纯性中耳炎；因外伤或感染的腮腺炎症，有瘘管通向外耳道时，亦有黏液性分泌物。

（3）脓性：是化脓性炎症的产物，分泌物含有大量的脓细胞和组织崩解物。纯脓性，常见于外耳道疖、外耳道炎；化脓性中耳炎急性期，从鼓膜穿孔处流出黏液脓，常有搏动性；中耳炎合并硬脑膜脓肿、侧窦脓肿或脑脓肿，有较多的脓或臭脓；耳周淋巴结、囊肿化脓或腮腺化脓，向外耳道破溃时，可流出大量脓液。

（4）血性：多见于耳外伤、外耳道乳头状瘤、中耳癌及颈静脉体瘤糜烂溃破时，出现血性物；外耳道或中耳黏膜损伤可发生纯血性耳溢液。

（5）混合性及水样性：颞骨骨折伴脑膜损伤时，若脑脊液混有血液则耳溢液呈红色水样液体，而无血液混入时呈水样液体。

（二）耳溢液色泽、气味和量

（1）耳溢液色泽：因细菌感染的种类不同而异，如绿脓杆菌感染，其脓呈铜绿色；金黄色葡萄球菌或肺炎球菌感染，其脓呈黄色，较黏稠；溶血性链球菌及嗜血杆菌感染，其分泌物呈淡红色，较稀；真菌感染，常因菌种不同而脓的颜色也不一样，如呈黑色、黑褐色、黄褐色，在耳分泌物中可出现霉膜。

（2）耳溢液气味：浆液性或黏液性耳溢液一般无臭味。慢性单纯性化脓性中耳炎的分泌物，可有轻微的臭味，但经清理治疗后，多减轻或消失；臭味多因为脱落细胞上皮和细菌腐败所致，如胆脂瘤性中耳炎有特殊的臭味；中耳癌因有渗血及组织坏死，脓液有恶臭；如死骨形成或有骨坏死溃疡，也有臭味。

（3）耳溢液的量：常因病因及其性质不同而有区别，如急性化脓性中耳炎，鼓膜自行穿孔或切开鼓膜排脓，其数量较多，在穿孔处可见到搏动性溢脓；也见于中耳炎合并硬脑膜外脓肿、侧窦脓肿的患者有大量的脓液，呈搏动性溢出。在临床上应特别注意，凡耳流脓突然减少或突然增多，并伴有头痛、发热、白细胞增多或有颅内压增高的体征时，应考虑到颅内并发症的发生；外耳道疖，脓头破溃后可有少量的脓栓，脓量不多；腮腺化脓感染，溃破到外耳道时，可流出大量的脓液；胆脂瘤中耳炎如局限于上鼓室者，可见到少量干酪物，如为鼓膜松弛部穿孔，而又被干痂覆盖时，若不仔细清除极易漏诊，须引起注意。

三、耳聋

听觉系统的传音或感音部分发生病变时，都可发生听力障碍，其所致的听力减退，统称耳聋。在耳聋较轻时，声音增强可听到声音者，为听力减退或重听；耳聋严重时，甚至完全丧失听力，称为全聋。小儿自幼全聋，丧失了学习语言的机会，因聋致哑，而成为聋哑人。

耳聋按性质可分为器质性和功能性2大类。器质性耳聋，根据病变的部位，可分为传导性聋、感音神经性聋和混合性聋3种。传导性聋病变在外耳、中耳或少数的耳蜗损害，使声波传入内耳受到障碍，常见的疾病如外耳道闭锁，耵聍栓塞，外耳道异物，急、慢性中耳炎，鼓室硬化症等；感音神经性聋病变部位在耳蜗、听神经或听中枢，常见的疾病如突发性聋、噪音性聋、中毒性聋、老年性聋等；混合性聋，是由于传音系统和感音系统均受损害，根据病变部位及侵犯的程度不同，有传导为主或感音为主的混合性聋。功能性耳聋如癔症性聋、精神性聋和伪聋。

四、耳鸣

耳鸣是指外界无响声，而感觉耳内有声音，它是听觉紊乱的一种现象。患者感耳内或颅内有响声，如铃声、哨声、汽笛声、轰鸣声、嗡嗡声、蟋蟀叫声、蝉鸣声等。耳鸣多属噪声，有间歇性或持续性，一耳或双耳，轻者患者毫不在意，重者扰人不安影响睡眠或使人难以忍受。耳鸣仅是一种表现，可由多数耳的疾病及许多全身疾病所引起。在极安静的环境中注意留心细听，几乎每个人都有耳鸣。但有些生理性的动作，如咀嚼、呼吸及吞咽时都会感到有声音。只是人们习以为常，不应叫作耳鸣。

根据耳鸣的性质，可分为主观性耳鸣和客观性耳鸣2大类。前者常见，约占耳鸣总数的95%以上，其耳鸣仅为患者本人能听到响声；后者少见，患者和检查者都能听到响声，因此称为他觉性耳鸣。

第二节 鼻部症状

鼻部疾病可发生多种症状，常见有鼻阻塞、鼻溢、嗅觉障碍、鼻源性头痛、共鸣障碍等。

一、鼻阻塞

鼻腔发生机械性阻塞或因鼻腔、鼻咽部有病变时，阻碍了气体流通，患者自觉有鼻呼吸不通畅时，称为鼻阻塞。

鼻阻塞是鼻部疾病常见的症状之一。由于病因、病变部位和程度的关系，可为一侧性或两侧性，短暂性或持续性，交替性或阵发性，部分性或完全性，突然发生或逐渐加重的鼻阻塞等。

鼻阻塞的原因，多由于病变使鼻腔的通道变窄所致。

（1）鼻黏膜病变：黏膜水肿、黏膜肿胀，有黏稠的分泌物或痂皮以及瘢痕的粘连等引起的鼻阻塞。有的虽无机械性的狭窄，如萎缩性鼻炎，因为鼻腔通道变为直管形，而不是正常的抛物线形，并有鼻黏膜纤毛运动功能的减退或消失，使患者有鼻阻塞的感觉，即使清除鼻腔的痂皮，患者仍感觉有鼻阻塞。

（2）鼻腔结构改变：如鼻中隔偏曲、畸形、血肿、脓肿、鼻甲肥大、鼻息肉及鼻肿瘤等疾病引起的鼻阻塞。

（3）鼻腔静脉压增高：当侧卧时，位于下方一侧鼻阻塞，其原因是下方一侧鼻静脉压增高，鼻甲被动充血、肿胀。当恢复为仰卧时，鼻阻塞症状消失，称为位置性鼻阻塞。也有的当仰卧时，出现双侧鼻阻塞者，这提示鼻黏膜的静脉压增高，如头位抬高或坐起时，鼻阻塞缓解或消失。

新生婴幼儿鼻阻塞虽不多见，其后果严重，除可引起呼吸困难或窒息外，还可以因吮奶困难，发生营养不良，而影响正常发育。儿童鼻阻塞长期用口呼吸，呼吸道阻力明显减少，可影响胸廓的发育，可出现扁平胸或鸡胸，有的可发生硬腭上拱，牙齿不整齐，睡眠打鼾等表现。如果双侧鼻阻塞，成人或儿童其言语声可呈现闭塞性鼻音。

由于鼻阻塞长期张口呼吸，吸入的干燥或过冷的空气，未经鼻腔的调节，常会引起口唇、口腔、咽喉、气管和下呼吸道的急性或慢性炎症，并出现相应的症状。

鼻阻塞常伴有鼻溢液和鼻黏膜纤毛的运动障碍，容易发生继发性感染，或经鼻咽侧壁的咽鼓管累及中耳时，可出现耳鸣、耳闷和传导性听力减退。长期鼻阻塞的患者常有头昏、头痛、记忆力减退、失眠、多梦、注意力不能集中等全身症状。由于张口呼吸的阻力明显减小，在胸内不能形成足够的负压，肺活量也减少，不利于肺泡的气体交换，会出现慢性缺氧，使心脏负担加重，对老年或虚弱的患者，可引起低氧血症和诱发心脏病的可能性。

除以上各种病因外，如鼻腔异物、结石、腺样体肥大及鼻咽部肿瘤等，均可发生鼻阻塞。因此，对鼻阻塞的患者要认真对待，针对病因，采用不同的治疗方法，设法恢复正常的经鼻呼吸。

二、鼻溢液

鼻溢液是鼻部疾病常见的症状之一，在正常情况下，鼻黏膜的腺体，如浆液腺、黏液腺、浆黏液腺、杯状细胞和嗅腺，都会产生少量黏液，以维持鼻腔黏膜纤毛运动，调节吸入的空气的温度和湿度以及辅助嗅觉的功能。一般成年人每日从鼻腔分泌物中排出水分500～1 000 mL，部分水分随呼吸气流而蒸发，另一部分则由鼻黏膜纤毛运动，屏往鼻咽部咽下或咯出。当鼻有病变时，分泌物的量和性质也发生变化，根据溢液的状态可判断出何种鼻病及其程度，按其性状可分为水样、浆液性、黏液性、黏脓性、血性、脑脊液等数种。

（1）水样溢液：呈透明清水样，为血管渗出液及黏液混合分泌物，内含有脱落的上皮细胞、白细胞、少量的红细胞及黏蛋白。多见于急性鼻炎的早期、血管运动性鼻炎及过敏性鼻炎的发作期,均有大量的水样分泌物,但后者分泌物中含多量的嗜酸性粒细胞。

(2)黏液性溢液:在正常鼻腔仅有少量分泌物覆盖黏膜表面,呈半透明状,内含有黏蛋白。当感情冲动,或受到物理性及化学性刺激时,可分泌大量的黏液。鼻腔有慢性炎症如慢性鼻炎或急、慢性鼻窦炎等时,也可使黏液性分泌物增加。

(3)黏脓性溢液:为黏液和脓的混合物,常见于慢性鼻炎、慢性鼻窦炎或急性鼻炎的恢复期。

(4)脓性溢液:有的分泌物呈绿黄色、混浊,有臭味,内含大量的坏死白细胞。多见于炎症侵及骨质,如齿源性上颌窦炎、额骨骨髓炎、上颌骨骨髓炎、鼻腔异物及恶性肿瘤伴部分坏死时常伴有恶臭脓性分泌物。

(5)血性溢液:是指鼻分泌物中带血,表现为鼻涕中有血丝或血涕,常见于鼻腔异物、鼻腔结石、溃疡、急性鼻炎、萎缩性鼻炎、鼻腔鼻窦或鼻咽部肿瘤等。鼻涕有血性物,可为鼻腔后部、鼻窦及鼻咽部恶性肿瘤的早期症状,应提高警惕,以免漏诊。

(6)脑脊液鼻溢液:脑脊液经额窦、筛窦或筛板的瘘孔流入鼻腔,再经鼻前孔流出时称为脑脊液鼻溢,又称脑脊液鼻漏。脑脊液无色透明、呈水样,内含葡萄糖,不含黏蛋白,久置后不会自行凝结,可经化验方法鉴别。脑脊液鼻漏常见于颅底骨折、鼻窦外伤、先天性脑膜脑膨出症等,有时可为鼻部手术的并发症。

(7)鼻痂皮、血痂或脓痂:常由于鼻分泌物干燥形成的。慢性鼻前庭炎常有表皮结痂;慢性干燥性鼻炎鼻腔前部常见有薄干痂;小儿鼻窦炎黏液脓性分泌物常存积在鼻腔前部,或在鼻前庭处结成脓痂;干酪性鼻炎和鼻窦炎可经常排出干酪性物质,并有臭味;萎缩性鼻炎鼻腔宽大,并附有干痂,有臭味,用力擤鼻时可排出大块筒状痂皮,常伴有少量鼻血。特异性感染,如麻风、鼻硬结症等,鼻黏膜呈萎缩性变或有结痂现象。

三、嗅觉障碍和恶臭

人的嗅觉不如其他哺乳动物敏感,而且人的嗅觉阈值因人、因时、因环境不同而有差异,一般人可分辨出 2 000 ~ 4 000 种不同的气味。女性的嗅觉,对某些气味来说,比男性敏感。女性在月经周期不同的阶段,常有嗅觉方面的变化,妊娠早期嗅觉敏感性增强,妊娠末期敏感性降低,这可能与神经内分泌系统有关。在饥饿时,室内温度、湿度增加时,嗅觉敏感度提高;吃饱时嗅觉敏感度降低。

嗅觉障碍,包括完全缺失,即不能嗅出任何气味;部分缺失,有些气味可以嗅出来;嗅觉减退;嗅觉过敏,即对气味敏感性提高;幻嗅,无特殊气味时也可嗅到不快的气味。其原因有以下几种。

(1)鼻黏膜短暂性的肿胀、充血:如急性鼻炎、过敏性鼻炎、血管运动性鼻炎的急性发作期所引起的鼻阻塞,常有暂时性嗅觉减退或缺失。

(2)鼻腔慢性疾病:如鼻息肉、鼻甲肥大、鼻中隔偏曲等,可直接或间接地影响嗅区的通气,可使嗅觉逐渐减退或缺失。

(3)鼻黏膜萎缩变性:其病变累及嗅区时,可致嗅觉减退或缺失,如链霉素或其他药物中毒、头颈部放疗后、老年性鼻黏膜萎缩等。

(4)颅内病变或外伤:如颅底骨折、脑肿瘤、垂体瘤、脑膜瘤等,使嗅球、嗅索、嗅通路和嗅皮质中枢受到损害时,出现嗅觉障碍。

(5)鼻黏膜长期接触有害气体:如溴气、氯气或吸烟,可致嗅觉减退或缺失。流行性感冒病毒感染,可致嗅神经末梢损害,有的出现永久性失嗅。

(6)大脑皮质疾病引起幻嗅:多发生在神经性精神性疾病,如精神分裂症、抑郁症、癔症或慢性乙醇中毒等。

另外一种恶臭嗅觉,是由于体内某种原因产生实际存在的恶臭味。这种恶臭嗅觉的患者和他人都觉得有臭气味,有时可仅为他觉性的臭味,而患者自己不感觉有恶臭味。常见有以下几种病。

(1)萎缩性鼻炎:晚期为臭鼻症,常有他觉性恶臭,尤其是夏季更为严重,与其接近者极易察觉。

但患者本人多不自觉有恶臭味。这是因为鼻腔嗅区黏膜的损害，而丧失嗅觉功能所致。

（2）干酪性鼻炎：又称干酪性臭鼻症，其特点是鼻腔或鼻窦内充满有奇臭干酪样或豆腐乳状的腐败物质，并有头痛、牙痛、脓血性鼻液，其嗅觉减退。晚期可破坏骨质，造成面部畸形。

（3）鼻腔异物：多见于儿童，一侧鼻腔流出血脓臭味分泌物，可伴有黏膜感染故有臭味。患儿多不自诉，常被他人察觉，才到医院就诊。

（4）骨髓炎：婴幼儿上颌骨骨髓炎，常在眶下缘或上颌牙槽处发生瘘管，分泌物有臭味；额骨骨髓炎，有时眼眶内上角发生瘘管，排出臭脓。

（5）牙源性上颌窦炎：成年人化脓性上颌窦炎可因牙根感染所致，排出的分泌物多有臭味。

四、鼻源性头痛

因外鼻、鼻腔、鼻窦疾病引起的头痛，称为鼻源性头痛。其疼痛多为鼻根、前额、眼眶或面部的隐痛、钝痛或胀痛，但很少引起全头痛。

（一）鼻源性头痛的特点

头痛与鼻部疾病有关，并伴有鼻部症状，如鼻阻塞、流脓涕、嗅觉障碍等；头痛可有时间性，如急性上颌窦炎引起的头痛，早晨轻，下午重，而急性额窦炎上午头痛严重，下午减轻；头痛有一定部位，如急性上颌窦炎引起的头痛，位于同侧面颊部或上列牙齿疼痛，而急性蝶窦炎引起的头痛，位于头顶部或眼球深部钝痛；在低头、弯腰、咳嗽、过劳、愤怒、饮酒等受到刺激时，引起头部静脉压增高，可使头痛加重；鼻腔应用血管收缩剂或黏膜表面麻醉后，鼻腔通气或引流改善时，头痛减轻或消失。

（二）性质与程度

浅表而有烧灼感的头痛，一般为浅表软组织损害；深部而呈钝性的头痛，多为深部病变；血管舒缩功能失调，引起头颅动脉异常扩张，可发生跳动性头痛；发作性、闪电样、尖锐而剧烈头痛或面痛，多属于神经性疼痛。常见的鼻源性头痛有以下几种疾病。

1. 鼻疖

多发于鼻前庭，常见于局部外伤，糖尿病或抵抗力低下的患者。发病初期感到鼻部灼热及胀痛，继而局部有剧烈跳痛。还常伴有畏寒、发热、头痛，全身不适等症状。病情较重者，感染可向周围扩散，此时可见鼻翼、鼻尖、上唇明显肿胀热痛。严重者可并发海绵窦血栓性静脉炎。

2. 急性鼻窦炎

除牙源性与外伤性鼻窦炎外，所有的鼻窦炎都是鼻炎的并发症。其所致的头痛系因黏膜充血、肿胀和窦口引流受阻而引起阻塞性头痛；鼻窦开口被阻塞，窦内空气逐渐被吸收，窦腔造成负压时，可引起真空性头痛；窦内负压过久，黏膜血管扩张，血浆渗出，窦内充满液体压力增高时，可出现张力性头痛。各急性鼻窦炎的头痛有以下的特点。

（1）急性额窦炎：其疼痛在患侧额窦部、眼眶内上方。头痛有周期性，早晨起床后数小时有严重的头痛，下午减轻，傍晚缓解或消失，如炎症不消退，第 2 d 重复同样发作。头痛的周期性与额窦的特点有关。坐、立位时脓液向下移动，阻塞了额窦开口，窦腔内空气被吸收而出现真空性头痛。待窦口开放脓液排出，空气进入窦腔后头痛缓解或消失。

（2）急性上颌窦炎：由于炎症黏膜的肿胀和分泌物的增多，窦口被阻塞，早期出现上颌窦区疼痛，可累及眼眶、额部、上列牙处疼痛。其头痛并不严重，常为隐痛、钝痛或胀痛，以午后为重，夜间缓解。

（3）急性筛窦炎：有重度急性鼻炎的症状，头痛位于鼻根深部及眉间处，常在患侧内眦角有闷痛，眶内有胀感等，有时疼痛放射到颞部或头顶部。

（4）急性蝶窦炎：常和筛窦炎同时发生，故称为急性筛蝶窦炎。因蝶窦位置较深，如发炎时常表现为眼球后方或枕部钝痛，有时可放射到头顶、额或颞部。

（5）慢性化脓性鼻窦炎：一般无明显头痛，如有头痛，常表现为钝痛或头部沉重感。前组鼻窦炎多表现前额部和鼻根部胀痛或闷痛，而后组鼻窦炎的头痛在头顶部、颞部或后枕部。牙源性上颌窦炎者，常伴有同侧上列牙痛。

（6）航空性鼻窦炎：也称气压创伤性鼻窦炎，主要的症状是在乘飞机下降时，突然感到头痛或面部的鼻窦区疼痛，可伴有鼻出血。额窦的鼻额管细长而弯曲，故容易受损害，上颌窦次之，其他的鼻窦很少受影响。

（7）鼻中隔偏曲：中隔高位偏曲、嵴突或伴有一侧鼻甲肥大，持续压迫鼻黏膜，刺激了三叉神经，可致反射性头痛。

（8）鼻肿瘤：因肿瘤阻碍鼻窦排脓，造成真空性的头痛；肿瘤本身向周围浸润扩大，直接侵犯感觉神经，如上颌窦恶性肿瘤，可引起牙痛。肿瘤一旦侵及破坏颅底，可引起难以忍受的剧烈头痛。

五、共鸣障碍

人的共鸣器官有鼻腔、鼻窦、鼻咽腔、口腔、喉腔、咽腔和胸腔等。其中口腔和咽腔由于肌肉运动，可以改变其形状，称为可调共鸣腔，而鼻腔、鼻窦、鼻咽腔比较固定，称为固定共鸣腔。凡共鸣腔不论肌肉运动障碍、神经肌肉麻痹、肌肉痉挛、结构异常、先天畸形、占位病变、炎症肿胀等，都可影响共鸣。有以下原因可引起共鸣障碍。

（1）闭塞性鼻音：正常发育时，鼻腔、鼻窦因疾病可影响正常的共鸣作用，如果所发出的声音不能通过两侧鼻腔时，仅从口腔发出的声音，称为闭塞性鼻音。常见疾病如伤风感冒、多发性鼻息肉、肥厚性鼻炎、小儿增殖体肥大、先天性鼻后孔闭锁、鼻及鼻咽肿瘤、软腭与咽后粘连等，使鼻腔闭塞，而失去共鸣作用。

（2）开放性鼻音：鼻和咽部的共鸣作用是否正常，取决于腭咽闭合功能，如腭咽在发音时不能闭合，则出现开放性鼻音。常见疾病如腭裂、软硬腭穿孔、软腭缩短、软腭麻痹等。

口腔、咽腔、下咽部有病变时，也会影响发音，如常见的扁桃体周围脓肿，因影响软腭的运动，在发音时出现口中含物的声音。

第三节　咽部症状

咽部疾病的症状，主要由咽部疾病所引起，也可由咽部邻近器官或组织病变所致或为全身疾病的局部表现。咽部疾病的主要症状有咽痛、吞咽困难及咽部异物感等。

一、咽痛

咽痛为咽部常见的症状，多因局部感染或为全身疾病在咽部的表现。咽是极为敏感的器官，其感觉神经纤维来自舌咽神经、三叉神经、副神经及迷走神经。其中，鼻咽部和口咽部的痛觉，系由舌咽神经咽支、三叉神经上颌支及蝶腭神经的分支、副神经和颈交感神经节的分支等所组成的咽丛支配的。喉咽部的痛觉由迷走神经的分支——喉上神经所支配。口腔的痛觉主要由三叉神经分支所支配。食管的感觉有迷走神经和交感神经支配。

任何局部或全身因素刺激痛觉神经末梢时，其冲动传入岩神经节，再经延髓、丘脑和大脑皮质的痛觉中枢而产生咽痛。其疼痛的程度，取决于疾病的部位、性质及范围，并与患者对疼痛的敏感性有关。由于与邻近器官间的神经联系，邻近器官的疾病也可引发反射性的咽部疼痛。其疼痛有刺痛、钝痛、烧灼痛、隐痛、胀痛、撕裂样痛或搏动性跳痛等，可为阵发性或持续性疼痛。一种是自发性咽痛，即在无吞咽动作时感到疼痛，吞咽时加重；另一种称激发性咽痛，即在吞咽时才产生疼痛。自发性咽痛，多能指出疼痛的部位，而咽喉部疾病多属此类。

（一）可引起咽痛的咽部疾病

（1）急性咽炎：轻者咽部微痛，重者可剧痛，尤其在进食吞咽时疼痛明显。

（2）急性扁桃体炎：初感咽喉干燥不适，继而有咽痛，吞咽或咳嗽时加重，常引起反射性耳痛。化脓性扁桃体炎，多为溶血性链球菌感染所致。常伴有发热、头痛等，腭扁桃体陷窝有脓性渗出物，可有颌下淋巴结肿大，并有压痛。

（3）扁桃体周围脓肿：全身症状较重，发冷发热，咽痛多在一侧，吞咽、咳嗽时加重，张口困难，口臭，说话时似口中含物。可见患侧软腭及舌腭弓上部明显红肿、隆起，晚期穿刺有脓。

（4）咽后脓肿：为咽后壁与颈椎之间的化脓性炎症，多见于幼儿，畏寒、高热，颈活动受限。因剧烈咽痛而拒食，吞咽困难，口涎外溢，婴儿吮奶时，易呛入鼻内或吸入呼吸道，引起咳嗽，甚至出现窒息。成人主诉吞咽时疼痛加重，常引起反射性耳痛。咽后壁向前隆起，穿刺有脓，X线颈侧位片可显示脓肿腔。

（5）咽旁脓肿：是咽间隙化脓性炎症，多发生于咽异物、外伤或咽急性炎症之后，有咽痛，患侧颈痛及头痛，伴有明显吞咽困难，若炎症波及翼内肌时，可引起张口困难。在咽侧肿胀处穿刺抽脓，可明确诊断。

（6）病毒性疱疹性咽炎：主要发生于儿童，起病急，发热、咳嗽、流涕、咽痛、头痛。见咽后壁、软腭黏膜和扁桃体表面有小疱疹，溃破后形成小的溃疡。吞咽时咽疼痛更重。

（7）咽白喉：为白喉杆菌感染，多见于儿童，起病慢，发热、疲乏、咽痛。扁桃体及咽黏膜表面有浅灰色或黄色伪膜，黏着较紧，用力除去易出血。

（8）樊尚咽峡炎：为螺旋体与梭状杆菌感染引起，常发生于抵抗力低的小儿或口腔卫生差的人。主要咽部和口腔处疼痛，溃疡处覆盖灰色伪膜，有臭味，涂片可找到病原体。

（9）急性传染病：如猩红热、麻疹、水痘等，并发咽炎，可致咽痛。

（10）咽真菌病：如念珠菌、放线菌、隐球菌属，发生咽部感染而致的咽痛。

（11）咽肿瘤：咽或声门上部良性肿瘤，一般不引起咽痛，如发生咽痛者，几乎都是恶性肿瘤。咽癌或喉咽癌以咽痛为主要症状，但早期咽痛不明显，或为一侧性轻度咽痛。如感染溃烂或深部浸润时，咽痛逐渐加重，可放射到同侧面部或颈部。

（12）咽外伤：食物粗糙、过热、过硬所致的咽黏膜损伤，常发生于舌腭弓、软腭、悬雍垂或会厌等处，引起不同程度的咽痛。咽的热灼伤或化学腐蚀伤虽不多见，但可引起剧烈的咽痛。如发生感染化脓或溃疡其疼痛更甚，可出现吞咽困难或呼吸困难或其他全身症状。

（13）咽异物：一般都有明确的异物病史，异物引起的咽痛程度，取决于异物的大小、形状、部位、组织损伤的程度及有无感染等。

（14）咽结核：多继发于肺结核，咽黏膜散在结核性浸润病灶或溃疡，咽痛剧烈，有明显的吞咽困难。

（二）引起咽痛的咽邻近及全身疾病

（1）口腔疾病：智齿冠周炎，常发生于20岁左右的青年人，第三磨牙阻生或冠周炎症，如向舌侧或咽部扩展，可引起咽痛。如翼下颌间隙（其位置在智齿的下方）的感染，咽痛加剧，伴吞咽、张口困难。口底蜂窝织炎，也称卢德维颈炎，因下颌牙齿的感染，其病变在颈前部，下颌骨和舌骨之间，常有吞咽疼痛及吞咽障碍。

（2）鼻部疾病：其疼痛不严重，常因鼻炎、鼻窦炎所致的鼻阻塞，使患者张口呼吸或鼻分泌物后流刺激咽部，常致咽部之痛。

（3）喉部疾病：如晚期喉结核、喉癌，病变侵及喉黏膜或杓部，在吞咽时，可发生剧烈咽痛。如环杓关节炎，可发生吞咽时疼痛。急性会厌炎或会厌脓肿，也可引起咽痛。

（4）颈部疾病：如颈动脉鞘炎、颈部纤维组织炎、颈淋巴结炎、颈椎病等，也可引起咽痛。

（5）食管疾病：食管异物，外伤性食管炎、食管化学腐蚀伤等，都可引起不同程度咽痛。

（6）血液疾病：如急性白血病、粒性白细胞缺乏症，常因咽峡炎和咽部溃疡，可有明显咽痛。血象检查可确诊。

（7）急性传染病：如麻疹、猩红热、水痘、流行性脑膜炎、伤寒等，早期发生咽峡炎或溃疡，可致咽痛。

（8）舌咽神经痛：以阵发性咽痛为主，常在谈话、饮食、咳嗽时，可诱发剧烈的咽痛，持续时间短暂。

（9）茎突过长综合征：由于茎突过长或角度异常，刺激了邻近的血管或神经，引起咽痛，可伴有耳痛或颈部痛。X线摄片有助于诊断。

二、吞咽困难

吞咽困难是指正常吞咽功能发生障碍，其程度视病变的性质和轻重而不同，轻者仅感吞咽不畅或饭困难咽下去，须用汤水才能咽下，而重者可滴水难进，口涎外流。短期的或轻度的吞咽困难，对身体无明显影响，而长期严重的吞咽困难，将使患者缺乏营养极度消瘦和饥饿等。

吞咽是很复杂的动作，可分为三期，但三期并无任何停顿，只要第一期开始，其余两期自然连续，成为连锁运动。

（1）口腔期：食物经过咀嚼滑润，由颊、腭、咽、舌诸肌协调动作，将食物团送到舌背达到咽部。

（2）咽期：食物到咽部，此时声门关闭、呼吸暂停、舌骨及喉上提，会厌下垂到水平位，食管入口环咽肌松弛开放，咽缩肌收缩，食物进入食管。

（3）食管期：食物团通过食管肌的蠕动，到达贲门，而贲门括约肌松弛，使食物入胃。食管上1/3段为横纹肌，中1/3段为混合肌，下1/3段为平滑肌，横纹肌运动快速有力，故食物在食管上段通过的速度较下段快些。

吞咽反射：除第一期外，其余两期都是通过反射机制来完成，食物通过口腔、咽部和食管时，刺激各部的感受器，使传入冲动，经三叉神经第2支、舌咽神经及迷走神经的咽支，分别进入延髓。传出的冲动主要通过迷走神经、副神经和舌神经，分别支配舌、咽、喉及食管上段的肌肉。此外，吞咽中枢与呼吸中枢在延髓内的位置相互靠近。它们之间的密切联系，可以保证每次吞咽动作时，都能准确地关闭声门和暂停呼吸，因此正常的吞咽过程毫无紊乱现象，不会出现困难。发生吞咽困难有以下的原因：

（1）痛性吞咽困难：吞咽困难可为咽痛所引起，任何有咽痛的疾病，多少都有吞咽困难的现象。咽痛剧烈，其吞咽困难也越严重。咽痛的疾病，都可发生程度不同的吞咽困难。如口腔急性炎症、黏膜溃疡、牙周炎、舌炎、口底蜂窝织炎、口腔癌等。咽和喉的疾病如急性咽炎、急性扁桃体炎、急性会厌炎、疱疹性咽炎、各种咽部溃疡和脓肿等，都有明显吞咽困难，也称为炎症性吞咽困难。其中扁桃体周围脓肿、咽旁脓肿、咽后脓肿、会厌脓肿，吞咽困难更为严重。此外，喉软骨膜炎、急性环杓关节炎、喉结核等，也都会引起吞咽困难。

（2）梗阻性吞咽困难：咽、喉、食管及纵隔障的良性或恶性肿瘤，无论腔内阻塞或从腔外压迫食管到一定的程度时，均可引起吞咽困难。食管内梗阻，见于食管异物、食管癌、食管烧灼伤、食管炎、食管瘢痕狭窄、食管下咽憩室、严重食管静脉曲张、贲门痉挛、先天性食管蹼或狭窄等，均可引起吞咽困难。食管外压迫引起的吞咽困难，如甲状腺瘤、巨大的咽旁肿瘤、颈部大的淋巴结转移癌、纵隔障肿瘤、主动脉瘤、肺门肿瘤、颈椎骨增生等。

（3）吞咽神经、肌肉失调性吞咽困难：其原因可为肌肉与神经的病变所致。软腭在吞咽功能中起到重要作用，在吞咽时软腭上提运动以关闭鼻腔，使食物不致向鼻腔反流。当炎症肿胀影响软腭运动或软腭瘫痪时，鼻咽腔不能关闭，使吞咽压力减弱和食物向鼻腔反流，而引起吞咽困难。当咽部和软腭感觉丧失、软腭前方感觉障碍，应当考虑三叉神经有损害；舌腭弓、咽腭弓和扁桃体的感觉由舌咽神经支配；咽侧壁、咽后壁由舌咽神经或迷走神经支配。当支配这些部位的神经因白喉毒素、脊髓痨、颅底肿瘤等而受伤害时，可影响吞咽反射，出现吞咽困难。中枢性病变，如延髓瘫痪、脑动脉硬化、脑出血、脑栓塞等症，也可致吞咽困难。

三、咽部异物感

咽异物感，是患者诉述咽部有多种多样异常感觉的总称，如诉述梅核样异物阻塞感，咽之不下，咳之不出，或上下移动，或固定不动。咽各种异常感觉可为间歇性，也可呈持续性，或时有时无，常在疲劳后加重。

咽异物感部位，可在咽喉中央或两旁或某一侧，以在甲状软骨和环状软骨的平面上居多，位于胸骨区次之，位于舌骨平面者极少见。

咽位于消化道的上端，神经末梢极为丰富，因此，咽部感觉非常敏感。无形的异常感，如烧灼、干燥、瘙痒、紧缩、闭塞、憋胀、压迫、脖子发紧等。有形的异常感，如片状：枣片、稻壳、树叶、纸片、药片等；条索状：毛线、小草、火柴棒等；颗粒状：大米、豆类、玉米等；球状：棉球、团块、水泡、乒乓球等。患者常用力"吭""咯"或频频做吞咽动作，希望能清除之。多在吞咽动作时明显，尤其在空咽唾液时有明显的异物感，吞咽食物时反而不明显或异物感消失。咽异物感，中医称为梅核气，西医称为癔球症、咽球症、咽神经官能症等。一般认为并无咽喉器质性病变存在，属于一种神经官能症。但患有咽异物感者，并非都是神经官能症。尚可有以下疾病引起：

（1）咽部疾病：慢性咽炎、咽部角化症、扁桃体炎、扁桃体瘢痕或结石或脓肿、悬雍垂过长、咽部异物、舌扁桃体肥大、咽部良性或恶性肿瘤等。

（2）鼻部疾病：慢性化脓性鼻窦炎，因脓性分泌物流向鼻后孔，长期刺激咽部，或鼻部炎症引起鼻阻塞而张口呼吸致咽部干燥，都可引起咽异物感。

（3）喉部疾病：早期声门上癌、咽喉癌、风湿性环杓关节炎、喉上神经炎、会厌囊肿、喉软骨膜炎、血管神经性喉水肿等，都会引起咽异物感。

（4）食管疾病：咽食管憩室、外伤性食管炎、反流性食管炎、食管痉挛或食管弛缓症等。早期食管癌的症状常呈进行性逐渐加重，特别进食时咽异物感明显，而空咽时可无症状，这是与功能性疾病所致的咽异物感鉴别的重要依据。

（5）颈椎疾病：颈椎关节炎、颈椎骨质增生症、颈椎间盘脱出症，可压迫颈神经致咽异物感。甲状腺肿、茎突综合征，也可引起咽异物感。

（6）远处器官疾病：如心脏扩大、高血压性心脏病、心包积液、肺肿瘤、肺脓肿、主动脉硬化、胃十二指肠溃疡、慢性肝胆病等，也可引起咽异物感。

（7）其他：如全身因素引起的疾病，甲状腺功能亢进或减退、变态反应性疾病、消化不良、烟酒过度、风湿病、严重缺铁性贫血、自主神经功能失调，更年期综合征等，均可能引起咽异物感。

第四节　喉部症状

喉部以软骨作支架，由软骨、肌肉、韧带和黏膜构成精细的器官，有发声、呼吸等多种功能。当发生病变时，这些功能受到影响而出现障碍，如声嘶、呼吸困难、语言障碍、喉鸣等。

一、声嘶

声嘶症状的出现，无论是全身或局部的病因，都提示声带组织形态或运动功能异常，轻者仅有声调变低、变粗糙，重者发音嘶哑，严重者仅能耳语，甚至完全失声。喉部有病变未累及声带时，则无声嘶症状，但如有声嘶症状则必有喉病。

喉的正常发声必须具备以下条件，如在喉内肌群的协调作用下，声带具有一定的紧张度，并可随意调节；声带具有一定的弹性，随呼吸动作而自由颤动；声带边缘光滑整齐，发声时两侧声带向中线靠拢，也应密切配合；喉的发声功能之所以能精细而协调地完成，还必须有正常的神经支配。如果喉黏膜或神经肌肉有轻微的病变或功能失调，都影响声带的紧张度、弹性、活动性或边缘光洁度，都可发生不同程度的声嘶。

声嘶的程度依声带病变的部位和范围而有所不同，如声音发毛、发沙、嘶哑等，但声嘶的程度并不表示病变损害的性质和严重的程度。声调明显变低的声嘶，常提示声带有组织块增大或声带紧张度变小，见于声带麻痹、炎症性或增生性病变，也见于某些内分泌障碍。声调异常增高的声嘶，可能与精神情绪有关。声量减弱可能为精神性或神经肌病变所引起，当喉阻塞时，由于胸腔负压的影响，呼气压力较小，其声量也明显减弱。

声嘶起病急速者常为神经性喉水肿；在上呼吸道感染后出现的声嘶，并迅速加重，则多为急性喉炎；声嘶进行性加重，常见于喉肿瘤；如出现永久性声嘶，则多为喉瘢痕所引起。

声嘶可能是唯一的症状，也可有伴随症状如咳嗽、咳痰、咽喉异常感、咽喉痛、呼吸困难、吞咽困难、发热等，这些症状都是重要的诊断线索。喉内的任何病变都可影响呼吸、保护和发声功能而出现症状，但呼吸和保护功能在病变相当严重时才受到影响，而发声功能在有轻微病变时就会受到影响。因此声嘶的早期出现可促使患者较早的求医。声嘶有时可能为严重病变的早期表现，必须进行仔细检查与严密的观察。声嘶常见的疾病与病因如下。

（1）喉急性炎症：如急性喉炎、喉水肿、喉软骨膜炎、喉脓肿等，都可引起声嘶。常见的为急性喉炎，小儿急性喉炎较成人的症状为重，除声嘶外，并有发热、咳嗽、呼吸作响，吸气有时喘鸣，可发生喉梗阻的各种症状。白天症状较轻，夜间较重，有时出现呼吸困难。咽白喉，多继发于咽白喉，多见于儿童，发病初期时，发音粗糙，逐渐加重，咳嗽呈哮吼声。如喉黏膜肿胀或有伪膜形成，即可出现喉梗阻的各种症状，发音常软弱无力，甚至失声等。

（2）喉慢性炎症：如慢性单纯性喉炎、声带小结、萎缩性喉炎等。特异性感染，如喉结核、喉梅毒、喉狼疮、喉硬结症、喉麻风等，多无全身症状，但声嘶持续较久。以单纯性喉炎多见，其发音粗糙，音调较正常为低，初为间歇性，渐变为永久性，声嘶常于晨起时较重，患者常感喉部微痛不适及干燥感，有时出现刺激性咳嗽。检查时见喉黏膜慢性充血，两侧对称，轻者声带呈淡红色，重者呈弥漫性暗红色，边缘增厚，有时喉间隙黏膜也出现增厚。声带小结以声嘶为其主要的症状，常见于教师、歌唱者及用嗓子多者。发音在一定范围内走调，常为低音调。早期患者易发破音（发毛），或间歇声嘶，如不及时休息，继续用声，最后只能发出粗糙低音。检查时可见两侧声带前1/3与中1/3交界处有对称性小结，呈灰白色，表面光滑。

（3）急性传染病：如麻疹、猩红热、伤寒、天花、流感等，属全身性疾病。常伴有急性喉炎，其炎症明显，声嘶较重，常发生在儿童，有发热、恶寒、不适等全身中毒症状，并伴喘鸣及呼吸困难等。

（4）喉外伤：如挫伤、切割伤、爆炸伤、穿通伤、刺伤、挤压伤等，破坏了喉内结构，引起声嘶或其他症状。另外毒气体伤，如氯气、芥子气、高温气等，引起喉、气管黏膜水肿，影响呼吸及发音。

（5）喉良性肿瘤：包括非真性肿瘤的增生组织，如声带息肉、囊肿、黏膜肥厚、淀粉样变等，可直接影响声带的运动，并致声嘶，可能与局部慢性炎症、变态反应或创伤有关。真性肿瘤，如喉乳头状瘤、纤维瘤、血管瘤、脂肪瘤、神经鞘膜瘤、软骨瘤等。声带息肉，是引起声嘶的常见病，多发生于用声过度或发声不当，与职业有关，小学教员、营业员发病较多。声嘶的程度与息肉生长的位置、大小有关。一般呈持续性声嘶，进行缓慢。间接喉镜下可见灰白色和表面光滑，多呈圆形带蒂的肿物，附着在声带游离缘。

（6）喉恶性肿瘤：声嘶是喉内癌最早出现的症状，为进行性，逐渐加重，最后可完全失声，如有浸润水肿，可有呼吸困难。但喉外癌出现声嘶，则病变多属晚期。喉癌前期病变，如黏膜白斑、喉角化症，成人喉乳头状瘤容易发生癌变。喉恶性肿瘤以鳞癌最常见，腺癌及肉瘤少见。

（7）声带麻痹：喉中枢性麻痹引起的声嘶，比周围性麻痹为少，其比率约1∶10。由于左侧喉返神经的行径长，其发病率比右侧约高3倍。喉肌运动神经，来自迷走神经的喉返神经与喉上神经，起源于延髓神经疑核。核上性喉麻痹的疾病，有脑外伤、脑血管意外、脑脓肿、脑肿瘤等；核性喉麻痹，因脑干的两疑核相距较近，病变常可致双侧声带麻痹；周围性神经损害致声带麻痹，有迷走神经干、喉上神经、喉返神经的病变或损害，如颅底外伤、颈外伤、甲状腺手术、颈部恶性肿瘤、甲状腺癌等；纵隔疾病损伤喉返神经，如纵隔肿瘤、食管癌、先天性心脏病、高血压性心脏病、心室肥大、心包炎等；肌源性损害，如重症肌无力、皮肌炎等；严重的感染，化学物的中毒等。凡声带麻痹均影响发音。耳鼻咽喉应详细检查，常可找到病因的线索。

（8）喉先天畸形：如喉蹼，声嘶的程度根据其范围及位置而定，范围大者出生后在啼哭时出现声嘶、发声微弱或失声，可伴有呼吸困难或喘鸣。喉含气囊肿，也称喉膨出，其声嘶多发生于咳嗽或喉内增加压力后，当用力呼吸时，囊内充气多时，阻塞了喉部，可出现呼吸困难。

（9）其他原因：如喉异物、喉水肿、喉室脱垂、环杓关节炎、喉损伤性肉芽肿、癔症性声嘶等疾病，都可引起声嘶。

二、呼吸困难

呼吸困难是指患者呼吸时很吃力、空气不足及窒息的感觉，并有呼吸频率、深度和节律的变化，可伴有呼吸辅助肌的加强和循环功能的变化，严重者出现的缺氧、发绀等症状。

呼吸困难根据临床上的表现，可分为吸气性呼吸困难、呼气性呼吸困难及混合性呼吸困难3种类型。

（1）吸气性呼吸困难：主要表现为吸气困难，吸气时费力，呼吸频率变化不大或稍减慢，吸气阶段延长，吸气动作加强，肺换气量并不增加。吸气时由于空气不易进入肺内，使胸腔内负压加大，胸廓周围软组织出现凹陷，胸骨上窝、锁骨上窝及剑突下发生凹陷，称为三凹征。严重者，吸气时出现肋间隙凹陷。主要因为口腔、咽部、喉部及颈段气管发生狭窄或阻塞的疾病所引起。

（2）呼气性呼吸困难：主要表现为气体呼出困难、费力，呼吸动作加强，呼气时间延长，呼气动作由被动性变为主动性的动作，呼吸速率缓慢，呼气时可有哮鸣声，严重时出现缺氧。主要因为细小支气管狭窄，或阻塞或痉挛以及声门下阻塞的疾病，如支气管哮喘、肺气肿及某些支气管炎等。

（3）混合性呼吸困难：主要表现为吸气及呼气均困难、费力，气体进出都困难，呼吸表浅，呼吸频率加快，呼吸时一般不发出声音及三凹征。但如以吸气性呼吸困难为主者，则可出现凹陷。主要因为肺泡面积缩小，呼吸运动受限或上下呼吸道均有狭窄或阻塞的疾病所致。

为了对这3种呼吸困难有个明确认识，并判断其严重程度，将其分为四度。一度，患者在安静时无明显呼吸困难，在活动或哭闹时，出现呼吸困难，有吸气延长、喘鸣现象；二度，无论安静与否都有呼吸困难，活动时加重，尚能入睡，无烦躁不安，缺氧症状不明显；三度，除有二度呼吸困难表现外，出现烦躁不安，不能入睡，常被憋醒，吸气时喉鸣，三凹征明显，缺氧严重；四度，呼吸极度困难，由于缺氧，面色发绀、苍白、出冷汗，甚至昏迷，如不及时抢救，可因窒息及心力衰竭而死亡。

呼吸困难原因很多，本科疾病引起的呼吸困难，大多属吸气性呼吸困难。现将各种疾病所致的临床表现分述如下。

（1）小儿急性喉炎：多发生在学龄前的儿童，常继发于上呼吸道感染之后，首先出现声嘶、咳嗽，呼吸有响声，哭闹喉鸣。重者有吸气性呼吸困难，鼻翼扇动，如不及时治疗，则可出现烦躁不安、脉快，面色苍白，发绀等缺氧症状。

（2）急性喉气管支气管炎：多发生于1～3岁抵抗力差的幼儿，或继发于麻疹、流感等急性传染病。常夜间突然发病，病情迅速加重，初为上感症状，有高热，继而出现声嘶、喘鸣、哮吼性咳嗽，呼吸困难，吸气时出现三凹征。晚期中毒症状明显，呼吸极度困难，表现烦躁不安，面色苍白，冷汗，呼吸浅而快，心率快，此时若不积极治疗，可因缺氧，呼吸心力衰竭而危及生命。

（3）急性喉水肿：喉水肿是指声门上区及声门下区的喉黏膜水肿，由多种原因引起的一个体征。以喉变态反应或血管神经性喉水肿引起的，病情发展甚速，有呼吸困难、喘鸣、声嘶，较重者则有喉梗阻的症状。喉水肿主要应尽快查明病因，根据喉梗阻的程度，采取适当处理。

（4）喉外伤：颈部外伤常波及喉部，如挫伤、刺伤、割伤、喉部骨折、烧灼伤、化学腐蚀伤，可引起呼吸困难、喘鸣、声嘶等症状。除血流入呼吸道引起的呼吸困难外，也可因为喉软骨移位、黏膜血肿及水肿等所致的呼吸困难。

（5）喉异物：喉部异物过大，嵌入声门，常可立即窒息而亡。若异物未完全阻塞喉腔，可发生吸气性呼吸困难，并有咳嗽与喘鸣。

（6）喉肿瘤：包括恶性、良性肿瘤，如纤维瘤、软骨瘤、巨大息肉、乳头状瘤、喉癌等，待肿瘤逐渐增大阻塞声门时，则出现进行性呼吸困难等症状。

（7）喉咽脓肿：如咽后脓肿、咽侧脓肿、会厌脓肿等，首先出现吞咽困难，发音含糊不清、咽喉疼痛，待病情加重时，则可出现呼吸困难等症状。

（8）气管阻塞压迫性疾病：如颈部、纵隔、食管的肿瘤，气管异物或肿瘤等。影响呼吸时，都会出现不同程度的呼吸困难。病变越靠近喉部，呼吸时喘鸣和喉的上下移动越明显。

（9）肺受压性疾病：如血胸、气胸、渗出性胸膜炎等，所致的呼吸困难，呼吸表浅、快速，因辅助呼吸肌须充分作用以扩张胸腔，增加呼吸深度，使肺泡易于充气，故吸气性呼吸困难明显。

（10）心源性呼吸困难：左心衰竭引起的呼吸困难，常在平卧时加重，直坐或半卧位减轻或消失；右心衰竭引起的呼吸困难，除了有呼吸困难表现外，常有下肢浮肿等。

（11）中毒性呼吸困难：如糖尿病酮中毒和尿中毒，常出现呼吸深长的呼吸困难，呼吸有特殊的气味，严重者可有昏迷。

（12）其他：官能性、神经性的呼吸困难等。

三、语言障碍

语言，即说话，是人类思维活动的反映。从皮层中枢，耳、鼻、咽、喉、口腔等，组成一个完整的语言系统，缺一不可。多数的语言障碍，是神经系统疾病在其周围器官的反映。

语言的形成必须具备以下解剖、生理条件作为基础，要有正常的听觉及视觉，能正确反映信号；大脑半球一侧有良好语言中枢；神经核联络通畅；小脑协调功能正常；语言器官发育正常。

语言障碍见于临床各科，发病年龄和快慢各不相同。如听觉、学语、精神、协调功能、口腔发育、喉功能、呼吸和其他诸因素，对语言障碍均有一定的作用。语言障碍常见于神经系统疾病，因常累及语言中枢。外周神经疾病，常造成呼吸肌、喉肌麻痹，而影响发音。

（一）学语滞后

学语滞后，是指儿童学语能力明显落后于相应年龄正常儿童，严重者有语言困难。儿童语言的发展年龄还没有统一的标准，一般认为，出生后即有啼哭，说明发音器官正常，但只是简单的声音；3~4个月时，对外界声音有语言反应，能发出"咿""呀"声；6个月时，开始模仿单词；1岁，开始说简单的词，叫出最熟悉的物件或人称，如"妈妈"，但含糊不清；2岁时，能说的词汇增多，能说出2个以上各词连接起来的词组或短句，学说话的积极性特别高；3~4岁时，说话相当清楚了，每个幼儿的具体情况也不相同。一般女孩语言的发展比男孩早而快。

儿童学语滞后有以下几种原因：智力发育不全，常伴有学习困难；听力丧失，一般要延迟至3~4岁，才发现听力有问题；环境因素，小儿听力、智力都正常，而与外界接触少，缺少语言刺激；脑器质性病变；语言器官异常，如唇裂、腭裂等。

（二）失语症

失语症常由于大脑皮质语言中枢受损害，以左侧大脑半球为多。如脑血管疾病、脑肿瘤、传染病、脑外伤及退行性病变等。

（1）感觉性失语症：患者不了解、不认识说话和文字的意义，但听觉正常。患者经常答非所问，并说话很多，但听者不了解其内容，也有的患者说话很流利，有语法，但语句中常用词不当，或语无伦次等。

（2）运动性失语症：也称表达性失语症，患者内心明白，但说不出来，即能理解他人语言内容，但不能用语言表达自己的意思，其发音器官正常。

运动性失语症，可伴有失写症，手写不出文字，或失用症，不能穿衣服、刷牙、梳头等，也有呈混合性失语，即感觉和运动性失语同时存在，完全不能诵读或书写。

（三）构语困难

构语困难，也称语声失常或构语障碍。构语活动，主要接受脑神经支配，若神经核以上、神经核或神经末梢受损害，其所支配的肌肉出现运动障碍，而致构语困难，可出现语言声模糊、咬字不准、说话不清楚等。但患者一般听力与理解能力均正常。

（1）核以上病变：多数脑神经核通过锥体束接受两侧大脑皮质的支配，故一侧的锥体束病不会引起语言障碍，因此只有双侧的损害才有明显的构语障碍。病因为皮质退变、缺血，中年后的双侧内囊病变或血管病变引起构音器官肌内麻痹。其临床表现：说话缓慢，吃力，语言含糊生硬，有暴发音，常有吞咽困难、气哽、流涎及步态迟缓等。

（2）核性、核以下肌性病变：主要是Ⅶ、Ⅹ、Ⅻ脑神经损害，这些神经与说话有关，如有损害可出现语声失常。面神经麻痹，尤其是双侧麻痹，严重影响唇音和唇齿音，造成语言不清。迷走神经损害，如发生在高位常引起双侧软腭麻痹，致软腭不能关闭鼻咽，而出现开放性鼻音。舌下神经损害，如单侧损害，引起同侧舌肌麻痹，症状较轻，并可逐渐代偿；而双侧损害，可致永久性语言失常，表现为说话缓慢而不清晰，常伴有吞咽困难。肌源性构语困难，如重症肌无力，说话多易疲劳，可出现发音模糊、低哑甚至说不出声。

（3）锥体系病变：如帕金森病，若累及语言肌，可产生语言失常症状，说话缓慢、语声单调，咬字不清，尤其唇音及唇齿音更明显。语言分节不良，有时语声发抖或急促暴发音。

（4）小脑病变：小脑及其神经通路对随意运动有协调作用，如小脑受损害，失去小脑的控制，而致发音模糊、韵律不合、语言拖长、音强不均匀、时有暴发音、时高时低快慢不均。其原因是语言肌群的共济失调。见于小脑变性、多发性硬化症、小脑肿瘤和退行性病变等。

（四）发声失常

发声失常，也称发声困难，多以喉部病变所致的声音改变，如气息声、漏气，轻者可为声嘶，重者为声哑，也可表现为失声。

（1）功能性失声：也称癔症性失声，常因急性或长期精神压抑而发生，一般起病突然。其表现患者虽不发声，但咳嗽、哼、呵或无意发笑时却有声音。对身心健康人，碰到突然事件时，也会有瞬间瞠目结舌现象，但能很快恢复正常。

（2）生理性变声：进入青春期除体重身高迅速增长外，第二性征开始出现，男性表现为喉迅速发育，声带逐渐增长，再加上咽腔、口腔、鼻腔等共鸣器官体积增大，声音也随之变化。男性变化比女性明显，其声调变低、变粗，逐渐由童声变为成人声音。也有变成男声女调者声音。

（3）老人语言：由于老年人声带肌纤维的减少，声带松弛，弹性减低，使发出的音声变小，发声无力，语言微弱而有颤抖。

（4）滥用嗓音：是指过度喊叫、说、唱等，可引起发声失常，出现不同程度的嘶哑。如大喊、大叫，声带受到较强气流的冲击而损伤。有的人患声带小结或声带上皮增生都与滥用嗓音有关。

（5）喉病变：声带各种病变，是引起发声失常的常见病因，如炎症、畸形、血肿、水肿、息肉、结节、肿瘤、声带麻痹等。

（五）口吃

口吃，俗称结巴子或结巴，属于语言功能障碍，但无任何器质性病变，是由于大脑对发音器官的支配与调节失去互相协调的关系。其原因有模仿、惊吓、教育不当、年龄、精神刺激等有关。儿童常因模仿他人的口吃而造成；打骂受惊吓，可促使幼儿的口吃；过分的严厉、叱责可引起口吃；成年人的口吃，多有神经质。也有人认为，习惯用左手的人，若强制改为右手易发生口吃。

其表现为语言节律失调，字词部分重复、字词分裂、发声延长。往往在谈话开始时延迟、阻断、紧张、重复或延长声调。还常伴有面肌或手指抽搐动作，在情绪紧张时发生或加剧。由于口吃者恐惧、不安、羞耻等心理活动影响下，有时出现心跳加快、肌肉紧张、出汗，有的人甚至在严寒季节，说起话来也会满头大汗、出现唾沫四溅、手脚发抖、全身肌肉紧张现象。口吃者智力并不低下，在独自一人时不论说话、朗诵、唱歌等均完全正常。本病易诊断，可进行语言治疗。

四、喉鸣

喉鸣也称喉喘鸣，是由于多种病因引起的喉或气管腔发生狭窄，在用力呼吸时，气流通过狭窄的管腔，使管壁震动而发生的喉鸣声。此种症状多见于儿童。特别是婴幼儿，因其喉腔相对窄小，组织松软，易发生水肿；更因为婴幼儿神经系统发育尚不健全等因素，更易引起喉部梗阻而发生喉鸣。

喉鸣的原因，由于病变的部位而不同。一般声门或声门上的狭窄，引起吸气性喉鸣，声门以下的狭窄，则引起呼气性喉鸣或双重性喉鸣。喉鸣的患者，常伴有不同程度的呼吸困难。

（1）先天性喉鸣：亦称喉软化症或喉软骨软化症。可在出生后即出现，或在出生后不久，出现间歇性吸气性喉鸣，仰卧时明显，安静或睡眠后，可缓解或消失。严重者呈持续性喉鸣，哭闹或惊动后症状加重。喘鸣声以吸气时明显，而呼气时声音较小，或无喘鸣声。啼哭声、咳嗽声正常，发声无嘶哑。一般多在 2 岁左右喉鸣消失。如先天性喉蹼、喉软骨畸形、先天性小喉、先天性舌骨囊肿或巨舌症等。这些先天性畸形等咽喉疾病，其特点多在出生后或出生后不久出现喉鸣，症状轻重不一，随着年龄的增长，喉鸣减轻或消失。

（2）小儿急性喉炎：起病较急，多有不同程度的发热、咳嗽，呼吸时有响声，哭闹时喉鸣，多在夜间症状加重，严重者有吸气性呼吸困难。如患急性会厌炎或喉软骨膜炎，都可出现喉鸣。

（3）喉狭窄：多发生于喉外伤。婴儿由于产钳伤，成人多为挫伤、切伤、刺伤、喉软骨感染坏死，以及放疗后，都可引起喉瘢痕收缩，而致喉鸣。

（4）喉特异性炎症：如咽白喉、喉结核、喉麻风、喉硬结症等，其病情严重时，一般都会发生喉鸣。

（5）喉肿瘤：儿童多发生喉乳头状瘤，有时可引起喉鸣。喉癌晚期喉腔被阻塞时，才出现吸气性喉鸣。

（6）声带麻痹：如双侧喉返神经麻痹发病急者，有明显吸气性喉鸣；逐渐发生者，平静时不一定出现吸气性喉鸣。

（7）喉痉挛：喉鸣为其主要症状，系由于喉内肌痉挛性收缩所致，常发生于血钙过低，维生素 D 缺乏，或营养不良的佝偻病儿童。

（8）喉异物：喉内异物、声门下异物，或气管异物，都会出现喉喘鸣。

（9）其他：如咽后脓肿或大的食管异物压迫气管，也可引起喉鸣。

第四章 耳的先天性疾病

第一节 先天性耳前瘘管囊肿

先天性耳前瘘管是一种临床上常见的先天性外耳疾病,为第1、2鳃弓的耳郭原基在发育过程中融合不全所致。家系调查证实其遗传学特征为常染色体显性遗传。根据国内抽样调查发现,该病发病率为1.2%,男女比例为1∶1.7,单侧与双侧发病之比为4∶1,较少合并其他耳部畸形。瘘管的开口很小,多位于耳轮角前;少数可在耳郭的三角窝或者耳甲腔,平时可无症状,甚至一生无感染或自觉症状,不以为疾。如出现感染,方引起注意和接受治疗。

一、病理

先天性耳前瘘管为一狭窄的盲管(窦道),深浅长短不一,可呈分支状,长度从 1 mm 到 3 mm 以上,可穿过耳轮脚或耳郭部软骨,深至外耳道软骨与骨部交界处或者乳突表面。管壁被囊复层鳞状上皮,具有毛囊、汗腺、皮脂腺等组织,管腔内常有脱落上皮、细菌等混合而成的鳞屑或豆渣样物,有臭味。管腔可膨大成囊状,如发生化脓性感染,可形成局部脓肿(图4-1)。

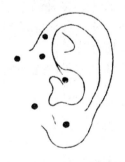

图 4-1 先天性耳前瘘管开口部位

二、症状与检查

一般无症状。按压时可有少许稀薄黏液或乳白色皮脂样物自瘘口溢出,微臭,局部微感瘙痒不适。如发生感染,则局部及其周围组织发生红肿、疼痛,而形成脓肿,脓肿穿破后溢浓,可如此反复发作形成瘢痕。感染时间长时,瘘管口附近皮肤可发生溃烂,肉芽,或形成数个溢脓小孔。瘘管较长、伸展较远者,如深部发生感染,可在远离瘘口处发生脓肿。我科在1959年遇到一例左耳前先天性瘘管,无明显炎症表现,但其瘘管长约3 cm,通向耳后颈上部近乳突尖处,在此形成脓肿,在外院穿刺排脓10余次,8年未愈。后经将瘘管寻得并全部摘除得以根治。国内有人也报告2例,在耳后乳突部形成脓肿,但耳轮角前瘘口同样无明显炎症表现,这类病例容易被误诊为乳突炎。

三、诊断

根据病史与局部检查，一般无困难。按其瘘口位置与瘘管走向，可与第一鳃沟瘘管相鉴别。急性感染与溃疡不愈时需要与皮肤疖肿或颈部淋巴结炎和淋巴结结核性溃疡等相鉴别。

四、治疗

1. 无感染或无任何症状者

通常不需要治疗。

2. 耳前瘘管切除术

如出现局部瘙痒，有分泌物溢出者，宜行手术切除。对反复发生感染的瘘管，或因感染引起皮肤溃烂者，应手术切除，但需先控制急性炎症。局部有脓肿者应切开引流，待炎症控制后再手术。

手术方法如下：

（1）先以钝头弯针插入瘘口，注入2%美蓝溶液少许，注射后稍加揉压，将多余的染料擦干净，以免污染手术视野，也有利于亚甲蓝向深部或分支浸润。

（2）瘘管周围以1%普鲁卡因做皮下浸润麻醉。小儿可在基础麻醉加局部麻醉下进行。

（3）在瘘管口周围做一梭形切口，切开皮肤。沿蓝染的瘘管向深处分离，注意勿将瘘管分破，分断，以免瘘管内容物溢出污染手术视野，或切除不彻底。分离中可用组织钳提起已分离出的瘘管，再循此继续分离，直达盲端。如有分支，也需全部予以分离，切除。

（4）如果术中发现瘘管的另一端通向鼓室或者外耳道深部，则需循窦道延长切口，将耳郭向下翻转，方能使手术视野得以良好暴露。

（5）如皮肤溃烂，但溃烂面积不大，可在急性炎症控制后，将瘘管及皮肤溃烂面一并切除，然后缝合皮肤，可达治愈目的。

第二节 先天性外耳畸形

耳的发生从胚胎第三周末开始，一般到第三十四周完成发育；而乳突发育完全则要延至出生后5周岁左右。耳部在较为漫长的胚胎、胎儿发育过程中，多种因素（包括遗传、化学、物理、生物等）可引起发育的障碍或异常，造成先天性耳畸形。外、中耳胚胎原基与内耳原基不同，故外、中耳畸形多不与内耳畸形并发，但也有少数病人外、中、内耳均有畸形。

先天性外耳畸形与鳃器发育障碍有关，临床上常见的先天性外耳畸形主要表现为先天性耳前瘘管、小耳畸形和外耳道狭窄或闭锁。

一、入院评估

（一）病史询问要点

患儿出生时，即表现耳郭（又叫耳郭）和（或）外耳道形态先天性异常，注意询问家族成员中是否有类似疾病史，以了解是否为遗传性病因。外耳道闭锁可表现为有规律的常染色体显性或隐性遗传。询问妊娠期间是否有病原微生物（疱疹病毒、风疹病毒、巨细胞病毒、梅毒螺旋体等）感染、应用耳毒性药物（反应停、地西泮类、氨基糖苷类等）、内分泌及酶系统异常（糖尿病、妊娠早期代谢紊乱等）、放射线或化学毒物接触、高危妊娠、胎儿宫内缺氧等病史，以了解是否为非遗传性病因。

另外，应注意患儿是否存在其他组织、器官畸形或功能障碍。

（二）体格检查要点

体格检查应着重检查耳郭情况，包括：耳郭畸形类型、程度，外耳道狭窄程度或是否完全闭锁，是膜性或是骨性闭锁（依赖影像学检查），以及是否伴发中耳畸形及其类型、程度，为进一步选择治疗方案提供依据。

1. 先天性耳前瘘管

可双侧或单侧，单侧者以左侧多见。瘘管开口多位于耳轮脚前或前上方，少数位于耳甲腔、外耳道或耳周其他部位。挤压时常有少量稀薄黏液或乳白色皮脂样物从瘘口溢出。如有继发感染，引起耳前红肿、疼痛。如不及时治疗，可形成局部脓肿，并可反复发作。长期感染病人的耳前瘘管附近皮肤可发生溃烂、瘢痕或创面经久不愈。

2. 先天性耳郭畸形

耳郭畸形可单独存在，但常合并耳道及中耳畸形，或构成先天性综合征。耳郭畸形变异程度较大，可由无任何影响的轻微外形变化至严重畸形，或耳郭完全缺如。

3. 先天性外耳道畸形

第一鳃沟发育异常将造成先天性外耳道畸形，畸形的变化决定于胚胎发育障碍的程度或停止发育的时间。先天性外耳道畸形多合并耳郭及中耳畸形，而且外耳畸形的程度在一定程度上可以反映中耳畸形的程度；但先天性中耳畸形可单独存在，故不能以外耳结构正常作为排除中耳畸形的依据。先天性外耳道畸形轻者可表现为外耳道狭窄或膜性闭锁，重者则可呈完全性骨性闭锁或无外耳道。

注意耳邻近部位、器官以及全身检查，了解是否伴有其他部位（器官或系统）的先天性异常、畸形及功能障碍，即为某一先天性综合征性疾病的病变之一。先天性小耳畸形或外耳道闭锁常合并有颅、面、下颌面骨、下颌以及肢端面骨的成骨不全，在这些成骨不全中，颅面骨成骨不全及下颌骨面骨成骨不全与本病关系密切。

（三）分析门诊资料

综合临床病史（包括病因学）资料、体检结果，决定继续检查项目或指标，以及选择适当的临床矫治方案。

轻度的耳郭畸形，病人如无特殊要求，无须治疗。畸形明显或要求矫治者，可依据畸形情况选择适当的手术矫治方法。内耳功能良好、中耳畸形较轻的外耳道狭窄或闭锁者，可选择适当的径路行外耳道成形术、鼓室成形术或听骨链重建术或佩戴助听器等治疗。对较为复杂的畸形，尤其合并颅、颌面畸形者，必要时与整形外科、口腔颅面外科等进行会诊讨论，制订联合手术整治方案。

（四）继续检查项目

1. 遗传学检查

部分先天性遗传性外耳畸形患儿有第十八染色体缺失，其多合并有其他缺陷，对此类患儿应该用铺带技术检查染色体，如证实有染色体异常，双亲也应该做染色体检查，如任何一方有异常，于再次妊娠时做羊膜穿刺进行染色体检查，如有异常应终止妊娠，以防止再生畸形儿。

2. 影像学检查

颞骨X线平片和断层，特别是颞骨CT和（或）MRI扫描，可获得耳道及中耳和内耳全部结构发育状态的判断资料，对决定选择适当的畸形矫治方法（尤其是外耳道闭锁、合并中耳畸形者）有极其重要价值。

注意了解面神经走行及其面神经管完整性、听骨链结构及其畸形情况、乳突腔及鼓室发育情况、迷路（耳蜗及前庭）发育情况等。

采用高分辨CT、三维CT扫描可详细了解外耳道闭锁的形式和范围、中耳腔大小、听小骨的形态、迷路窗及内耳结构、面神经的行程等。读片时，首先要评价内耳情况，因为骨迷路畸形皆表示有严重的感音神经性聋，因而是手术的禁忌证。另外，某些内耳异常与外淋巴积水有关，或与蛛网膜下隙（腔）有瘘管相通，手术有发生镫骨井喷的危险。

CT扫描可清楚地显示垂直外耳道畸形，即在相当于正常外耳道的位置呈外耳道闭锁状，而自鼓室有骨性管道下行达于颞骨下缘，管道内多充以软组织，但也有少数垂直外耳道腔内含气，并可下行达于下颌角的外耳孔。

应确定脑板、侧窦板及颞颌关节的位置，了解手术空间的大小。明确有无先天性胆脂瘤或耳道深部胆脂瘤。中耳腔可含有黏液、未分化的间质组织及胆脂瘤。中耳可被薄骨隔分成两个或更多的分隔间，造成手术困难及迷失方向。听骨链结构可看到锤骨、砧骨,后者可被突出的骨质固定于中耳腔;从矢状位可以清晰地显示闭锁骨板的厚度及性质。

镫骨的形态对重建听力很重要,只要其存在,多可利用。面神经可以发育不全,个别病人可以完全未发育,骨管可以缺损,自膝神经节开始走行可以向前下移位,在前庭窗(卵圆窗)的上方或下方越过中耳,或为镫骨弓分成两束,垂直段变短,自锥隆起段以下沿耳道后壁向外向前行,于接近缺失的鼓环处在耳道底部进入一骨管,在下颌关节附近出颞骨,甚至可进入关节腔,水平段面神经管移位可遮盖前庭窗及镫骨,面神经畸形发生频率很高,是影响切除闭锁骨板、检查鼓室的一个重要障碍,尤其是切除闭锁骨板的后下部分时危险性最大。

3. 听觉功能

一旦确定单侧外耳道闭锁,应在出生后 3 日内对未闭锁耳行耳声发射(OAE)或自动听性脑干诱发电位(AABR)检查,以早期确定该未闭锁耳的听觉功能。如为双外耳道闭锁,应最晚在 6 个月内行骨导 ABR 检测。因常规手术要等到乳突充分发育后(大约 5 周岁后)才能进行,如果耳蜗功能好的患儿,尤其是双侧外耳道闭锁者在出生后 3～6 个月佩戴骨导助听器,并进行听觉训练,可保持正常的语言和智力发育。

术前听觉功能检查时,患儿多已能合作进行纯音测听,故可了解听损性质、程度,从而进一步判断中耳和内耳发育情况及其功能状态,了解畸形对耳生理功能影响,为手术方式的选择提供依据。

4. 全身相关系统检查

应对患儿进行全身系统检查,了解其他组织、器官病变情况,排除相关综合征,从而有利于进一步选择适当的治疗方法。

二、病情分析

(一)诊断

依据出生后即表现耳郭或外耳道畸形、伴有或不伴有其他部位组织或器官畸形、异常或功能障碍,可做出明确诊断,而进行进一步的耳(颞骨)影像学、耳生理功能及全身相关系统检查,对于先天性外耳畸形的矫治(即选择适当的手术方法、手术时机、手术径路等方面)则更为重要。

(二)临床类型

外耳先天性畸形复杂多样,并无明确规律,各家分型意见不一,因此,任何一种分型法皆不完善。分型的目的是为了临床选择治疗方法做参考。常见的类型有:

1. 先天性耳前瘘管

先天性耳前瘘管常为盲管,深浅、长短不一,可有分支,深部多附着于耳轮脚软骨膜,但其分支可走向深部,接近面神经。反复感染、发炎者局部多有瘢痕。

2. 先天性耳郭畸形

(1)轻度畸形:耳郭形态大致正常,仅轻度变异。

①招风耳:对耳轮缺如或不明显,耳郭异常突出,与颅侧面成 90°(正常为 30°)角。

②大耳(巨耳):耳郭形态正常,但明显增大,多为双侧性。

③杯状耳或垂耳:耳郭呈杯状向前卷弯,为常染色体显性遗传病。

④副耳(赘耳):单发或多发,为皮肤赘生物,可含软骨,多见于耳轮脚或耳屏前方,也可发生于颊部沿耳屏至口角的连线上,多数副耳聚集,可类似多耳畸形。

⑤ Wildermuth 耳:对耳轮较耳轮更为突出。突出的对耳轮与耳轮相连接者,则称为莫扎特耳。

⑥达尔文结节:又称猿耳,耳轮中上 1/3 交界处突起呈三角形或尖形,为遗传性。

⑦颊耳:耳郭异常低位,常合并下颌、颊腔及舌发育低下。

⑧包埋耳(袋耳):耳郭与头侧分离不全,常为家族遗传性。

⑨耳垂畸形:耳垂缺如、过小、过大或分叉。

另外,尚有耳郭形状不正常,如耳郭扁平、低垂或前倾以及耳郭移位、两侧耳郭大小及形状不对称等。

（2）小耳畸形：耳郭小，形态异常，常合并外耳道及中耳畸形，根据其严重程度可分为三级。

Ⅰ级：明显耳郭畸形，但尚存在可辨认的部分标志。

Ⅱ级：耳郭残迹呈垂直条状或前弯嵴状，可含有软骨，类似原始耳轮状。

Ⅲ级：仅有一两个不成型的软组织突起，位于相当耳郭的位置上。

（3）无耳畸形：较罕见，耳郭全部缺如，几乎均合并外耳道闭锁和严重中耳畸形，或见于先天性综合征。

3. 先天性外耳道畸形

（1）轻度畸形（Ⅰ型）：仅耳道狭窄或外部闭锁，可表现为全长一致性或漏斗状，或峡部狭窄，内侧近鼓膜部分可有胆脂瘤或感染。鼓膜可正常，但多增厚或为一骨板。鼓室腔较小，听骨有不同程度的畸形。常伴有耳郭位置异常或小耳症。

（2）中度畸形（Ⅱ型）：无耳道或为一漏斗形盲端，常合并中耳畸形，锤骨头与砧骨体融合，砧骨长突纤维化。耳道位置可由未骨化软组织充塞，或为骨性闭锁占据，但有活动的镫骨。如闭锁仅位于耳道峡部，其内端骨部耳道可为脱落上皮屑充满，形成外耳道胆脂瘤，该处耳道扩大或破坏鼓膜及鼓室。常伴耳郭畸形，耳屏常缺如。

（3）重度畸形（Ⅲ型）：完全为骨性闭锁或无外耳道，合并不可修复的中耳畸形。乳突前壁与下颌小头形成软组织连接，伴有中耳畸形，或其他鳃器发育障碍。最常见的包括锤骨头畸形而常与上鼓室壁融合、无镫骨或前庭窗、面神经畸形等。常合并下颌骨发育不全，若为双侧性则称家族性颌面骨发育不全综合征。中耳腔常仅有裂隙状的下鼓室。

（三）鉴别诊断

先天性外耳畸形鉴别诊断主要应了解合并中耳、内耳畸形情况，并明确是否作为某些相关综合征的表现之一。这些对于决定选择何种治疗方案极其重要。

三、治疗计划

（一）治疗原则

轻度的先天性外耳畸形，对外观和耳生理功能影响不大者，可不需治疗。

畸形较为明显者，治疗主要以矫正畸形和尽可能恢复或改善耳生理功能为原则。

（二）术前准备

术前除上述影像学检查、听力检查等项目以外，多数先天性外耳畸形矫正手术病人为儿童，需采用全身麻醉，故应做常规全麻的一切检查和准备。

先天性耳前瘘管病人多有反复感染史，对继发感染者可给予抗生素全身使用，进行抗感染治疗。如有脓肿形成，应做切开引流。待急性炎症完全消退后，再做耳前瘘管切除术。手术前1日可用较粗的钝针头经耳前瘘管口注入少量亚甲蓝，有利于术中寻找深部瘘管及其分支。

先天性外耳畸形的矫治一般均需选择适当的手术方法。手术年龄的选择、手术方式的设计、修复材料的选取等均应依据病人个体的具体情况决定。

（三）治疗方案

1. 先天性耳前瘘管

对有反复发生继发感染者，应行耳前瘘管切除术，以彻底清除瘘管组织为原则，手术中注意瘘管可能有分支或与软骨粘连，甚至穿经软骨，此时可切除一部分相连软骨，务必将瘘管一次彻底切除，否则感染复发，局部瘢痕多，使再次手术困难。

2. 先天性耳郭畸形

耳郭畸形的治疗必须根据其程度和病人的要求来决定。一般来说，耳郭畸形伴双侧外耳道闭锁的病人对提高听力的要求常比整形迫切。

轻微耳郭畸形对外观影响不大者，不需治疗。副耳、招风耳、耳垂畸形、袋耳、杯状耳或大耳畸形，可于儿童期进行手术整形。具体手术方法和步骤参见有关手术学。重度小耳畸形需行耳郭再造术，手术常需分期进行。目前多主张应用自体肋软骨作为支架，较小儿童常不能提供足够皮肤及软骨作为移植物，且颌面部在继续发育过程中，故至少应在患儿10岁后或青春期后再考虑手术。对合并耳道闭锁及中耳畸形需行听力重建术者，耳郭成形与听功能重建是否一期完成或施术先后问题，应结合具体情况决定。现一般多于外耳道再造术同时放置皮下扩张水囊，半年后行耳郭成形术后，取出外耳道内扩张管。

3. 先天性外耳道畸形

（1）手术治疗：目的在于重建与外界相通的骨性外耳道，且其内端与有功能的或再造的鼓膜及听小骨相连。双侧畸形者，可于学龄期先行一侧成形术；单侧畸形者，手术可延迟至成人时进行；颞骨完全硬化型无气房发育者，手术困难且效果不满意，多数学者不主张手术，或仅于耳道区做一较浅耳道，以利于戴助听器。

如耳郭发育良好，估计可能有正常鼓膜存在者，重建外耳道时应避免损伤鼓膜，并避免打开上鼓室及鼓窦，尽量切除鼓膜外侧纤维组织及骨性闭锁板，并扩大骨性耳道至正常成人2倍大小，然后移植断层皮片。如为小耳畸形，多无耳道及鼓膜，此时乳突前壁与下颌小头相邻，则需打开鼓窦和上鼓室，重建外耳道与重建中耳传音结构同时进行。

鼓膜的重建主要是保存和利用外耳道闭锁骨板内面菲薄的砧骨膜。用电钻磨薄闭锁处的骨质，直至砧骨膜上仅遗留薄层骨片，使骨片中央部骨折成碎片，再从其下面分离砧骨膜而去除骨片，保存完整的砧骨膜是本手术成功的关键。锤骨一般已连接在砧骨膜上，因此不应扰乱听骨链，即使听骨链有歪斜，只要还有一定的传音功能，就不应将其除去。

重建外耳道术后应预防狭窄，外耳道移植 Thiersch 皮片，术后容易发生狭窄，应采用中厚（0.8 mm）皮片植入足够宽大的新建外耳道内，以减少狭窄的发生率。可用硅胶管等进行扩张3～6个月。

（2）助听器：双侧外耳道闭锁一旦诊断，于婴儿早期即6个月内佩戴骨导助听器，避免致言语发育障碍。

四、术后处理

（一）一般处理

1. 应用抗生素

术后用抗生素2周，以防感染。外耳道再造术者，2周后取出术腔填塞的碘仿纱条。每日外耳道清洁、消毒、铺上经消毒的塑料薄膜，腔内放入干纱条，滴无耳毒性抗生素滴耳液。

2. 扩张外耳道

外耳道术腔干燥后，放置大小合适的硅胶扩张管。出院后先每周复查一次，1个月后改为每2周复查一次，2个月后改为每个月复查一次，至半年。

3. 其他

合并耳郭畸形者，在行外耳道再造术同时或之后行皮下埋置扩张水囊和耳郭再造术。

（二）并发症处理

除常见手术并发症（如局部感染、出血等）外，术中可发生中耳传音结构（主要为听骨链）损伤，应仔细手术操作，避免之，如发生时，应重建有效的中耳传声系统。

另一个常见并发症为面神经损伤，如术中明确面神经离断，应Ⅰ期开放面神经管和行面神经断端吻合术。

外耳道再造术后，随诊发现外耳道扩张管脱落时，应及时重新置入，必要时再行手术，将扩张管缝扎固定于周围组织。

五、住院小结

（一）疗效

1. 先天性耳前瘘管

若手术完全切除瘘管，疗效良好。若有部分遗留，易造成继发感染和复发，一旦发生时，则需再行手术切除。

2. 先天性耳郭畸形

前期皮下扩张水囊应扩张至足够大再造耳郭空间，但在逐步扩张过程中，每次注入的液体量应适当，防止撑破皮肤。再造的耳郭应尽量做到与对侧（原有正常的或再造的）耳郭形态相似、大小对称。若能如此操作，一般疗效良好。

3. 先天性外耳道畸形

再造外耳道应尽可能宽畅，外耳道植皮成活，以保证术后外耳道直径达到或大于 1 cm。并需保证外耳道内扩张管放置半年以上，防止缩窄现象发生。合并中耳畸形而行鼓室成形术者，应保证再造鼓膜与听骨链传音结构能够有效连接和活动，术后平均听力提高（15 dB 以上）。

若能达到这三点，一般疗效良好。

（二）出院医嘱

外耳道再造术后病人，放置扩张管半年以上，一旦发生脱落应及时重置或再手术固定。

第三节　先天性中耳畸形

先天性中耳畸形系由于遗传性或非遗传性因素引起的胚胎鳃器发育障碍所致。其发生可合并外耳畸形或其他鳃器来源的器官畸形，如颌面骨发育障碍，亦可伴有全身其他部位畸形。由于听小骨与外耳道、鼓膜发育非同源性，听小骨或中耳畸形可独立存在，或与外耳畸形程度不一致，因此，不能以外耳发育状态作为判断中耳畸形的绝对依据。中耳畸形多不合并内耳畸形。

一、入院评估

（一）病史询问要点

因先天性中耳畸形的形式和程度可有很大的差异，通过询问出生后听力障碍情况，初步判断对听觉功能的影响。本病所引起的听力障碍不随时间的推移而加重，先天性听骨链畸形多为单侧、非进行性耳聋，先天性前庭窗缺如或蜗窗缺如则可为双侧性，故询问和了解患儿有无外伤史、中耳炎病史或耳硬化症的家族性耳聋史和听力水平的变化情况，对于鉴别诊断有重要意义。

虽然单独存在的中耳畸形表现耳郭、外耳道、鼓膜完全正常，但许多先天性中耳畸形患儿合并有不同程度的耳郭畸形、外耳道狭窄或闭锁、鼓室腔及其内容物畸形和乳突气化不良（罕见有中耳腔及乳突完全未发育者），故了解外耳畸形情况，对于判断和了解中耳畸形亦具有一定的辅助和鉴别诊断意义。

（二）体格检查要点

先天性中耳畸形可有多种多样的表现形式，常规体检可通过观察鼓膜大体了解情况，更多资料有赖于特殊检查。

鼓膜发育畸形者表现有鼓膜标志异常、小鼓膜或无鼓膜，小鼓膜者鼓膜面积小于正常或锤骨柄成直角折向前方、与鼓沟前部融合固定。无鼓膜者见于外耳道闭锁病人，鼓膜位置代之以闭锁骨板。鼓室顶、底及其他各壁可有先天性缺损或裂隙，可合并先天性脑脊液漏，或颈静脉球突入鼓室。

（三）分析门诊资料

合并先天性外耳畸形病人，检查时易于发现。单纯中耳畸形则不易早期发现，常以患耳听力障碍就诊检查时发现和确定，了解畸形状态需依赖影像学检查和听觉功能测试等，明确之对于决定选择进一步治疗方案极其重要。

（四）继续检查项目

1. 听力学检查

音叉试验和纯音测听显示传导性听力损失。气导听阈一般在 55～60 dB，曲线大多呈水平型。骨导听阈正常或略高于正常。骨导听阈曲线出现 Carhart 切迹、Gelle 试验阴性提示先天性镫骨固定。如骨导听阈达 30～40 dB、气骨导差很大，则应考虑先天性前庭窗或蜗窗封闭或缺如畸形，且有混合性听力损失之嫌。声导抗测试显示反射均缺失。

2. 影像学检查

颞骨多轨迹体层相或高分辨CT扫描可显示外耳道、鼓室、耳蜗、半规管、前庭、内耳道（内听道）、乳突、咽鼓管以及脑板和乙状窦板等结构和位置，有助于了解听小骨、前庭窗、蜗窗、面神经、咽鼓管、颅中窝或颅后窝相邻骨板等有无畸形。锤砧骨畸形CT一般可显示，如锤砧关节融合、砧骨长脚缺如、锤砧骨变形增粗与上鼓室壁粘连、砧镫关节交角异常等。但较轻的听小骨畸形（如单纯镫骨畸形等）CT（包括螺旋CT三维成像，难于显示，故CT未发现异常并不能完全除外镫骨畸形。

CT扫描可良好地显示面神经管走行异常，其常伴发于外耳道闭锁病人，最多见面神经管乳突段前位。冠状面及横断面均可显示。冠状面上面神经管乳突段可见于蜗窗层（轻度前位）、前庭窗层（中度前位）或耳蜗层（高度前位）。

横断面可见面神经管断面前移及鼓室后部狭窄。前移之面神经管乳突段可穿经闭锁板内，对手术至为重要。面神经管鼓室段低位可遮盖前庭窗，并压镫骨移位。冠状面可见外半规管下靠前庭窗软组织块影。横断面可见前庭窗外软组织或骨性条影。面神经管鼓室段低位不能行前庭窗手术，须提示术者注意。

CT可发现颈动脉管异位，颈动脉管可突入鼓室，达耳蜗外侧，为耳鸣的原因之一。此畸形多单独发生。

二、病情分析

（一）诊断

根据详细搜集的病史、全面体格检查（包括耳鼻咽喉科检查）、听力学检查和影像学检查，不难做出先天性中耳畸形的诊断。其中诊断要点有：①家族中有先天性畸形，特别是先天性聋、佩戴助听器者。②患儿的母亲在妊娠期曾患病毒感染等传染病，在妊娠前或妊娠期有用药或放射线接触史。③非进行性传导性听力损失，可在出生后即发现。④言语发育障碍或滞后，应考虑先天性听力损失。⑤身体其他部位有先天性畸形。先天性外耳畸形耳道狭窄或闭锁者，中耳常合并有畸形，应进一步检查确定。耳郭或外耳道轻度畸形也应注意检查而不可忽视，因其往往提示患儿的传导性聋可能是先天性中耳畸形所致。⑥染色体分析有助于鉴别诊断。⑦单纯中耳畸形单侧性者常不易早期发现，可在体检时或偶然发现一耳听力障碍，表现为传导性非进行性耳聋，无耳鸣，外耳及鼓膜完全正常，或偶见鼓膜听骨标志略有变异。⑧听功能检查，纯音听阈测试为传导性聋，听力损失可达60 dB HL。声导抗测试对了解听骨活动或连接性可提供一定线索，但若鼓膜异常，常不能真实反映听骨畸形情况。鼓室压多正常，根据中耳畸形状态，鼓室曲线可表现为A型、As型、AD型、甚或B型。镫骨肌反射消失。⑨医学影像学检查：应行颞骨CT和MRI扫描，了解外耳道、鼓室腔、乳突气房大小和范围，鼓室和乳突天盖脑板和乙状窦骨板的位置，以及听小骨、蜗窗、前庭窗、面神经、咽鼓管等发育情况。⑩鼓室探查术可对先天性中耳畸形做出肯定诊断，并进行治疗。

（二）临床类型

先天性中耳畸形可伴有或不伴有外耳、鼓膜畸形。显微外科手术，尤其是镫骨手术和鼓室探查术推广以来，单纯先天性中耳畸形的报道日益增多，其发现率甚至超过伴有外耳畸形的中耳先天性畸形。

1. 听骨链畸形

在外耳、鼓膜正常或近乎正常（可有外耳道狭窄或增宽）的先天性中耳畸形病人中，单纯听小骨畸形为最轻的先天性中耳畸形，外耳道正常，单纯的镫骨畸形多见，与外耳畸形相关性，即表现为外耳有畸形者，听小骨畸形以锤、砧骨为明显。常见畸形有：镫骨全缺如、镫骨足缺如、镫骨及镫骨肌和锥隆起缺如、镫骨底板固定、镫骨发育不良、砧骨和镫骨同时缺如、砧骨长突缺如或被纤维条索代替、砧镫关节骨质融合、砧镫关节分离、锤骨头固定、锤砧关节融合、听骨增生和骨赘等。

2. 面神经畸形

由于砧骨长突、镫骨弓和底板的外层与面神经共同起源于第二鳃弓，这些听骨的先天性畸形常伴有面神经畸形。正常颞骨可有30%以上存在先天性骨管缺损，多在鼓室段。其他常见的面神经畸形有：面神经骨管缺如、面神经自骨管膨出（脱垂）突至并遮盖前庭窗、面神经锥段向后异位而走行于前庭窗下方、南膝神经节垂直向下走行至茎乳孔、乳突段向前异位或分为两支等。

3. 蜗窗和前庭窗畸形

前庭窗缺如和圆窗缺如则甚罕见。蜗窗膜通常位于鼓岬的后外侧，其前上方有凸出的骨质遮蔽，部分病人在该部位无骨质，以致蜗窗膜完全暴露。蜗窗面积大小对听力并无明显影响。前庭窗畸形可伴有不同程度的其他中耳结构畸形，如镫骨发育不全或缺如、砧骨豆状突和锥隆起及镫骨肌缺如、砧骨长突代之以纤细的纤维索条、面神经低位以及蜗窗缺如等。

4. 先天性中耳肌畸形

镫骨肌缺如伴镫骨肌腱和锥隆起缺如、异位肌、分叉的鼓膜张肌和双重镫骨肌等。

5. 先天性咽鼓管畸形

咽鼓管畸形少见，可有咽鼓管憩室，咽鼓管狭窄或闭锁、缺如等。

6. 中耳血管畸形

镫骨动脉持续存在、颈静脉球上移突入鼓室。

（三）鉴别诊断

依据病史和体格检查以及听力学和影像学检查资料，与一些常见致聋性疾病相鉴别，如耳硬化症、颞骨成骨不全症、分泌性中耳炎、粘连性中耳炎、外伤性砧镫关节脱位、炎症或放射线引起的砧骨长突坏死、缺失等。幼儿有非进行性的传导性聋时，应怀疑中耳先天性畸形，必要时进行手术探查。

三、治疗计划

1. 治疗原则

先天性中耳畸形的处理包括恢复或提高听力，争取达到或接近正常听力水平；预防和矫治言语功能障碍；检查、医治由耳聋和言语发育障碍引起的学习能力低下，大多数病例可通过手术提高听力，对不愿手术者可使用助听器。

2. 术前准备

术前检查除上述影像学、听力学等项目以外，多数先天性中耳畸形病人的矫治手术需采用全身麻醉，故应做常规全麻的一切检查和准备。

如伴有先天性外耳畸形者，术前应详细了解和分析畸形类型和程度等，依据病人个体情况和拟施手术方案，准备好修复或重建材料，并争取 I 期进行中耳和外耳畸形矫治术。

尤其重要的是术前一定要明确内耳发育与功能状况，如内耳发育异常或未发育，则任何中耳矫治术将无临床实际意义。

3. 治疗方案

先天性中耳畸形的确切性质，在术前常难以明确。由于先天性中耳畸形的种类繁多，没有单一的、固定术式，这将要求手术医师受过良好的颞骨解剖和显微外科手术训练，并有较丰富的鼓室成形术和镫骨切除术经验，以保证手术疗效和防止发生严重的手术并发症。

鼓室探查术可发现以下异常：锤骨头或柄固定，锤、砧骨融合，砧骨与镫骨不连接或砧骨长突短于正常而借一纤维带与镫骨相连，镫骨弓缺如或只有一向前弯曲的单足，镫骨底板固定，镫骨底板中央有盖以薄膜的孔，前庭窗封闭或缺如，蜗窗缺如等。

手术原则包括：①通过镫骨切除术切口暴露鼓室，细心探查鼓室的结构和先天性中耳畸形的性质。②在正常的鼓膜和镫骨之间建立可活动的听骨链。③注意保护面神经和迷路，防止意外损伤引起面瘫和感音神经性聋。

术中应十分谨慎地暴露上鼓室及其内容（听骨链等），锤、砧骨即使融合，亦不应取出，也勿使听骨骨折或分散其联系。如锤骨头与上鼓室外壁融合，则必须在颌关节后方分离锤骨头周围组织，使其游离。对砧镫关节中断而锤骨、镫骨均正常的病人，可在分离锤砧关节后，将异常砧骨取出。用 0.6～1.0 mm 金刚石钻头在砧骨短突下端磨出可容纳镫骨头的小窝。再磨去砧骨长突，在锤砧关节面前方磨出能与锤骨颈连接成关节的骨槽。再把修整、打磨成双关节的砧骨移植于锤骨颈和镫骨头之间，做成砧骨搭桥术。

检查"两窗"和镫骨活动情况,可用探针来探查其活动度。镫骨弓缺如而底板活动者,可取出砧骨,磨去长突,把短突放在镫骨底板上,使锤砧关节面连接锤骨颈。如无可利用的砧骨,可在颞骨颧突凿取一小条致密骨质,用电钻磨成细圆柱形,外端稍粗,磨一骨槽,移植于活动的锤骨颈与镫骨底板之间,也可用人工膺复体代替自身组织。如遇镫骨底板固定,宜作镫骨切除术。

用静脉片或耳屏软骨膜覆盖前庭窗,再用修剪的镫骨头、颈和后足或自体软骨柱或骨柱(外端修成Y形)置于砧骨豆状突和前庭窗之间。也可在镫骨底板中央开一小窗,并摘除镫骨弓,再放置聚四氟乙烯—不锈钢丝人工镫骨或其他类型的人工镫骨,使其内端到达窗口,外端固定于砧骨长突。前庭窗缺如而蜗窗正常的病例,可在前庭窗部位开窗。用耳科手术电钻和小号金刚石钻头磨一小窗,再安装人工镫骨。也可对这类病人或先天性镫骨固定、同时面神经鼓室段下突、掩盖前庭窗的病例施行外半规管开窗术。若前庭窗和蜗窗均缺如,则治疗困难。

四、术后处理

(一)一般处理

(1)术后应用抗生素 2 周,以防感染。

(2)外耳道或再造的外耳道内填塞的碘仿纱条 2 周后取出。

(3)因合并外耳道狭窄或闭锁而 I 期行外耳道再造术者,术后 2 周取出碘仿纱条后,每日外耳道清洁、消毒、铺上经消毒的塑料薄膜,腔内放入干纱条,滴无耳毒性抗生素滴耳液。

(4)再造外耳道术腔干燥后,放置大小合适的硅胶扩张管。出院后先每周复查一次,1 个月后改为每 2 周复查一次,2 个月后改为每个月复查一次,至半年。

(5)合并耳郭畸形者,在行鼓室成形术同时或之后,行皮下埋置扩张水囊和耳郭再造术。

(二)并发症处理

除常见手术并发症(如局部感染、出血等)外,术中重建听骨链固定不牢,术后可发生脱位或离断,再造鼓膜亦可移位或未完全封闭再造外耳道内端,均将导致手术失败。遇此情况,需再次手术。

另一个常见并发症为面神经损伤,如术中明确面神经离断,应 I 期开放面神经管和行面神经断端吻合术或神经移植术。

同时行外耳道再造术后,随诊发现外耳道扩张管脱落时,应及时重新置入,必要时再行手术,将扩张管缝扎固定于周围组织或颞骨。

五、住院小结

(一)疗效

不伴有外耳道闭锁的单纯先天性中耳畸形,经行鼓室探查和听骨链重建或中耳成形术后,多可较好地提高或恢复听觉功能。

合并先天性外耳畸形(耳郭和外耳道畸形)者,必要时可与整形外科等协同手术,尽可能达到恢复外形和听觉功能改善。

合并先天性内耳畸形者,根据个体的具体情况,一般为手术禁忌证,如明确内耳尚有实用的听觉功能,亦可试行中耳成形术等治疗,以求进一步提高或改善听力水平。

助听器对单纯的中耳畸形所造成的传导性听力损失有良好的听力补偿作用。

(二)出院医嘱

定期检查听觉功能(纯音测听、声阻抗等),了解重建的中耳传音结构功能。

第四节 先天性内耳畸形

国际耳科学界公认耳聋患儿中,约有 50% 属遗传性;20% ~ 25% 由产前期、围生期、新生儿期或以后的环境因素,如传染病、耳毒性药物或化学物质等引起;还有 20% ~ 30% 原因不明。在遗传性聋中,常染色体隐性遗传性聋占 75%～80%，其中一半左右病例的身体其他部位还有先天性畸形而被称为各种综合征；20%～20% 属常染色体显性遗传；2% 属伴性遗传。

膜迷路来自外胚层的听泡，其与内耳的其他部分各自独立发育，因此在外、中耳先天性畸形的病人中，耳蜗可正常，病人的听力障碍属传导性聋，即使双侧外耳道完全闭锁，其尚能听到大声说话，语言发育不致完全受碍而成聋哑。反之，若外耳道先天性畸形病人伴有聋哑，则应考虑有内耳发育异常。近来临床和组织学研究结果证实内耳畸形伴中、外耳畸形者约占 30%，因此，在考虑外耳道和中耳传音结构的重建术时，对于有内耳畸形的可能性应予充分估计。

一、入院评估

（一）病史询问要点

1. 详细询问病史

以确定耳聋发生的时间是否为先天性，根据正常婴儿听力言语发育规律提示家长进行回忆，以提供诊断线索，如正常新生儿应对声响引起惊跳反射，4 个月以后应能注意及寻找声源，9～12 个月开始咿呀学语等。

2. 获取病因诊断线索

了解是否存在听力高危因素。

（1）胎儿期因素：①家族或直系亲属中有耳聋病人，特别是儿童期即发现耳聋者。②父母近亲婚配。③母亲妊娠期有病毒感染史。④母亲妊娠期有应用耳毒性药物史。⑤母亲患代谢病或内分泌病。

（2）新生儿期因素：①颅面结构异常或畸形。②血胆红素超过 34μmol/L（20 mg%）。③出生体重低于 1 500 g。④Apgar 评分 5 分钟低于 5。⑤NICU 监护史。

（二）体格检查要点

耳科及全身检查，确定有无伴发先天性外耳或中耳畸形或智力发育障碍。确诊先天性内耳畸形需行进一步影像学检查和听力学检查等。

（三）分析门诊资料

先天性内耳畸形所致感音神经性聋如为单侧或较轻的耳聋常不易早期发现，双侧极度听力损失的早期发现至关重要。家长、初级医疗保健网医生及保教人员常最早发现患儿存在听力问题，而要求进一步确诊。

先天性内耳畸形所致感音神经性聋的特点为：①耳聋程度多严重，若不经听力—言语康复训练多为聋哑症。单耳发病多在学龄以后才被察知。耳聋程度较轻的，即使智力正常，会话成熟也迟。②通常无眩晕或平衡失调，非传导性聋型则外耳道和鼓膜正常。

（四）继续检查项目

1. 听力学检查

可根据患儿年龄及设备条件选择适当测试方法，如行为测听、条件反射强化测听、游戏测听、纯音测听等，声导抗测试、听性诱发电位测试，以及耳声发射等测试，均可获得客观有价值的听力资料。

（1）纯音测听：感音神经性聋多为高频区下降，也可呈平坦型或槽型听力曲线。

（2）客观测听：ABR 用于小儿测听，以推断听阈，鉴别传导性听力损失与感音神经性听力损失，鼓室声顺图用于测试和判断传导性听力损失。OAE（包括 TEOAE、DPOAE 等）可用于新生儿听力筛查和早期发现先天性内耳畸形所致的感音性听力损失。

2. 耳影像学检查

X 线平片对内耳畸形难于诊断，多轨迹体层摄片曾对内耳畸形的诊断起过一定的作用。CT 应用以来，内耳畸形的影像诊断水平有了很大提高，多轨迹体层摄片已基本不再使用。CT 所能显示的内耳畸形都是骨质改变，无骨质改变者 CT 则无法发现。MRI 应用以来，由于能显示膜迷路影像，对内耳畸形又能提供新的信息，扩大了影像诊断的范围。CT 和 MRI 扫描可确定有无内耳耳蜗及前庭或内耳道畸形及其畸形的类型和程度等。

3. 心理学分析

可查明会话不能或延迟属智力问题，还是听觉障碍之故，或二者兼有。

二、病情分析

（一）诊断

根据上述病史、体格检查，尤其是听力学和耳影像学检查结果，可明确诊断先天性内耳畸形及其畸形的类型和程度等。

（二）临床类型

由先天性内耳发育畸形导致先天性感音神经性聋有四种基本病理类型：

1. Michel 型（内耳不育性聋）

此型最严重，属常染色体显性遗传，可为单侧或双侧内耳完全性发育缺陷，甚至伴蜗神经缺如，镫骨和镫骨肌腱缺如。

在颞骨岩部内可能有空隙，但不像内耳结构。有些病例的颞骨岩部也未发育或发育不全。这类患儿的外耳和中耳可能正常。尚可伴其他畸形、智力低下等，多见于母亲妊娠期致聋，如服用致畸药物 Thalidomide（反应停）等。颞骨高分辨率 CT 示无耳蜗形态，即无内耳结构形成，有助于本型的诊断，但难与骨化性迷路炎鉴别。常见的前庭畸形是前庭腔扩大。正常前庭最大横径多不超过 3.2 mm，超过 3.2 mm 加上有先天性感音神经性聋即为前庭扩大畸形，耳蜗可无异常。正常前庭与内耳道间有内耳道底相隔。在 CT 上内耳道底呈薄骨板状，内耳道内脑脊液不能进入前庭。如内耳道底骨质缺损，则前庭与内耳道相通，脑脊液可进入前庭，并可通过前庭窗进入鼓室，再通过咽鼓管进入鼻咽腔，形成脑脊液鼻漏，是为内耳畸形临床表现之一。

2. Mondini 型（内耳发育不全性聋）

骨、膜迷路发育不良，属常染色体显性遗传。耳蜗扁平，仅有一单曲小管，蜗管只有 1.5 圈或耳蜗平坦仅有底回，也可无耳蜗或仅为一未分化囊泡，前庭器和蜗神经及中耳可有发育障碍，螺旋器（Corti 器）消失或仅现一堆扁平的未分化细胞。常有内淋巴管、内淋巴囊扩大和椭圆囊内淋巴瓣膜缺陷伴有前庭膜塌陷，耳蜗水管（耳蜗小管）不通。

可能还有前庭窗和圆窗缺如，以及中耳的其他结构未发育。常伴发脑脊液耳、鼻漏，其所致外淋巴瘘主要在前庭窗或其附近、镫骨底板及蜗窗部位。颞骨 CT 扫描可发现此型，显示耳蜗发育小及形状异常，内腔无扩大，螺旋不及 2 周；耳蜗大小正常，但其中间隔不全或缺如，呈空蜗状；耳蜗与前庭共腔，无内在结构，共腔可呈圆形或小提琴状。本病患儿可在儿童时期或成年早期发现感音神经性聋。听功能范围从重度聋到正常听力。这类重度感音神经性聋的患儿可能有一些残存听力，宜佩戴助听器。

3. Scheibe 型（蜗管球囊发育不全性聋）

耳蜗种系发育较晚的部分畸形，仅内耳的下部结构即球囊和蜗管发育障碍，血管纹增生，Reissner 膜常瘪塌，且多与血管纹和螺旋器遗迹相贴，螺旋器支持构造崩塌异常，毛细胞稀少或消失。骨迷路、椭圆囊及半规管发育正常，为最常见的一型，多为常染色体隐性遗传。听力曲线图可在低频部分显示残存听力，佩戴助听器可能有好处。

4. Alexander 型（蜗管发育不全性聋）

属常染色体显性遗传性聋。特点是蜗管发育不良，底回螺旋器及邻近螺旋神经节细胞最多受累，致高频听力损失。本型患儿仍有低频听力，佩戴助听器应当受益。

内耳发育障碍伴有身体其他部位的遗传性畸形而被各国学者报告和命名为多种综合征，现已有 70 多种先天性感音神经性聋综合征被分类报道，常见的遗传性聋综合征有：

（1）Waardenburg 综合征（额部白化、鼻根增宽和耳聋综合征）：常染色体显性遗传病。特征为：①内眦外移，同时泪点发育障碍，睑裂短。②鼻根扁平而宽。③眉毛过多。④额上有一束头发变白。⑤虹膜部分或全部异常。⑥完全性或极重度感音神经性聋，后半规管缺如。

（2）Pendred 综合征（甲状腺肿耳聋综合征）：常染色体隐性遗传，常为双侧对称耳聋，高频听力损失重。甲状腺肿通常在出生数年后出现。颞骨多轨迹体层相或高分辨率 CT 显示内耳呈 Mondini 型畸形。

（3）Usher 综合征（视网膜色素变性、耳聋综合征）：常染色体隐性遗传，本型特点：①重度或中度先天性感音神经性聋。②进行性视网膜色素变性、夜盲、管窥视力和白内障。③前庭功能障碍。④智力发育障碍、精神紊乱。⑤脊髓小脑性共济失调和眼震。⑥视网膜电图可查出眼底镜检查尚未发现的电生理改变。

（4）Jervell 和 IAnge-Nielson 综合征（耳聋、心电图异常综合征）：常染色体隐性遗传，主要特点：双侧重度先天性感音神经性聋、心电图 Q-T 间期延长以及 Stokes-Adams 晕厥。患儿听力损失以高频最严重，伴心电图异常和晕厥发作。

5. Trisomy 综合征（三体综合征）

细胞遗传学疾病，染色体的分布或结构变异而改变基因的平衡，影响胎儿发育。

（1）三体 13～15（D）综合征临床表现为：小头畸形，唇裂或腭裂，耳轮畸形，低位耳郭，外耳道或中耳缺如，镫骨畸形，面神经异位，内耳改变多数和 Mondini 型相似，少数的耳蜗为 Scheibe 型畸形，以及严重的心脏或其他内脏畸形。患儿多在出生后不久即死亡，很少活过 1 岁。

（2）三体 18（E）综合征：多发性畸形如成骨缓慢、智力迟钝、耳郭低位和畸形、下颌小以及指（趾）、胸骨柄、心、肾等畸形。中耳畸形涉及听骨、锥隆起、耳内肌和韧带，面神经及鼓索神经的径路亦异常。内耳半规管和壶腹嵴缺损，椭圆囊内层上皮皱襞变短，蜗轴发育不良，耳蜗的隔膜缺损，螺旋神经节细胞减少或缺如，患儿常于婴儿期夭亡。

6. TreacherCollins 综合征（家族性颌面发育不全综合征）

作为 TreacherCollins 综合征唯一的内耳变异，单独的外半规管扩张是最常见的内耳畸形，是涉及头颈部畸形的 8 种第一鳃弓综合征的一种。表现下睑切迹，上、下颌骨发育不全，下睑内侧部睫毛发育不良，外眦下垂使睑裂呈斜形，眼小，耳部畸形，外耳道闭锁或听小骨缺如和耳聋，统称为颌面部不全。本症为常染色体显性遗传，不少环境因素（孕早期维生素 A、B_2 缺乏，放疗，服用反应停、奎宁等药物）均可致类似畸形。若耳蜗正常，但同时合并前庭扩大，则与外淋巴积水有关，这种病例的内耳道外侧端亦可扩大，有发生镫骨井喷的危险。

至于通道是经耳蜗小管或内耳道不能确定，二者之一或同时受累皆可能，仔细观察蜗轴的螺旋以除外耳蜗的异常。蜗轴的轻微缺失一定有感音神经性聋。

7. Morris 综合征（耳聋、皮肤角化综合征）

特点为：先天性聋，全身皮肤过度角化，并可发展为棘状角质突起。发稀少，甚至缺如，皮肤干而粗糙。内耳变性，盖膜卷缩成圆或长圆形，外罩一层单细胞层。球囊壁塌陷在变性的球囊斑上。螺旋器有散在性变性。

8. 大前庭水管综合征（LVAS）

为 Valvassori &. Clemis 首先报道和命名。绝大多数两耳受累。多在幼儿期发现听力障碍，为后天性、渐进性，但也有波动性听力障碍者。为感音神经性听力损失或混合性听力损失，听力变化范围从正常到极重度聋，轻度头外伤往往使听力损失加重。可有前庭症状（眩晕、共济失调、平衡障碍），部分病人有耳鸣、耳内胀满感。可能为常染色体隐性遗传或伴显性遗传。颞骨高分辨率 CT 轴位扫描在前庭小管外口与后、上半规管总脚联线的中点测量前庭水管直径，正常为 0.4～1.0 mm，超过 2 mm、又无其他内耳畸形，即可确诊为 LVAS。本病 CT 还可显示扩大的前庭水管腔可达前庭或深达总脚旁；开口虽不大，但其他段扩大，内径大于开口。MRI 可显示扩大的前庭小管含液管腔和扩大的内淋巴囊。

9. 内耳道畸形

正常内耳道宽度为 4～6 mm，此宽度以上如临床无症状，亦不能诊断为异常，可属正常变异。内耳道宽度 3 mm 以下需考虑为狭窄，常影响蜗神经或面神经发育。

10. 前庭蜗神经发育不良

可为耳聋的原因之一，需 MRI 诊断。正常人 MRI 可显示面神经、蜗神经及前庭神经。前庭蜗神经发育不全者，多有内耳道严重狭窄，但少数可呈迷路及内耳道正常。人工耳蜗植入术前应行 MRI 检查，除外蜗神经发育不全。MRI 用梯度回波（3DFT-CISS）。如 MRI 提示前庭蜗神经缺如，则不能行人工耳蜗植入，需改行人工耳蜗脑干植入等。还有一种畸形，即迷路全部扩张及发育不良，合并逐渐变细的内耳道，这种情况发生自发性脑脊液漏的风险极大，并且表现为无耳蜗功能。

三、治疗计划

（一）治疗原则

先天性内耳畸形所致的先天性感音神经性聋病变为不可逆性，无有效药物或手术矫治方法，关键在于对婴幼儿的听力要早期（新生儿期）进行筛查；对通不过听力筛查的婴儿应在 3 个月龄内进入诊断程序；对确诊为听力损失的婴儿应在 6 个月龄内进行干预。

（二）预防

先天性内耳畸形致先天性感音神经性聋如为遗传性者，应根据临床遗传学家系分析，对携带有耳聋遗传基因父母做好计划生育宣传，进行遗传咨询。

亲代 Rh 因子检查，易感母亲脱敏和产后婴儿换血。非遗传性者则应注意母亲妊娠及围生期和新生儿期保健，避免妊娠早期风疹和使用耳毒性药物等，减少先天性聋儿的发病率。

（三）术前准备

拟行人工耳蜗植入的患儿，除行全身麻醉和手术所要求的常规检查外，应行颞骨 CT 和 MRI 扫描检查，了解内耳发育情况。

（四）治疗方案

1. 及早发现和干预

先天性内耳畸形所致先天性聋患儿应做到早期发现、早期诊断和早期干预。

2. 选配助听器

聋儿无论年龄大小，一旦被发现确诊，有残余听力者应尽早佩戴助听器，进行听力-言语康复训练，6 个月龄开始言语发育并进入飞跃阶段，3~4 岁言语发育基本完成。因此，婴儿早期开始使用助听器对言语发育非常关键。LVAS 病人处理亦是佩戴助听器和嘱咐防止头部外伤，不主张做内淋巴囊手术。

3. 人工耳蜗植入手术

对无严重内耳结构发育异常、使用助听器效果不理想的重度感音神经性聋儿，可作为人工耳蜗植入的候选者，一般在 1 岁半左右施行手术，对严重的先天性内耳畸形所致先天性聋仍存在植入技术、术后听力-言语康复工作以及高昂手术费用等的限制，目前尚未能广泛开展。

4. 药物治疗

大前庭水管综合征的患儿，其听力常呈波动性。在其听力恶化期内可早期使用糖皮质激素、能量合剂和（或）脱水剂，有助于听力回复。

5. 康复和教育

①有残余听力儿童可佩戴助听器后，进行听力-言语训练。②人工耳蜗术后的康复。③读唇（唇读）教育。④手语教育。⑤耐心向聋儿父母解释，要求他们配合执行康复计划。

四、术后处理

（一）一般处理

行佩戴助听器或人工耳蜗植入术后，需进一步进行听力康复和言语训练，尽量提高其言语感受和分辨能力。

（二）并发症处理

术前进行适当的检查和准备，以及手术医师具备必要的应用解剖知识和手术操作技术，极少发生并发症。可能发生的并发症有面神经损伤、硬脑膜暴露、人工耳蜗电极安置不当等,可根据具体情况进行适当处理。

五、住院小结

(一)疗效

由于先天性内耳畸形的类型和程度差异极大,疗效各异。听力障碍较轻者,可通过佩戴适当的助听器而获得良好的效果。行人工耳蜗植入者,术后的听力和言语康复训练极其重要,并在很大程度上影响治疗效果。

(二)出院医嘱

能够佩戴助听器的病人,间隔一定时期应进行听力学检查和助听器参数调整,必要时应重新选配助听器;人工耳蜗植入术后病人,应定期进行调试,并进入相应的听力及言语康复训练机构,进行必要的康复训练。

第五节 先天性耳聋

先天性耳聋是出生时或出生后不久就已存在的听力障碍,在新生儿的发生率为 1/(1 000 ~ 2 000)。

按病因分为两类:①遗传性聋,是由双亲共同的隐性致聋基因传给子代引起的耳聋,其发生率在先天性耳聋中高于 75%。②非遗传性聋,约占先天性耳聋的 20%。母亲在妊娠早期患风疹、腮腺炎、流感等病毒感染性疾患或梅毒、糖尿病、肾炎、败血症、克汀病等全身疾病,或大量应用耳毒性药物(如链霉素、庆大霉素等)可使胎儿耳聋,分娩时难产、产伤可致胎儿缺氧窒息,也可致聋。

一、诊断

(1)患者多在出生时或出生后不久存在耳聋。

(2)患者亲代或家族中有先天性耳聋患者,或患儿母亲在孕期有感染史或使用耳毒性药物史,在生产时有早产或难产史或有窒息缺氧史。

(3)听功能检查示感音神经性聋,听力损失依病变部位可为高频、低频或两者均损失。

(4)耳部 CT 扫描示内耳发育畸形:耳蜗顶周及中周缺如或底周发育不全;或蜗管、球囊发育不全。

(5)伴有其他系统异常:如 Usher 综合征表现为耳聋与眼部异常并存,多为重度耳聋,眼底检查示视网膜色素变性,90% 患儿在 10 岁以前出现夜盲。耳聋伴有甲状腺异常称为 Pendred 综合征,患儿甲状腺弥漫性肿大,于 8 岁左右表现明显。耳聋伴有色素异常称为 Waardenburg 综合征,患者表现为耳聋、额部白发、局部皮肤白斑。耳聋伴有各种结缔组织异常称 Hllrter 综合征,患者呈侏儒型。耳聋伴骨骼发育异常、成骨不全称 vanderHoever 综合征,为双耳进行性传导性聋,青春期发病,巩膜呈蓝色,易发生无痛性骨折。

(6)染色体及基因检查异常:如连接蛋白 26 基因突变。

二、治疗

先天性耳聋早期应以耳声发射(DPOAE、TEOAE)、听觉脑干反应测听(ABR)及声阻抗对婴幼儿行听力筛选。如有残余听力,可尽早选配大功率助听器,使患儿及时得到听力及语言训练。对于深度和极重度聋的患儿或患者,若助听器佩戴效果不好,可及时行电子耳蜗移植。

第五章 耳部创伤

第一节 耳郭外伤

耳郭外伤是外耳创伤中的常见病,原因有机械性挫伤、锐器或钝器所致撕裂伤、冻伤等。前两种多见,可伴发邻近组织的创伤。

一、临床表现

早期多为血肿、出血、耳郭断裂。大出血常见于耳郭前面的颞浅动脉和耳郭后面的耳后动脉受损。血肿常见于皮下或软骨膜下,呈紫红色半圆形隆起,面积大小不同,处理不及时可形成机化致耳郭增厚,破损之处或大面积血肿易发生感染、软骨坏死,后期多为耳郭缺损或畸形。

二、治疗

治疗原则:及时清创止血,预防和控制感染,尽可能保留组织以免形成畸形。当耳郭形成血肿时,应早期行抽吸治疗,大面积血肿应尽早手术切开清除积血,清除凝血块后,局部加压包扎一周。缝合时应准确对位,缝合时不应贯穿软骨,缝线采用无损伤性缝线更佳。局部已感染者,伤口处可用生理盐水稀释后的青霉素液、1% 过氧化氢清洗后再对位缝合。伴软骨暴露者,要植皮或以就近带蒂皮瓣缝合软骨膜和皮肤。耳郭已完全离断者,可将断耳以消毒生理盐水洗净后,用抗生素溶液浸泡 15 min,并用肝素将其动脉冲洗后对位缝合行断耳再植,但断耳离体时间一般不要超过 24 h。

第二节 鼓膜外伤

鼓膜外伤常指外伤性鼓膜穿孔,可因直接或间接的外力作用所致,分为器械伤(如用火柴杆、毛线针等挖耳刺伤鼓膜,或矿渣火花等戳伤或烧伤)及气压伤(如用力擤鼻和屏气、掌击耳部、爆破、炮震、燃放鞭炮、高台跳水等)。颞骨骨折累及鼓膜、外耳道异物等也可引起鼓膜外伤。

一、临床表现

1. 鼓膜破裂

突然出现不同程度的耳痛、耳出血、听力减退、耳鸣和耳闭塞感。患者擤鼻时可感觉耳内有气体溢出,可伴有眩晕、恶心或混合性聋。

2. 耳镜检查

可见鼓膜呈裂隙状穿孔,穿孔边缘有少量血迹,外耳道有时可见血迹或血痂。直接外伤一般引起鼓膜后下方穿孔,间接外伤引起者多位于鼓膜前下方。若有清水样液体流出,示有脑脊液耳漏。

3. 听力学检查

示耳聋属传导性，如伴有迷路损伤，则为混合性，程度轻重不一。

二、诊断及鉴别诊断

根据病史、上述症状及体征，诊断不难。若疑有颞骨骨折、脑脊液耳漏时，应做颞骨CT检查以明确。

三、治疗

（1）外伤性鼓膜穿孔的早期处理原则为干耳疗法，预防感染。用75%乙醇液消毒外耳道皮肤，取出外耳道内耵聍或异物，附着于鼓膜上的未感染血块可不取出。以乙醇再次消毒外耳道后，外耳道口轻塞消毒棉球。禁做外耳道冲洗或耳内滴药，嘱伤者勿用力擤鼻，必要时将鼻涕吸至咽部吐出。并避免感冒。全身应用抗生素预防感染，酌情使用破伤风抗毒素。小的穿孔多于3～4周内自行愈合。

（2）如外伤后3～4周鼓膜穿孔仍未愈合，可贴补棉片促进愈合。方法为以小镰刀搔刮穿孔边缘形成新鲜创面，以复方尿素棉片贴补于鼓膜表面，每周一次，至愈合为止。

（3）经贴补穿孔仍未愈合或穿孔较大者，可行鼓膜修补术。

第三节　颞骨骨折

颞骨骨折常是颅脑外伤的一部分，占颅骨骨折的15%～18%，可单发或并发其他颅脑外伤，颞骨岩部、鳞部和乳突部中以岩部骨折最常见，各部可单独也可同时骨折。因多为颅脑外伤的一部分，急性期多至脑外科诊治，耳鼻咽喉科的检查和诊治必须在全身情况允许时进行。

一、入院评估

（一）病史询问要点

颞骨骨折病人入院时多有意识障碍，因此无法向病人直接询问，可向陪同的知情人或亲属了解情况。询问要点：①受伤的准确时间。②受伤时的体位，尤应注意头位。③受伤部位。④受伤后意识状态的改变。⑤受伤后做过哪些处置，用过哪些药物。⑥受伤后伤处是否有伤口，出血量多少，除伤口外是否有耳出血或口鼻出血。⑦是否有眩晕、听力下降或耳鸣。⑧病人的既往史。

（二）体格检查要点

检查要迅速、准确，不可过多搬动头部。

1. 全身检查

①检查基本生命体征：呼吸、脉搏、体温及血压。②检查神志是否清楚、精神状态如何。③瞳孔检查：瞳孔是否等大等圆，有无散大，光反射是否存在。④头颅检查：注意有无开放性伤口，伤口的大小、深度，是否仍有活动性出血，耳、鼻、口是否有出血，是否有脑脊液样液体流出。⑤有意识障碍的病人注意是否有合并伤的存在。⑥全身情况检查：生理反射是否存在，病理反射能否引出，有无全身其他部位的损伤。

2. 专科检查

①检查外耳道皮肤是否有撕裂，有无骨壁塌陷。②外耳道有无出血，是否出血不止。③鼓膜是否有外伤性穿孔，若无穿孔注意有无血鼓室（鼓膜呈蓝色）。④听力检查：必须在病人的身体条件允许的情况下进行，包括纯音测听、声导抗、ABR，以检测听力是否有下降、听力下降的性质（传音性、感音神经性或混合性）。⑤有无面瘫，是否为周围性面瘫，将面瘫初步定位。

（三）特殊检查

1. 头颅、乳突高分辨率CT

可确定骨折线的走行，听骨链是否损伤及面神经损伤的部位。

2. 头颅MRI

可确定颅脑损伤的范围，颅内出血的情况。

3. 头颅 X 线摄片

一般用于无 CT 拍摄的情况，X 线片阴性不能排除骨折。

4. 前庭功能检测

用于伴有眩晕的病人，骨折类型不同，检测结果也不同。

（四）门诊资料分析

根据门诊资料，可将病人分为四类：一类是病情危重，需立即手术、抢救的病人；第二类是病情不稳定，需在严密监护下先行非手术治疗的病人；第三类是需要处理骨折，进行手术的病人；第四类是不需手术，只要保守治疗的病人。

二、病情分析

（一）诊断

根据病史、体格检查、CT 及 MRI 结果，诊断不难做出，需注意其合并颅脑外伤的诊断。

（二）临床类型

根据骨折线与颞骨岩部长轴的关系分为纵行骨折、横行骨折及混合型骨折。

1. 纵行骨折

最多见，占 70%～80%。部分病人可累及双侧，骨折可经过听骨链，造成听小骨的骨折；鼓室盖（又称鼓室天盖）骨折，脑膜和鼓膜撕裂而发生脑脊液耳漏。纵行骨折主要损害中耳、鼓室盖、鼓膜和外耳道皮肤、面神经水平段和垂直段，一般不伤及内耳骨迷路。临床表现为：①外耳道流血或血性脑脊液。②外耳道后上壁骨折，乳突水肿，皮下瘀血。③鼓膜不规则穿孔，可见血性脑脊液流出。④传音性耳聋或混合性耳聋为多，亦有听力正常者或感音性聋，听力损失多可恢复。⑤声导抗示镫骨肌反射消失。⑥前庭功能检测多为正常或轻度减退。⑦面神经瘫痪：发生率约 15%，损伤较轻，预后好。

2. 横行骨折

约占 20%，骨折线经过骨迷路，造成耳蜗、前庭受损，面神经损伤。临床表现为：①外耳道及鼓膜完整，外耳道无出血，可见血鼓室（蓝鼓膜）。②严重感音神经性耳聋，为永久性的。③严重眩晕，且伴自发性眼震，持续时间因损伤程度长短不一。④周围性面瘫，占 50%，常为永久性面瘫。

3. 混合性骨折

少见。多见于头颅多发性骨折，外耳、中耳、内耳均有损伤。

三、治疗计划

（一）治疗原则

因常合并颅脑损伤，故首先以脑外科治疗为主。

（1）维持呼吸道通畅，维护循环功能。

（2）控制出血，抗休克治疗，脱水，维持电解质平衡，必要时输血治疗。

（3）严密观察病情变化，注意生命体征。

（4）严格控制及预防感染。

（5）病情稳定后再行耳科治疗。

（二）术前准备

（1）控制、稳定病情。

（2）做好全身麻醉的准备。

（3）向病人或家属交代术中、术后可能出现的情况并签字同意。

（4）耳周备皮。

（三）治疗方案

1. 脑外科治疗

请脑外科医师会诊。

2. 耳科治疗

①全身应用抗生素，注意选择可透过血脑屏障的抗生素。②严格消毒下清理外耳道积血及污物，耳内不得滴药，不得冲洗耳道。③不可行外耳道填塞，以防细菌由中耳逆行进入颅内，引起颅内感染。④若外耳道出血严重，无法控制，在大剂量抗生素的保护下，可行碘仿纱条填塞。

3. 听力损失的治疗

横行骨折引起的感音神经性聋（多为全聋）多为永久性的，无特效治疗；纵行骨折引起的传音性耳聋，在病情稳定、全身条件允许的情况下可手术探查，听骨损伤需行听骨链整复，单纯鼓膜穿孔行鼓膜成形术，以求恢复听力。

4. 眩晕

时间长短不一，最后多可恢复，只需一般保守治疗，控制症状即可。

5. 面瘫

①应用糖皮质激素减轻面神经水肿，神经营养药促进神经功能恢复。②经 2～6 周保守治疗无效后，行面神经探查，减压或修复手术，但亦有人主张面瘫后 6 日即进行探查手术，而病人多合并颅脑损伤，伤后 6 日身体状况多不宜行探查手术。③手术前需行面神经定位诊断，以确定手术径路。

四、术后处理

1. 体位

头部抬高 15°～30°。

2. 输液

抗生素局部预防感染，糖皮质激素减轻水肿。

3. 伤口换药

同一般耳科手术。

五、住院小结

（一）疗效

神志清楚、听力恢复、眩晕消失、面瘫恢复、耳漏停止为完全治愈。但部分病人听力可不恢复，并有永久性面瘫等后遗症，多见于颞骨横行骨折的病人。

（二）出院医嘱

（1）随访 3～6 个月。

（2）面瘫病人术后 3 个月需进行面部肌肉功能锻炼，促进面神经尽早恢复功能。

第四节　脑脊液耳漏

脑脊液通过颅骨外伤骨折、缺损流入颞骨气化部分，再经外耳道流出称为脑脊液耳漏；经咽鼓管流入鼻咽部，由鼻孔流出者称为脑脊液耳鼻漏。在颅底骨折的病例中，30% 以上有脑脊液耳漏。脑脊液耳漏多见于颞骨骨折、肿瘤、感染和先天性畸形。

一、入院评估

（一）病史询问要点

（1）了解颅脑外伤史：如是急诊，由于病人多有意识障碍，在询问病史时，还应向护送的亲属及了解伤情的护送者详细询问受伤前后的情况。注意询问：①受伤时间。②受伤当时的体位，尤其是头部的位置。③致伤原因及方式。④受伤后意识状态的改变。⑤受伤后头颅有无伤口，伤口的大小、深浅，出血多少，是否被污染。⑥受伤后外耳道是否有血性液体流出，量的多少，是否为持续性。⑦受伤后是否有鼻出血，口腔出血，是否出血不止，是否进行过止血处理。⑧受伤到就诊这段时间里对病人做过哪些处置，用过哪些药物。

（2）是否做过耳部手术，包括中耳乳突手术、经迷路进入的内耳及颅内手术、颞骨切除术等。

（3）是否患有胆脂瘤型中耳炎。

（4）是否患有颅内外肿瘤，如脑膜瘤、颈静脉球体瘤、中耳癌、上皮癌及肉瘤等。

（5）近期是否因头颈部恶性肿瘤进行过或正在进行放射治疗。

（6）局部症状：①是否有透明液体自外耳道流出，如为脑外伤初期可为血性，或经鼻腔、鼻咽部有透明液体流出。②流出液体是持续性的还是间歇性的，流量的多少，是否与头位、用力有关。③是否有头痛、头昏，头痛的性质，与体位是否有关。④是否有恶心、呕吐、发热、神志改变。⑤是否有耳聋、耳鸣、面瘫及其他脑神经病变的表现。

（二）体格检查要点

1. 颅脑外伤

病人要注意检查：①基本生命体征如呼吸、脉搏、体温和血压。②神志、精神状态。③瞳孔大小、是否相等，对光反射是否存在。④头颅伤口的情况，受伤的部位。⑤生理反射是否存在，病理反射有无引出。⑥耳鼻口是否出血或血性液体流出。

2. 耳部检查

首先在严格消毒下将外耳道清理干净，勿冲洗。检查：①外耳道有无破溃、塌陷、肉芽、息肉或瘘管。②鼓膜有无穿孔，有穿孔者注意是否有透明液体或血性液体不断流出，如无穿孔注意鼓膜颜色是否是蓝色（鼓室积血）或淡红色（鼓室积液）。

3. 鼻咽部检查

用于脑脊液耳鼻漏鼓膜完整者，咽鼓管咽口是否有水肿、有无伪膜生长，是否见清水样液体流出。

4. 液体检查

①吸水纸试验：用于血性液体鉴定，检查有无红晕，如有则为脑脊液。②糖定性试验：需新鲜标本，液体中含糖为脑脊液。③试纸法：将液体滴在过氧化酶试纸上，试纸变蓝色为脑脊液。④转铁蛋白的特异性免疫试验阳性。

（三）特殊检查

1. 头颅 CT 及 MRI

对于确定颅脑损伤的部位、范围及严重程度有诊断意义，内耳高分辨率 CT 对先天性脑脊液耳漏及中耳炎有诊断意义。

2. 瘘管定位检查

5% 荧光素或 0.8% 靛胭脂核素钠锝腰穿注入椎管后 CT 扫描用来对硬脑膜瘘管定位。

3. X线

现用于无条件行 CT 或 MRI 检查的情况下。颅内积气处即为瘘管处，但外伤骨折当时不宜摄片。

（四）门诊资料分析

根据门诊资料确定脑脊液耳漏的部位及大小，以帮助确定治疗方案，是否需手术治疗以及手术方案。

二、病情分析

（一）诊断

根据病史、体检及实验室检查即可明确诊断。

（二）鉴别诊断

1. 脑脊液鼻漏

易与脑脊液耳鼻漏混淆：①病史不同。②鼓膜穿刺无液体抽出。③声导抗检查正常。④腰穿行瘘管定位检查时注入颜料后检查鼓室内无紫色。

2. 分泌性中耳炎

鼓膜穿刺抽出的液体量少，为淡黄色，稍黏稠；脑脊液量多，一般在 2 mL 以上，清水样无色透明，抽出的液体化验检查即可确诊。

三、治疗计划

(一)治疗原则

脑脊液耳漏确诊后一般先行非手术治疗，保守治疗无效后再行手术。如患有脑膜炎，必须待脑膜炎控制后方可手术修补瘘口。

(二)术前准备

(1) 了解病因和病情，确定瘘管位置，制订手术方案。

(2) 静脉给予大剂量可通过血脑屏障的广谱抗生素，有脑部受压症状者需先行处理之。

(3) 向病人及家属交代术中、术后可能出现的并发症并签字同意。

(4) 剃头，头皮脱脂。

(三)治疗方案

1. 非手术治疗

①头高位（床头抬高 15°～30°）或半卧位，不可侧卧。②不可擤鼻，避免打喷嚏及咳嗽，防止便秘。③保持外耳道清清通畅，禁止耳内滴药及外耳道冲洗，禁止填塞外耳道。④耳甲腔放置棉花或敷料并经常更换，密切观察脑脊液流速及流量。⑤抗生素控制感染，注意使用可通过血脑屏障的抗生素。⑥有颅内压增高者限制输液并给予脱水剂治疗。⑦低颅压者补充水解蛋白及葡萄糖液。⑧病程较长或较重的病人，应使用调节脑代谢药物（ATP、辅酶 A 等），适当补充电解质以防止电解质紊乱。经上述治疗，多数病例可治愈。

2. 手术治疗

外伤性脑脊液耳漏或迷路手术致脑脊液耳漏的病人经过 1～3 周保守治疗无效，可行手术治疗；其他原因所致脑脊液耳漏的病人应尽早手术。手术需在全身麻醉下进行，手术方式需根据致病原因不同而不同。

处理原则：①颞骨骨折：待病情稳定后方可进行手术，需开颅探查，此项手术由神经外科医师进行。②乳突手术引起者：重新打开乳突腔，找到硬脑膜瘘口处进行修补，采用颞肌筋膜覆盖、带蒂颞肌瓣或脂肪填塞，涂上生物胶，外面再填塞碘仿纱条，如果瘘口较大，手术失败，则仍需开颅手术修补。③镫骨手术：将镫骨复位或人工镫骨覆盖前庭窗，镫骨底板开窗者筋膜覆盖窗口。④化脓性中耳炎：乳突根治术，彻底清除胆脂瘤及肉芽组织，找到瘘口，颞肌筋膜覆盖，涂以生物胶，再以碘仿纱条填塞术腔。⑤先天性自发性脑脊液耳漏：听力尚好者，将瘘口边缘黏膜刮出创面，颞肌筋膜覆盖，听力已丧失者，将中耳腔内容全部刮除，再将肌肉组织填塞于鼓室内，然后覆盖颞肌筋膜，最后外耳道皮瓣覆盖，此手术为中耳封闭术。

四、术后处理

(一)一般处理

1. 严密观察病情

注意生命体征，随时注意病情变化。

2. 体位

未清醒时平卧位，头偏向一侧，患侧向上；病人清醒后，床头抬高 30°，绝对卧床 2 周，避免任何使颅内压增高的行为，防止便秘。

3. 饮食

术后当日禁食，次日起流质，逐步过渡到软食。

(二)合理用药

静脉给予广谱抗生素、止血剂，烦躁不安者可给予镇静剂。

（三）伤口

敷料如潮湿随时更换，外耳道填塞的纱条 14 日后逐步取出，动作忌粗暴。

五、住院小结

（一）疗效

治愈：耳漏停止。

好转：耳漏明显减少，2~3个月后上皮长好后多可愈合。

无效：耳漏无减少甚至更多，需开颅手术再次修补。

（二）出院医嘱

（1）出院后至少随访半年。

（2）注意外耳道保持清洁，出院后每周复诊，清理外耳道及术腔，促使早日上皮化。

（3）半年内勿做重体力劳动；耳漏若复发随时就诊。

第六章 耳聋

第一节 遗传性聋

遗传性聋（hereditary deafness）的病理基础是：由来自亲代的致聋基因，或新发生的突变致聋基因所导致的耳部发育异常，或代谢障碍，以致出现听功能不良。遗传性聋既有因外耳、中耳发育畸形引起的传导性聋，亦有因内耳发育不全等所致之感音神经性聋，其中，感音神经性聋在遗传性耳聋中占有重要的位置。Resender 等估计，在先天性聋中大约 50% 是由遗传因素引起的。在欧美国家，儿童的遗传性感音神经性聋的发病率为 1：2 000～1：6 000。在成人，遗传性感音神经性聋至少占这种耳聋总数的 20%。近数十年来，随着分子生物学，遗传学和医学遗传学的迅速发展，遗传性聋的基因研究已经有了长足的进步，取得了不少成果。目前发现，人类基因组中有 200 个基因与耳聋的关系密切。在综合征性耳聋中，已经定位的与耳聋相关的基因约为 100 个，其中 60 多个已被克隆；在非综合征性耳聋中，已定位的基因也约有 100 个。

一、分类

1. 按遗传方式的分类

遗传性聋大多通过核基因遗传，少数与线粒体基因有关。遗传基因位于常染色体上者称常染色体遗传；位于性染色体上则称性连锁遗传。无论是常染色体遗传或性连锁遗传，均可分为显性遗传和隐性遗传 2 种。

（1）常染色体显性遗传（autosomal dominant inheritance）（DFNA）：凡遗传基因位于常染色体上，并由显性基因控制的遗传，其传递方式称常染色体显性遗传。如双亲之一是杂合子，子女中约有 1/2 是发病个体，另 1/2 则完全正常，且不遗传。在有些杂合子，可能由于受到修饰基因等因素的影响，其有关疾病的症状可以不表现出来或表现程度有差异，从而出现不完全的外显率，尽管如此，但其后代的发病机会仍为 1/2。目前认为在遗传性聋中，由这种遗传方式传递的非综合征性占 10%～20%，耳聋大多表现为出生后才发生的进行性听力下降，且以高频下降型为主，少数伴有眩晕。其中已有不少已经定位和（或）克隆。

（2）常染色体隐性遗传（autosomal recessive inheritance）（DFNB）：遗传基因位于常染色体上、由隐性基因控制的遗传，其传递方式称常染色体隐性遗传。在杂合子，这种遗传不会表现相应的症状，只有在纯合子时，方出现症状。隐性遗传性聋患者，往往双亲的听力正常，患病个体在其全部子女中占 1/4，男女发病的机会相等。近亲婚配者，后代发病的风险增加。由这种遗传方式传递的非综合征性遗传性耳聋占 75%～80%，大多为重度或极重度性聋，且出生时即聋，故为语前聋。

（3）性连锁遗传（sex chromosome linked inheritance）（DFN）：由于 Y 染色体不携带完全的等位基因，故耳聋的遗传基因主要位于 X 染色体上，随 X 染色体传递。目前发现，非综合征性感音神经性聋中，X-联锁遗传约占 1%，Y-连锁遗传甚少。性连锁遗传既可为显性遗传，亦可为隐性遗传。隐性遗传者，子女中男性发病率为 1/2，女性若为纯合子则受累，否则女性仅为疾病遗传基因的携带者。所以在几代人中男性患者的疾病基因常由女性携带并交叉遗传而来。显性遗传者，若母亲患病，子女中约有 1/2 人发病；如父亲为患者，则全部女儿均患病。Y-连锁遗传（DFNY 基因座位为 DNFM）。

2. 按病变位置分类

（1）病变位于外耳和（或）中耳，引起传导性聋，如外耳道狭窄或闭锁、听小骨畸形、耳硬化症等。

（2）病变位于内耳，引起感音性聋。

病变累及外耳和（或）中耳和内耳者，则引起混合性聋。此型比较少见。

3. 按发病时间分类

（1）先天性遗传性聋（congenital genetic deafness）：耳聋于出生时即已发生的遗传性聋，属先天性遗传性聋。

（2）遗传性进行性聋（genetic progressive deafness）：出生时听力正常，而于出生后某一年龄阶段方始出现进行性听力下降，最后发展为严重的耳聋。

4. 按伴发疾病的有无分类

（1）非综合征性聋（nonsyndromic hearing impairment, NSHI）：耳聋为发病个体唯一的遗传性疾病，其他器官无遗传性损害，约占遗传性聋的 70%。

（2）综合征性聋（syndromic hearing impairment, SHI）：患者除遗传性聋外，尚伴有身体其他器官的遗传性疾病，如眼、骨骼系统、神经系统、肾脏、皮肤、内分泌系统、代谢性疾病等。临床上，根据受累器官和病变部位的不同而称为各种综合征。据统计，这种综合征约有 400 余种，约占遗传性感音神经性聋的 30%。

二、遗传性非综合征性感音神经性聋

遗传性非综合征性感音神经性聋大多为先天性，出生时即有耳聋，且多为重度或极重度聋。少数出生时听力正常，于生后某一年龄阶段方始出现进行性听力下降，称为迟发性感音神经性聋。这种迟发性的进行性感音神经性聋可分为高频下降型、低频下降型、中频下降型和早发型 4 型，以高频下降型较多见。但无论为哪一型，随着耳聋的进行性加重，各型其他频率的听力也将逐渐受损，最终发展为重度聋。

非综合征性感音神经性聋大多通过常染色体隐性遗传的方式传递，也有少数显性遗传或性连锁遗传。常染色体隐性遗传在非综合征性感音神经性聋中占 75%~80%。目前的研究证明，在常染色体隐性遗传性聋中，有 40%~50% 与编码缝隙连接蛋白 Connexin-26（Cx-26）基因，即 GJB2（gap lunction beta ②）基因突变有关。该基因定位于 13 q11-12，已于 1993 年被克隆。在 GJB2 突变中，235 delC 是最多见的突变。由于它是第 1 个被发现的与常染色体隐性遗传（DFNB）性聋有关的基因，故又名为 DFNB$_1$ 基因。目前研究认为，它是东亚人种中（包括中国人）最常见的致聋突变基因。戴朴等对我国 18 个省市聋校学生中非综合征性聋流行病学的研究报告中称，在 1 680 例 GJB2 基因 235 delC 突变筛查中发现突变率为 18.10%。并认为各地区间检出率差异较大。该基因还与少数常染色体显性遗传性聋有关。

编码缝隙连接蛋白 30（Connexin-30，Cx-30）基因，即 GJB6 基因突变也与非综合征性感音神经性聋有关，但是它在不同人种和地区的出现频数不尽相同。在我国这种突变较少见，而 GJB6 D13S18 突变在欧美人群却比较多见。

我国夏家辉教授等（1998）报告了中国两个常染色显性遗传性非综合征聋家系存在 GJB3（connex-31，Cx-31）基因突变。

缝隙连接是相邻两个细胞间的通道，由 6 个连接蛋白（Cx）组成，电离子、信使分子和代谢物质通过该通道可直接在相邻的两个细胞间转运。Cx 在胚胎发育，形态构建及功能调节中具有重要意义。缝隙连接可能在耳蜗 K^+ 循环中起重要作用。Cx 基因突变可能使内耳 K^+ 循环遭破坏，而影响声—电转导过程。但是 Cx 基因突变导致耳聋的确切机制尚待深入研究。

此外，与非综合征性耳聋相关的基因及其位点还有不少，如 my07，my015a，my06，WFS，COCH，SLC26A4，tecta 以及线粒体 DNA（mtDNA）突变等。其中 SLC26A4 和 mtDNA12SrRNA A1555G 也是目前

我国发现的较常见的突变基因之一。

目前的研究表明，一种致聋基因可以和不同的遗传性聋有联系，一种遗传基因不仅对应一种遗传方式，还可对应一种以上的遗传方式；不同致聋基因的功能也各不相同。因此，对遗传性聋奥秘的揭示，目前还处于初级阶段。随着医学遗传学研究的不断深入，未来还可能有更多新的致聋基因被发现。

三、遗传性综合征性聋

1. 颅面骨发育不全（craniofacial dysostosis）综合征

颅面骨发育不全综合征又称Crouzon病。常染色体显性遗传。可能由于颅骨骨缝过早融合之故，患者之脑颅及面颅骨发育不全。表现为颅面骨形态异常，颅小、头短，上、下颌骨发育不良，眼距过宽、突眼，鹦鹉鼻等。并常伴有智力障碍。本病约1/3伴发传导性聋，多由中耳畸形引起，如锤骨头与上鼓室外侧壁融合，镫骨与鼓岬融合、固定，前庭窗全部或部分骨封，蜗窗龛狭小。此外尚可合并外耳道狭窄或闭锁，鼓膜缺如。由于颅底骨质发育不全，岩骨的发育受其影响，以致中耳和内耳的位置可能倾斜，面神经管亦可异位。

2. 颌面骨发育不全（mandibulofacial dysostosis）综合征

颌面骨发育不全综合征又称Treacher-Collins综合征或Frances Chetti-Klein综合征。1900年Treacher-Collins首先描述了2例有关综合征，1940年Tronces Chetti-Zwahten-Klein详细描述了本病。为常染色体显性遗传。最常见的表现为颧骨、上颌骨和下颌骨发育不全，眼睑畸形，睑裂斜位等（不伴眼畸形者），称为耳-下颌发育不全（oto-mandibular dysostosis）。可伴有耳郭畸形（如小耳）、外耳道狭窄或闭锁，或外耳道深部有骨板闭锁、鼓室狭小或未育，或上鼓室骨封、听小骨畸形、鼓膜张肌、镫骨肌缺如、鼓窦甚小或消失和乳突多呈坚质型。如合并内耳畸形，常为前庭受犯，但内耳及面神经极少受累，有时咽鼓管口可有畸形。偶伴后鼻孔闭锁、隐睾、先天性心脏病及智力低下。本畸形与TCOF基因突变有关。

3. 颈-眼-耳发育不全综合征

颈-眼-耳发育不全综合征又称Duane综合征。属常染色体显性遗传。表现为颈椎畸形（椎体融合）、颈短、外展麻痹及眼球内陷。耳部畸形主要在外耳和中耳，如小耳、外耳道闭锁，听小骨融合，镫骨与前庭窗脱离，前庭窗膜性。

4. 成骨不全（osteogenesis imperfecta）综合征

成骨不全综合征以蓝巩膜，脆骨症和耳聋（传导性，混合性，感音神经性）为特征，可分为2型：

（1）先天性成骨不全：为常染色体显性遗传，但外显率不高。有些胎儿可于宫内发生骨折，颅骨骨折是造成宫内死亡的常见原因。

（2）延迟性成骨不全：为常染色体隐性遗传。进行性听力下降一般开始于青春发育期以后。高发病年龄为30～40岁。耳聋开始为传导性，以后可发展为混合性及感音神经性。Schuknecht发现患者耳部病变位于前庭窗区，该区有新生的含有丰富血管的海绵状骨质，如耳硬化症。

小儿时期即开始出现进行性听力下降的成骨不全称为Van der Hoeve综合征。

5. 眼-耳郭发育不全综合征

眼-耳郭发育不全以眼部畸形或皮样囊肿、副耳郭及先天性耳前瘘管为主要表现。耳前瘘管开口于口角与耳屏之间，即上颌突与下颌突融合线上。眼部畸形可表现为睑裂、虹膜裂、白内障等。尚可伴有颈椎畸形、耳部畸形、巨口畸形及下颌骨发育不全等。也可发生中耳畸形。先天性聋为半规管变形及前庭扩大。亦可有外耳道闭锁，鼓室骨封、鼓骨未发育及小听骨畸形。

6. Marfan综合征

为常染色体显性遗传。患者身材高，脊柱侧凸，长指（趾），肌张力下降，有晶体脱位倾向，可合并心脏病，特别是主动脉瘤。耳聋呈传导性、混合性或感音神经性。

7. 腭裂、颌小及舌下垂综合征

腭裂、颌小及舌下垂综合征又称Pierre Robin综合征。可为常染色体显性遗传，亦可因妊娠早期（第3、4个月）母亲感染疾病所致。表现为腭裂、颌小畸形、舌下垂，马蹄内翻足、髋部脱位，并有头小畸形、脑积水、智力低下等。耳部畸形则表现为耳郭低位、杯状耳、鼓室未育、镫骨足板及足弓增厚；尚可合并内耳发育不全，如耳蜗中、顶周交通，蜗轴发育不全，内耳道狭窄等，故耳聋可为传导性或混合性。

8. 软骨发育不全（achondroplasia）综合征

软骨发育不全综合征又称侏儒症（dwarfism）。本病虽属常染色体显性遗传，但约有 3/4 病例系由基因发生新的突变所致。发病率随父母妊娠时的年龄增高而增加。主要表现为头大，躯干小；听小骨可与鼓室骨缘融合，尚可伴有耳蜗畸形。耳聋多为传导性。有易患分泌性中耳炎的倾向。

9. 尖头并指（趾）畸形（aerocephalosyndactyly）综合征

尖头并指（趾）畸形综合征又称 Apert 综合征。可为常染色体显性遗传，亦可为基因发生新的突变的结果。患儿头颅高耸、前额扁平、上颌骨发育不全、硬腭高拱、鞍鼻、并指（趾）。伴有程度不等的传导性聋，术中可见镫骨足板固定。

10. 耳-腭-指综合征（otopalatodigital syndrome）

为性连锁遗传。额骨及枕骨隆凸、下颌及腭骨发育不全、短指、棒状指伴智力发育不全。耳屏过低、小耳、听骨链畸形。

11. 21-三体（trisomy 21）综合征

染色体的先天性异常表现为染色体的增多或染色体的减少、缺损。染色体增多者，即在某一对染色体中增加了一个额外的染色体，由原来的两个染色体一组变为三个一组，故称为"三体综合征"。三体综合征可分为3类：即 13-三体综合征（Patan 综合征），18-三染色体综合征（Edwards 综合征）和 21-三体综合征（Down 综合征，先天性愚型）。Down 综合征有一额外的第 21 号染色体。该病在新生儿的发病率为 1∶600，母亲妊娠时的年龄愈大，发病率愈高。临床上本专科的主要表现为：反复发作的上呼吸道感染，如鼻窦炎、中耳炎等；外耳道比较狭窄，听骨链有异常；亦可伴有耳蜗发育异常。

12. 先天性短颈畸形（brevicollis）综合征

先天性短颈畸形综合征又称 Klippel-Feil 综合征，先天性颈胸椎骨性连接（congenital synostosis of cervicothoracic veltebrae）及先天性斜颈等。由 Klippel 和 Feil 于 1912 年首先描述。为常染色体显性遗传，但外显率不高；有些为常染色体隐性遗传。女性较为多见。患者有 2 个或 2 个以上的颈椎互相融合，甚者全部颈椎融合成一整块，胸椎亦可受累，环椎可与枕骨融合。颈短，可给人以头部似乎直接位于胸部之上的错觉，头部运动受限，但为无痛性，可伴有脊柱裂，低发际。耳蜗发育不全，如 Mondini 畸形等，内耳道可能畸形。耳聋呈感音神经性聋，如合并外、中耳畸形，耳聋为混合性。

13. 耳聋、视网膜色素变性综合征

耳聋、视网膜色素变性综合征又称 Usher 综合征。为常染色体显性或隐性遗传，亦可为性连锁遗传。本病的主要特点为感音神经性聋，合并进行性视网膜色素变性，亦可伴有眩晕和癫痫。耳蜗底周螺旋器萎缩，血管纹有不规则变性；由于网膜色素沉着，视野逐渐变小。根据耳聋的严重程度和前庭受累情况，本病可分为 2 个临床亚型：①Ⅰ型：耳聋严重，前庭功能低下。②Ⅱ型：中度耳聋，前庭功能正常。有报告称，与本综合征相关的基因分别定位于 1q32 区，11q（Kimberling，1990）以及 11p，14q（Somith，1992；Kaplan，1992）。眼科检查是诊断本病的重要方法之一。

14. 额部白化、鼻根增宽、耳聋综合征

本病又称 Waamenburg 综合征。是最常见的综合征之一。属常染色体显性遗传，亦可为隐性遗传或性连锁遗传。基本症状为：患者前额有一束白发或头发全白，眼眦异位、鼻根部扁平、鼻梁增宽、鼻翼发育不良、球状鼻、虹膜异色、睑裂细小、浓眉、连字眉，耳聋出现于单耳或双耳，为中度或重度感音神经性聋；前庭功能减退。本综合征可分为 4 个亚型：Ⅰ型：除上述基本症状外合并内眦外移，耳聋发生率为 25%~58%。Ⅱ型：基本特征中内眦无外移，可出现单侧上睑下垂，耳聋发生率较高，50%~87%。Ⅲ型：合并上肢畸形，余同Ⅰ型。Ⅳ型：伴巨结肠、胃肠闭锁、先天性心脏病。临床亚型不同，其分子遗传学的特点亦不相同。目前发现了 5 个与本病相关的致病基因：PAX3、MITF、EDNRB、EDN3 及 SOX10。

15. 甲状腺肿耳聋综合征

甲状腺肿耳聋综合征又称 Pendred 综合征。患者有严重的先天性感音神经性聋，合并碘代谢障碍，5～10 岁以后逐渐出现甲状腺肿大，20～30 岁时最重，56% 甲状腺功能低下。患者多在出生后数周或数月听力急剧下降，1～2 岁时听力损失明显，患者可伴 Mondini 畸形。为常染色体隐性遗传。致病基因为 PDS（SLC26A4）基因。前庭水管扩大综合征患者亦可检出与此相同的致病基因。

16. Franconi 综合征

常染色体隐性遗传。表现为先天性贫血、皮肤色素沉着、骨骼畸形和智力低下。感音神经性聋为缓慢进行性，高频首先受损。

17. 生殖腺畸形（gonadal dysgenesis）综合征

生殖腺畸形综合征又称 Tumer 综合征。为性染色体畸变。表现为生殖腺畸形，合并两侧对称性感音神经性聋，亦可出现外耳及中耳畸形。

18. 耳聋、心电图异常综合征

耳聋、心电图异常综合征又称 Jervell and Lange Nielsen 综合征。两侧重度感音神经性聋，合并先天性心电图异常，特别是 Q-T 延长，患者多在 20 岁以前死亡。约半数为常染色体隐性遗传。

19. Alport 综合征

患儿在 10 岁以前出现血尿、蛋白尿、高血压，约 50% 患者在 10 岁左右开始出现两耳高频下降型感音神经性聋，缓慢进行性加重，但在中年以后听力基本稳定。两耳常听力不完全对称，也可出现平坦型听力曲线。并有眼部前锥形晶体、黄斑周围视网膜斑、黄斑周围融合斑、白内障等。眼部症状多在肾功能不全以后出现，故在儿童期极少见。男性多在 40 岁以前死亡，女性预后稍好。有关病因尚有争论。肾脏病变为遗传性，Ⅱ、Ⅲ、Ⅳ型 Alport 综合征为性连锁显性遗传，Ⅴ型和Ⅵ型属常染色体显性遗传。颞骨病理检查发现，主要病变为耳蜗毛细胞及血管纹退行性变。个别作者报告螺旋神经节细胞有缺失。

20. Refsum 病

为常染色体隐性遗传。视网膜色素变性，合并周围神经病变及小脑性共济失调。进行性感音神经性聋通常开始于 10～20 岁。

21. Norrie 综合征

为性连锁隐性遗传。表现为进行性视力下降、智力低下，约 1/3 患者有进行性感音神经性聋。

四、遗传性耳聋的诊断

遗传性耳聋的诊断要点为：

1. 排除引起耳聋的其他原因

遗传性聋的诊断步骤之一，是排除可能引起耳聋的其他原因，如先天性非遗传性聋、药物中毒性聋、病毒性或细菌性迷路炎，以及自身免疫性聋等。

2. 全面的体格检查

进行仔细的全身体格检查，了解有无有关各种综合征的其他器官畸形，并进行颞骨 CT 扫描，膜迷路 MR 三维重建及水成像，观察内耳有无畸形。

3. 家族病史的询问和调查

仔细询问家族中至少 3 代人的耳聋病史，包括耳聋的发病时间、严重程度、伴发症状，以及是否近亲结婚等，根据病史画出系谱图，通过对系谱图的分析，有助于判断遗传方式；必要时须对家族中的现存成员进行检查，包括听力学检查等，以助诊断。

4. 染色体组型分析（analysis of karyotyping）

分析染色体的大小、数目、形态，注意染色体有无重组、缺失、倒位、转位等异常。

5. 基因诊断

基因诊断又称 DNA 诊断或 DNA 探针技术。其基本原理是应用现代分子生物学和分子遗传学的方法，检查基因的结构及其表达功能。

五、遗传性耳聋的治疗和预防

（1）对遗传性传导性耳聋，大多可通过手术进行治疗，提高听力。

（2）目前对遗传性感音神经性聋尚无有效的治疗方法。有残余听力者，可根据具体情况，佩戴适当的助听器，有适应证者作人工耳蜗植入术。

（3）广泛开展遗传学咨询活动，大力宣传优生优育，使人们认识到提高人口素质的重要性。

（4）在完善基因诊断的基础上，开展遗传性聋的产前诊断，有可能降低其发病率。

第二节　先天性非遗传性聋

非遗传性先天性聋（non-genetic congenital deafness）是指患儿在胚胎发育期、围生期或分娩时受到母体的感染、中毒或外伤等病理因素的影响，而引起的耳聋。这种耳聋或耳部病变在出生时或出生后短期内（如核黄疸）即已存在。按发病时间可将其分为产前期和产后期两大类：

一、产前期

1. 感染

妊娠期母亲患某些感染性疾病，病原体可通过胎盘传给胎儿，或在产程中经产道传给新生儿，如风疹、巨细胞病毒感染和梅毒等。对产前曾感染了风疹、麻疹、巨细胞病毒的颞骨尸检发现，其病变往往局限于蜗管、球囊、椭圆囊等膜迷路内，估计这种感染是通过血行播散，经血管纹侵入内耳而发生的迷路炎。

（1）风疹（rubella）：风疹是引起小儿先天性感音神经性聋最常见的原因。过去认为，母亲在妊娠头3个月内受到风疹病毒的感染，方影响胎儿听系的发育。晚近发现，母亲妊娠期间的任何时期发生的风疹病毒感染均可致聋，但头3个月内发生感染者，耳聋的发病率较高。患儿除耳聋外，尚可合并头小畸形、智力低下、眼部畸形（如先天性白内障，视网膜炎）以及心血管畸形等。耳部畸形包括镫骨固定、耳蜗畸形等。耳聋通常很重，两耳受累，但不对称；听力曲线多为平坦型，各频率听力均受损，而以中频损失最重。某些耳聋可能为中枢性。对胎儿的先天性病毒感染很难做出早期诊断，但随着诊断技术的进步，包括胚胎超声，脐带血的检测，聚合酶链反应（polymerase chain reaction，PCR）技术等，这种胎儿的早期诊断也有了新的希望。目前，仅能根据临床表现而疑及本病；出生后6个月以内病毒特异性抗体阳性具有诊断价值。母亲及妇女的疫苗接种可预防本病。国内尚未见本病的公开报道。

（2）巨细胞病毒（cytomegalo virus）：近期认为，过去对先天性巨细胞病毒感染所致之耳聋的重要性认识不足，并指出，它是引起非遗传性先天性感音神经性聋最常见的原因之一。胎儿在宫内遭受巨细胞病毒感染的来源有二：其一，母亲对病毒未获得免疫者，可通过母体妊娠时期发生的原发性感染而染病。其二，母亲已获得免疫者，则可由潜伏于母亲体内的病毒活化而感染胎儿。巨细胞病毒的宫内感染约占新生儿的1%（死婴不计在内）。此外，在少数情况下，新生儿尚可在分娩时经产道感染，或在产后通过母乳而感染。在先天性巨细胞病毒感染的婴儿中，10%~15%出现症状，如中枢神经系统、网状内皮系统受损，肝脾肿大、瘀斑、黄疸等，此外尚可有小头、智力和感觉障碍，包括重度的感音神经性聋、脉络膜视网膜炎、眼球萎缩等。在无症状的婴儿中，有少数可出现两侧中度至重度的感音神经性聋，而于1岁时加重。本病的确诊主要依据病毒分离。围生期感染病毒的婴儿于出生后3~12周内开始排泄病毒，可在此时期内进行病毒分离。

（3）梅毒（syphilis）：先天性梅毒一般均于25~35岁开始发病，但亦可开始于儿童期。患者锤骨增厚，锤骨头与砧骨融合，并出现颞骨骨炎，闭塞性动脉内膜炎以及膜迷路水肿，耳蜗及前庭终器退行性变等。临床表现为耳聋、耳鸣和眩晕。

其他如弓形体病（toxoplasmosis）、单纯疱疹（herpes simplex）病毒感染等，亦可能引起先天性感音神经性聋。

2. 中毒

母亲在妊娠期应用耳毒性药物，如氨基糖苷类抗生素、奎宁、水杨酸盐等，均可引起胎儿耳中毒。反应停（thalidomid）是一种有毒的安定药，如母亲在妊娠期服用该药，可致胎儿中毒，产生各种畸形，如内脏和肢体畸形、脑神经麻痹、面部血管瘤等，其中半数以上合并耳部畸形，包括外耳、中耳和内耳畸形。

3. 其他

母亲妊娠期患糖尿病，或遭受放射线损伤时，是否会引起胎儿听系损伤，目前尚有争论。实验研究发现，12.5 kHz 的超声波可损伤豚鼠耳蜗毛细胞，而目前产科临床所用 3.5 G Hz 或 5.0 G Hz 的超声波对胎儿耳蜗无明显影响。

二、产后期

1. 新生儿核黄疸

新生儿核黄疸（kemicterus）又称新生儿胆红素脑病（bilirubinen-cephalopathy）。多发生于未成熟儿、Rh 因子或 ABO 血型不合、感染、出血、窒息、缺氧、酸中毒和某些遗传性或先天性疾病等新生儿。由于血清中胆红素（主要是未结合胆红素）过高（血清胆红素≥307.8～342μmol/L 以上），导致胆红素浸润至中枢神经系统，引起其中神经细胞中毒。临床上出现患儿黄疸突然明显加深，以及发热、嗜睡、痉挛、呼吸衰竭等急性中枢神经系统症状。若疾病得以恢复，可出现锥体外系神经系统后遗症，约 50% 病例遗留耳聋。这种耳聋以双侧高频听力受损为主。该病的内耳形态学、听功能和实验室研究发现，耳蜗大多正常，病变位于脑干听系；也有报告称耳蜗也存在病损。

2. 分娩

分娩期间或分娩前后短时期内，胎儿或新生儿如发生窒息、头颅外伤，或早产、体重过轻者，容易导致感音神经性聋。早产儿体重过轻者，由于缺氧、酸中毒、代谢功能发育不成熟等，发生耳聋者多。

第三节　中毒性聋

无论临床观察或实验研究均证明，许多药物或化学试剂具有耳毒性（ototoxicity），可引起耳蜗和（或）前庭中毒性病损（disorders of intoxication），造成耳聋和（或）前庭功能障碍。具有耳毒性的物质至少有 90 余种，其中比较常见的有：

（1）氨基糖苷类抗生素。

（2）某些抗肿瘤药：如顺铂、卡铂、氮芥、博来霉素等。

（3）祥利尿剂。

（4）水杨酸制剂。

（5）奎宁。

（6）局部麻醉药：如丁卡因、利多卡因、可卡因、普鲁卡因等。

（7）重金属：如铅、镉、汞、砷等。

（8）吸入性有害气体：如一氧化碳、硫化氢、苯胺（靛青）、氨基苯、硝基苯、三氯乙烷、四氯化碳、甲醇等。

（9）其他：如某些心血管药、降糖药、镇定药等。非氨基糖苷类抗生素如万古霉素、多粘菌素 B 亦有耳毒性。

（10）中成药：用以治疗小儿发热、惊风效果良好的某些中成药，如牛黄清心丸、琥珀抱龙丸、七珍丹等，其中含有雄黄（砷剂），是否会影响听力，值得注意。

一、氨基糖苷类抗生素

氨基糖苷类抗生素（aminoglycoside antibiotics，AmAn）是一类化学结构中均含有氨基糖分子的抗生素，主要用于治疗由革兰阴性细菌引起的感染性疾病，它们具有以下共同特点：

（1）化学结构中均具有多个氨基或胍基性基团，在体内有类似的代谢过程，如：这些药物都不被或很少被胃肠道吸收；在体内主要分布于细胞外液内；不易通过血脑屏障；主要由肾脏排出体外等。

（2）具有相同的抗菌原理——影响细菌的蛋白质合成。

（3）具有类似的抗菌谱主要抑制需氧性革兰阴性细菌的生长，对部分革兰阳性球菌亦有较好的抑菌效果。

（4）具有相同的毒副作用如耳毒性、肾毒性等。

（一）分类

氨基糖苷类抗生素可分3类：

（1）链霉素（streptomycin）、卡那霉素（kanamycin）、妥布霉素（tobramycin）、新霉素（neomycin）。

（2）庆大霉素（gentamycin）、西索米星（sisomicin）、小诺米星（micronomicin）。

（3）阿卡米星（amikacin）、奈替米星（netimicin）、巴龙霉素（paramomycin）。

氨基糖苷类抗生素的耳毒作用最早是从由链霉素引起的耳聋患者中发现的。数年以后，无论是临床观察或动物实验均证实，链霉素可引起耳聋和眩晕，并对内耳中毒的病理组织学改变有了认识。目前，氨基糖苷类抗生素的耳毒作用已广为人知，由其引起的严重耳聋的临床报告屡见不鲜，并已构成我国聋症的重要病因之一。据中华耳鼻咽喉科学会常委会1981年公布的资料，在聋哑学校中，50年代因药物中毒致聋者不足3%，70年代这一比数增至28%～35%。据门诊分析，50年代中毒性聋占全部感音神经性聋的5%左右，60年代约占15%。福建庄金梅等（1989）调查240例聋哑学生，其中102例（42.5%）的致聋原因与应用氨基糖苷类抗生素有关。延边医学院（1979）与内蒙古医学院（1981）统计分析，由链霉素中毒引起的耳聋分别占后天性聋的29%、53.9%。随着各种新型抗生素的开发和应用，临床医师对抗生素的选择范围已明显的拓宽，加之对氨基糖苷类抗生素耳毒作用的认识有了提高，滥用诸如庆大霉素、卡那霉素、链霉素的情况虽然已日渐减少，但是，在广大农村，特别是偏远山区，对这种药物中毒性聋的危害性仍不能低估，防治工作不可有丝毫的松懈。

氨基糖苷类抗生素的耳毒作用机制至今不明，有关学说甚多，主要的有变态反应说；受体学说；抑制毛细胞蛋白质合成说；前列腺素介导说；自由基损伤说（氨基糖苷类抗生素和铁离子螯合后，形成一种具有氧化活性的复合物，能催化自由基的产生，导致毛细胞损伤），干扰毛细胞的糖代谢说；药物与毛细胞胞膜上的二磷酸磷脂酰肌醇结合，形成药物脂复合物，破坏了细胞膜结构的完整性及其功能；以及氨基糖苷类抗生素中间代谢产物 NH_2 基团引致中毒等等。

药物代谢动力学的研究表明，这类药物进入血液后，可通过血迷路屏障进入内、外淋巴液，并在其中停留，损伤内耳结构。肌肉注射后，药物在血清中的浓度一般于30～90 min到达峰值。其半衰期比较短，为1.5～3 h。在小儿，半衰期延长，可达6 h；而早产婴可长达18 h。因此，早产婴和婴幼儿容易发生中毒而致聋。药物在皮下注射后2～5 h，外淋巴液中药物的浓度达到峰值；给药后5 h，内、外淋巴液中的药物浓度几乎相等。但药物从外淋巴液中排出的速度却非常缓慢，其在外淋巴液中的半衰期为3.5～30 h，其中卡那霉素和新霉素的半衰期比庆大霉素者长，而且在肾功能不良时，半衰期还会延长。因此，药物在内耳中的浓度高，蓄积时间长。与血清中相比，内耳内的药物浓度可高达数倍，时间也延长数小时（仿stupp）。

特别值得注意的是，由母系遗传的线粒体DNA（mtDNA）12SrRNA基因中A1555C突变与氨基糖苷类抗生素易感性有关，这类患者即使应用少量或微量药物也可引起耳中毒。mtDNA12SrRNA的A点是该类药物的主要作用位点之一，我国中西部、西北地区217例药物中毒性聋中，该基因突变率为21.66%，Fishel-Ghodsian等（1997）报告为17%。说明该基因突变并非药物中毒性聋唯一的分子基础，有关研究尚有待于深入。

（二）病理

氨基糖苷类抗生素对内耳的主要损害部位可以在耳蜗（如卡那霉素、新霉素、双氢链霉素、阿米卡星），或在前庭（如庆大霉素、硫酸链霉素）。耳蜗病损最早出现于外毛细胞，从底周开始，逐渐向顶周发展。

在3排外毛细胞中，第1排受损最重，第2排，第3排依次较轻。随着药物剂量的增加，内毛细胞亦出现病变，但多从顶周开始，逐渐向底周扩展。病变严重者，耳蜗的其他结构，如支持细胞、血管纹、传出神经纤维、螺旋神经节细胞等亦受损。多数研究资料表明，听觉的中枢传导径路一般不受累。毛细胞的病理变化包括静纤毛倒伏、散乱、纤毛融合、表皮板软化、变形、塌陷、核上区腺粒体肿胀、空泡变性、粗面内质网扩张、囊性变、次级溶酶体增多、胞质水肿、核固缩、下沉、细胞膜破裂，乃至细胞崩溃等。

与形态学相呼应，动物作静脉注射或向内、外淋巴隙灌流氨基糖苷类抗生素后，CM、CAP 急剧下降，首先是高频区，以后波及低频区；EP 亦受抑制，但较 CM 及 CAP 轻。前庭的主要病损位于壶腹嵴和椭圆囊斑；球囊病损一般较轻。前庭感觉毛细胞出现纤毛融合、脱落、细胞水肿。其中 I 型毛细胞的损害比 II 型毛细胞重。

（三）发生中毒的有关因素

1. 用药剂量

氨基糖苷类抗生素的耳毒作用一般与用药剂量有密切关系，其中包括用药总量和日剂量。日剂量愈大，用药时间愈长，中毒的机会愈多。值得注意的是，全日剂量一次性投入较分次投入更容易发生中毒。

2. 给药途径

给药途径、局部用药部位是否健康，对药物的毒性作用亦有影响。肌肉注射时，血液中药物浓度较低，中毒的危险性相对较小；静脉注射可使血液中的药物浓度迅速升高，引起中毒的机会增多，特别是耳毒作用很强的卡那霉素等。正常情况下，氨基糖苷类抗生素不易被胃肠道吸收，而当肠道黏膜发生炎性病变时，药物的吸收量却会增加。向大面积烧伤创面、腹腔、胸腔、支气管等局部投药并不安全，药物可从局部组织吸收而发生中毒。椎管内注射更能增加药物的耳毒作用，可能与脑脊液和外淋巴液之间的密切关系有关。

3. 鼓室给药

无论是用含这类抗生素的滴耳液滴耳，或以溶液或粉剂行乳突换药，药物均可透过蜗窗膜及经中耳血管进入内耳，发生中毒性耳聋或（和）前庭功能障碍。而且，中耳存在炎症时更能增加药物的耳毒性。置入或滴入鼓室内药物的浓度与中毒的严重程度相关，浓度越高，中毒越重。其他抗生素如氯霉素、红霉素、多粘菌素 B 等鼓室内给药时，亦可引起内耳的毒性损害，但一般不重。此外，动物实验中发现，某些抗真菌药，如克霉唑（clotrimazole）、癣退、甲基 -3- 甲苯基硫代甲氨酸 -2- 萘脂等滴入鼓室后，亦有某些耳毒性。

4. 肾功能状况

氨基糖苷类抗生素均经肾小球滤过后排出体外，而且药物对肾脏亦有明显的毒副作用。如患者原患肾功能不良，或在用药过程中肾功能受到损害，药物排泄发生障碍，血清及内耳淋巴液中药物浓度增高，蓄积时间延长，可增加药物的耳毒作用。

5. 氨基糖苷类抗生素

可经胎盘进入胎儿血液循环，虽然胎儿血清中的药物浓度仅为母体血清中浓度的 15%～50%，但因为胎儿体内的药物排泄速度甚慢，故可损伤胎儿听器，特别在妊娠的前 2 个月更为明显。

6. 噪声、振动、饥饿状态、糖尿病等

可促进或加重耳中毒。

7. 某些个体或家族

对氨基糖苷类抗生素具有高敏感性，少量的药物即可引起耳中毒。这种高敏感性具有随母系遗传的特点，而且在不同的氨基糖苷类抗生素之间存在交叉易感性，如家系成员中有链霉素耳中毒史，其他成员改用庆大霉素或卡那霉素，亦易发生耳中毒。

8. 年龄因素

婴幼儿和老年人对氨基糖苷类抗生素具有易感性。

(四)临床表现

1. 耳聋

耳聋可发生于连续用药期间,亦可于停药后方始发现,而且在停药后1年或1年以后仍可继续恶化。由于听力损失开始于高频区,故患者往往不易早期察觉耳聋的存在。待病情已逐渐加重,并波及语频区而就医时,常常已发展为中度或中重度耳聋了。耳聋大多为双侧性,两耳对称,少数病例亦可不对称。临床听力学检查一般均示耳蜗性聋。因有重振和听觉疲劳现象,患者常有"低声听不到,大声受不了"的现象。言语接受阈和识别率较差。个别病例亦可能以听力骤降的形式出现,以致要与特发性突聋相鉴别,而这种病例多为肾功能不良的患者。

2. 耳鸣

耳聋出现前,患者常常先有双侧耳鸣,耳内压迫感。耳鸣多属高音调,早期为间歇性,仅于安静环境中出现,以后逐渐发展为持续性,耳鸣声嘈杂,经久不息。约半数患者伴有头鸣。

3. 眩晕、平衡失调

常见于硫酸链霉素和庆大霉素耳中毒。

4. 其他

中毒早期可出现食欲减退、口渴、面部及手足麻木感等。

5. 听力学检查

纯音听力图中早期为高频下降型听力曲线,气、骨导听阈一致提高,两侧大多对称;以后可逐渐发展为中、重度感音神经性听力损失,曲线呈平坦型或缓降型。声导抗图A型,重振(+),病理性衰减(-);DPOAE常引不出;ABR波I潜伏期延长。

氨基糖苷类抗生素种类不同,临床表现也有差异,如:

链霉素:链霉素中毒颇为常见,由其引起的耳聋及眩晕早有报告。硫酸链霉素中毒主要表现为眩晕、平衡失调。双氢链霉素中毒症状以耳鸣、耳聋为主。在严重中毒者,两种链霉素均可引起前庭及耳蜗中毒症状。中毒症状出现后立即停药,听力或可有某些改善,但一般均难以恢复正常;约有60%的耳鸣为不可逆性;眩晕可因代偿而逐渐消失。

卡那霉素:卡那霉素主要损害耳蜗系。其毒性作用比链霉素强。在较长的疗程中,约有55%出现耳聋。动物实验显示,除耳蜗受损外,卡那霉素同时还影响传入神经末梢,长期使用者,可阻滞对侧耳蜗橄榄束的兴奋性,故临床听力学测试不仅表现为耳蜗性聋,亦可为蜗后性聋。

庆大霉素:据统计,庆大霉素耳中毒的发生率为2%~2.5%,其中,前庭中毒症状约为耳蜗中毒症状的2倍;但庆大霉素引起的全聋并不罕见。耳聋一般均不可逆。庆大霉素耳中毒的出现与其在血清中的浓度有密切关系,用药时,血清中的浓度不应超过10~16μg/mL。成人剂量为每12小时1.2 mg/kg,小儿为0.4~0.8 mg/kg。

新霉素:新霉素具有剧烈的耳毒性,无论肌肉注射、口服或局部应用均可引起中毒。新霉素对内耳的毒性损害部位主要在耳蜗,对前庭的损害较轻,或无明显损伤。据报道,新霉素引起耳中毒的总剂量最少为8 g,最多为45 g,个别病例总量不足2 g,即可引起两耳全聋。一旦出现中毒,则耳聋发展迅速,可致全聋。目前该药仅做局部用药。然而新霉素滴耳液用于治疗中耳炎时亦可引起严重的耳中毒,应当忌用。

(五)预防

1. 严格掌握氨基糖苷类抗生素的用药适应证

非绝对必要时,不应轻率使用这类抗生素,更不宜作为预防性用药。

2. 由于抗感染需要而必须应用氨基糖苷类抗生素时

宜采用最小的有效治疗剂量,并将日剂量分为数次投入,而不一次大药量用药。一旦达到用药目的,应及时停药。

3. 不合并应用

不与其他耳毒性药物合并应用。

4. 已有肾功能不良、糖尿病、感音神经性聋、噪声性声损伤者

宜慎用本药。

5. 家系中有氨基糖苷类抗生素耳中毒者或 mtDNA12SrRNAA1555G 突变者

应用本药时，宜慎之又慎，或禁止使用。

6. 用药前须对患者说明本药的耳毒作用及中毒症状

以便当出现早期中毒症状时能及时报告医师。疑有肾功能不良者，用药前须检查肾功能。用药期间医师应密切观察，注意询问有无早期中毒症状发生，如耳鸣、耳内压迫感、食欲减退、恶心、口渴和手足麻木感等；并尽可能作听力学及前庭功能监测。一旦出现中毒症状或可疑的中毒症状时，应立即停药。

7. 测量血清中的药物水平

有条件者，用药时可反复测量血清中的药物水平，以控制用药剂量，延长用药的间隔时间，减少中毒的危险。

8. 一种氨基糖苷类抗生素出现耳中毒时

不可用另一种耳毒性抗生素予以替换，亦不应轮流交替使用两种以上耳毒性抗生素。

9. 耳局部用药时

特别是当鼓膜穿孔时，忌用氨基糖苷类抗生素制剂，如新霉素滴耳药、庆大霉素等制药。

10. 拮抗氨基糖苷类抗生素的耳毒作用

动物实验中发现，吲哚美辛、催产素、甲状腺素等可拮抗氨基糖苷类抗生素的耳毒作用。自由基清除剂理论上可预防中毒，但在临床实践中尚无可靠的报告。此外，有报告认为，水杨酸盐是一种铁螯合剂，可阻止或减少铁－庆大霉素复合物的产生，可预防庆大霉素的耳毒作用，但尚待临床实践证明。

（六）诊断

根据用药史，双侧感音神经性听力损失、重振试验（+）、DPOAE 引不出，可资诊断。但应注意排除其他原因引起的耳蜗性听力损失，如遗传性聋、自身免疫性内耳病等以及耳后性聋的听神经病。如条件可能，建议作 mtDNA12SRNA 检查，有利于预防本病。

（七）治疗

对氨基糖苷类抗生素引起的中毒性耳聋目前尚无有效的治疗方法。在应用这类抗生素期间，如能及早发现中毒病例，除立即停药外，给予以下治疗，或可使病情停止发展，防止继续恶化。

1. 维生素 B_1

100 mg，1 次/d，30 d 为 1 疗程。

2. 内耳血管扩张剂

如尼莫地平（nimodipine），30～60 mg，3 次/d；或西比林（sibelium）5 mg，1 次/d；倍他啶（phisitine）8 mg，3 次/d；复方丹参 3 片，3 次/d；亦可用针剂 12～15 mL 加入 5% 葡萄糖中，静脉滴注，1 次/d；或川芎嗪 40～80 mg/d，加入 5% 葡萄糖或生理盐水中静脉滴注。

3. 能量制剂

如 ATP 20 mg，3 次/d 或 10 mg，肌肉注射，1 次/d；辅酶 A 50～100 U 加入 5% 葡萄糖中，静脉滴注，1 次/d。

4. 其他

如增加对神经细胞供氧，保护神经细胞的药物，如都可喜、银杏叶提取物等。

二、抗肿瘤药物

（一）顺铂

顺铂（顺氯氨铂，cisplatin）是一种抗癌的化学药物。用于治疗头颈部鳞状细胞癌和卵巢癌、睾丸癌等恶性肿瘤。该药除了具有与剂量有关的肾毒性外，亦可发生耳中毒，引起两侧不可逆的对称性、进行性感音神经性聋。和氨基糖苷类抗生素相似，顺铂亦可在内耳淋巴中维持高浓度，首先损伤外毛细胞，在 3 排外毛细胞中，第 1 排受损最重，而且病变从底周开始，向蜗尖逐渐发展；剂量增大时，内毛细胞、

血管纹、耳蜗神经节细胞及蜗神经均可出现损害。在临床上，听力损害从高频开始，逐渐波及中、低频区；一般均伴有耳鸣，亦可出现眩晕和平衡失调。顺铂耳中毒的严重程度与药物进入体内的速度有关，与药物在体内的浓度和累积量亦有关，一次大剂量给药 1～2 次后，100% 受试患者的高频听力（9 kHz 或 9 kHz 以上）全部消失。顺铂与庆大霉素联合用药时可增加其耳毒性。有研究报告称，用药时合并应用磷霉素（fos-fomycin）可减轻中毒。

卡铂（carboplatin）是第 2 代抗肿瘤的铂类化合物。它可选择性破坏灰鼠的内毛细胞和相关的传入神经元，并对其前庭 I 型毛细胞亦有毒性作用。但对大鼠、小鼠和沙土鼠却无毒性作用。在常规剂量下，对豚鼠的内耳也无明显的毒性作用，仅在超大剂量时，豚鼠的外毛细胞方出现类似顺铂的破坏模式。其作用机制尚在研究中。目前，卡铂被用来研究听神经病的病理变化，因为卡铂中毒所致之听力学变化的特点与听神经病相似。

（二）氮芥

氮芥（nitrogen mustard）是一种烷化剂，用可治疗恶性淋巴瘤，头颈部等肿瘤。大剂量氮芥（0.6～1.5 mg/kg）可引起耳蜗中毒。在猫的动物实验中发现，氮芥可致耳蜗螺旋器中内、外毛细胞缺失。氮芥耳中毒的临床表现为：双耳出现中度至重度感音神经性聋，这种耳聋为永久性。

三、袢利尿剂

袢利尿剂（loop diuretics）是作用于肾脏髓袢升支中髓质和皮质的利尿药物，如呋塞米（furosemide）、依他尼酸（利尿酸 ethacrynic acid）、布美他尼（bumetanide）等。袢利尿剂的耳毒性可能与耳蜗血管纹中 Na^+、K^+、ATP 酶、腺苷酸环化酶等的活性受到抑制有关。动物实验中发现，局部或腹腔注射依他尼酸钠时，耳蜗血管纹出现水肿、增厚、囊性变，外毛细胞的超微结构亦可发生改变，如线粒体肿胀、内质网扩张等。静脉注射依他尼酸钠时，内、外淋巴间的钠、钾、氯离子浓度的正常梯度消失，CM、EP 受到抑制。这些变化一般可于 6～8 h 后消失。重者，螺旋器底周外毛细胞胞膜发生破裂，细胞缺失；而蜗尖的外毛细胞和内毛细胞在早期均未受到波及。一旦毛细胞的形态发生改变时，病变即成为不可逆性。依他尼酸静脉给药时，其毒性作用仅限于耳蜗，前庭一般不受累。而局部用药对两者均有损害。其他袢利尿剂所引起的内耳中毒性改变与依他尼酸者类似。

临床上，袢利尿剂可引起两耳对称性暂时性或永久性感音神经性聋，常伴有耳鸣，在给药 30 min 至 24 h 内，耳聋一般可以恢复。如患者肾功能不良，或给药速度过快，或长期用药、体内蓄积量过多或同时合并应用耳毒性抗生素时，耳聋则可变为永久性。因此，通过减缓静脉给药速度（< 15 mg/min）可预防中毒的发生（Matz，1990）；对肾功能不良者，须减少药物用量；并避免合并应用氨基糖苷类抗生素等耳毒性药物。一旦发现早期中毒症状时，应该立即停药。

四、水杨酸盐

水杨酸盐（salicylate）的耳毒作用已早为人知。水杨酸类药物中最常用的是以乙酰水杨酸（acetyl salicylic acid）的形式出现的药物，即阿司匹林（aspirin）。它广泛应用于治疗风湿性、类风湿性关节炎，并预防冠状动脉及脑血栓形成。动物实验中，水杨酸盐急性耳中毒可引起一过性听力下降，但内耳的组织学和超微结构（包括毛细胞、耳蜗神经元、血管纹等）并未发生明显变化，内、外淋巴液中的电离子浓度及总蛋白含量亦无改变。但内耳液体中的葡萄糖含量下降，生物电位受到抑制。慢性耳中毒者，耳蜗血管纹、外毛细胞及耳蜗神经元中酶的活性降低。

临床上，大剂量的水杨酸盐（2～6 g/d）可引起耳鸣、听力下降、纯音听力曲线呈平坦型，为感音神经性聋，可出现眩晕、眼球震颤、平衡失调，以致需要和梅尼埃病鉴别。水杨酸盐引起的耳中毒症状于停药后一般可迅速消失，耳鸣往往较重，持续时间较长，不易消失。在个别病例，耳聋可变为永久性，这种患者常合并无尿，而且儿童比较敏感，应予注意。

五、奎宁

奎宁（quinin）曾广泛用于治疗疟疾，并对子宫有轻度的兴奋作用。

奎宁可引起新生儿耳聋由 Taylor 于 1934 年首先报告。动物实验表明，大剂量的奎宁可致螺旋器、耳蜗神经元、血管纹出现退变。在大多数动物，耳蜗的损伤以底周最重，轻者仅为外毛细胞损伤，重者全部螺旋器损毁。相应节段的耳蜗神经元缺失，血管纹萎缩。临床上，奎宁所引起的耳聋、耳鸣多为一过性，及时停药后听力一般可恢复，耳鸣消失。但在易感者则可造成永久性耳聋。此外，奎宁尚可通过胎盘引起胎儿耳中毒。

氯奎（chloroquine）的分子结构与奎宁者有些类似，用于治疗疟疾和类风湿性关节炎、红斑性狼疮、肾病综合征等自身免疫性疾病。氯奎也可引起耳中毒，并出现视力障碍。长期服用氯奎的孕妇在自身尚未发生中毒症状时，其胎儿却可能发生中毒。

六、局部麻醉药

中耳内应用局部麻醉药，如丁卡因、利多卡因等，有时可引起轻度的耳蜗性聋。动物实验中发现，除蜗窗膜上皮受损外，耳蜗血管纹可发生水肿，听毛细胞纤毛紊乱、脱落。静脉注射利多卡因时，内耳不出现明显病损。与氨基糖苷类抗生素耳中毒不同，局部麻醉剂引起的听力下降波及各个频率，且可恢复。

七、重金属

长期接触某些重金属，可使听系及前庭系发生损害，如铅、镉、汞、砷等。

铅除可使机体其他器官产生中毒外，尚可引起听力下降和平衡障碍。铅中毒主要发生于铅矿开采和冶炼工人，以及印刷、铸字、焊接、电池、电缆、油漆等行业的工人，此外，长期吸入汽车废气，食用含铅容器贮存的食物和饮料等，亦可引起意外的中毒。动物实验发现，在铅的长期作用下，耳蜗螺旋神经节，第Ⅷ对脑神经以及平衡中枢均可发生退行性变，而螺旋器却无明显损害。临床观察发现，长期接触铅的工人中，感音神经性聋和有平衡障碍者较多，耳聋多为不可逆的蜗后性聋，其病损程度与其他器官铅中毒的程度无关。

砷中毒多发生于应用含砷的药物中，如今已不多见。动物实验中发现，砷中毒时，在前庭阶和鼓阶内出现血性浆液纤维素性沉积物，毛细胞和血管纹发生退行性变，内淋巴液中钾离子浓度下降，外淋巴液中钾离子浓度升高；临床上出现高频听力损害。

镉和汞亦可引起听力下降，其病损部位可能在中枢。

八、吸入性有害化学气体

除了铅、镉、汞等气体外，某些有害的化学气体亦有可能损害内耳或中枢听觉系统，如氨基苯、硝基苯、甲醇、二硫化碳、二氧化硫、三氧化硫、四氯化碳、一氧化碳等。其中，硫化物可损害周围听器，而一氧化碳的毒性作用主要在中枢听觉传导径路。这些有毒的化学气体所引起的耳部临床症状相似，如听力减退早期可恢复，慢性中毒者耳聋为永久性；此外，通常还伴有耳鸣和平衡功能障碍。

第四节 感染性聋

许多致病微生物的感染，如病毒、细菌、真菌、螺旋体，衣原体、支原体等，可直接或间接地引起内耳病损，导致双耳或单耳的、程度不同的感音神经性聋和（或）前庭功能障碍，称为感染性聋。其中以病毒和细菌感染较常见。据统计，在先天性聋中，至少有 10% 是由先天性病毒感染引起的。近年来，在特发性突聋的病因学研究中，关于病毒性迷路炎的学说也受到了重视。而继发于细菌性脑膜炎的感染性聋，至今仍为感音神经性聋的重要原因之一。在我国，由各种急性感染性疾病，尤其是流行性脑脊膜炎、流行性乙型脑炎等，曾经是引起儿童后天性耳聋的重要原因之一，也是听一语障碍的主要病因之一。根据 1966 年调查 432 例聋哑学生的资料分析，由急性感染性疾病而致聋者约占 62%。随着社会的进步，经济、卫生条件的改善，特别是有组织的卫生防疫工作的普遍开展，许多急性感染性疾病已被消灭，或基本得到了控制，由此而引起的感染性聋已大为减少，而药物中毒性聋，遗传性聋等非感染性聋在耳聋中所占的比率相对地有所增加。但是，目前感染性聋在我国仍占有相当重要的地位，我们仍需将其作为防聋治聋中的一项重要课题加以对待。

许多病毒都是先天性或后天性感染性聋的病原体。除巨细胞病毒已经从患者的内淋巴液中分离出来以外，通过血清转化（seroconversion）技术的研究，以及对尿液和鼻咽部分泌物中病毒的分离，目前已能证实，风疹、腮腺炎、麻疹、流感、副流感、水痘、带状疱疹、脊髓灰质炎、传染性肝炎，以及Epstein-Barr病毒、柯萨奇病毒、腺病毒、疱疹病毒、腮腺炎病毒等均可引起病毒性迷路炎。病毒侵入内耳的途径除循血流播散以外，尚可在引起病毒性脑炎、脑膜炎或脑膜脑炎的基础上，通过内耳道，沿听神经、蜗轴到达外淋巴间隙，或经蜗水管入鼓阶，如麻疹、腮腺炎等。此外，当中耳遭到病毒感染而出现中耳炎时，病原体亦可经两窗侵入迷路。动物实验还发现，内耳组织对不同的病毒具有选择性的亲和力。如在新生仓鼠，腮腺炎病毒主要损害内淋巴系统的组织结构，流感病毒主要破坏外淋巴系统的间质细胞，而单纯疱疹病毒则以感觉细胞受损为主。此外，由病毒感染引起的感音神经性聋，虽然主要是由上述病毒性迷路炎所致，但病毒性前庭蜗神经炎，乃至听觉中枢的病损，有时也是其原因之一。

由细菌、真菌感染引起的感染性聋主要是通过细菌性脑膜炎或化脓性中耳炎、颞骨骨髓炎等引起的化脓性迷路炎所致；而感染所致之听神经炎，细菌或真菌毒素引起的浆液性迷路炎，以及在疾病的治疗中可能发生的抗生素耳中毒等也是周围听或前庭系统遭到损伤的重要原因之一。

一、腮腺炎

腮腺炎（mumps）是引起儿童单侧感音神经性聋的重要原因之一，极少数发生于双耳。

腮腺炎是由腮腺炎病毒通过飞沫传染而引起的传染性疾病。典型的症状为高热等全身症状和腮腺肿大，并可发生神经系统、生殖系统、胰腺等处的炎症。但腮腺炎的临床症状比较复杂，特别是存在着无明显临床症状的"亚临床型"，这型患者亦可发生耳聋，值得注意。

致聋患者的颞骨组织学检查发现，耳蜗螺旋器和血管纹严重萎缩、前庭膜塌陷、盖膜萎缩、底周和中周的盖膜与螺旋缘脱离，变为一个团块，底周的螺旋神经节细胞缺失；如并发毒性脑炎或脑膜炎，病毒可沿脑膜侵入内耳道，损伤听神经。

腮腺炎病毒侵入内耳可经血液循环、脑脊液或鼓室等3条途经。引起的耳聋常突然发生，既可与腮腺炎的其他症状同时出现，亦可发生于腮腺炎全身症状出现之前或症状减轻、腮腺肿胀消退以后1周左右的时期内。在无明显症状的"亚临床型"，仅表现为貌似健康的人突然出现的感音神经性聋。本病耳聋以单侧居多，少数累及双耳，听力损失的程度多为重度、极重度，高频区听力下降明显，亦可为全聋。耳聋大多为不可逆性。前庭亦可受损而伴有眩晕，亦可无明显症状。本病可发生于任何年龄，但以儿童多见，是儿童后天性单耳感音神经性聋的常见原因。

如症状典型，本病的临床诊断并不困难。由"亚临床型"腮腺炎引起的耳聋仅能在急性期通过血清学检查和病毒分离进行确诊。如为小儿患者，由于耳聋多在一侧，起病时，常不被察觉，而在以后的偶然机会中发现。在这种病例，仅能依靠对过去病史的仔细追询而疑及本病。

本病重在疫苗接种，预防流行性腮腺炎的发生和传播。

二、麻疹

麻疹（measles，morbilli）可引起严重的感音神经性聋。虽然麻疹合并急性化脓性中耳炎者较多，但中耳炎并不是引起感音神经性聋的主要原因。据国外统计，在广泛开展麻疹疫苗接种前，继发于麻疹的耳聋约占小儿后天性耳聋的3%～10%，目前，其发病率已低于1‰（Booth，1987）。国内1978年以前统计，因患麻疹致聋而成为听语障碍者，约占听语障患者的10%，占后天性聋哑的20%左右。

麻疹引起的迷路炎局限在膜迷路、螺旋器，耳蜗螺旋神经节和前庭也可出现炎性退行性变。螺旋器可发生如听毛细胞缺损，盖膜分离，血管纹萎缩，螺旋器仅被一层扁平细胞覆盖。耳蜗螺旋神经节细胞严重缺失。壶腹嵴和囊斑的感觉上皮亦可出现萎缩。

麻疹引起的耳聋常为双侧性，但亦可单耳受累。耳聋可在出疹期突然发生，程度轻重不等，可合并耳鸣。本病的典型听力曲线为双侧不对称性感音神经性聋，以高频听力下降为主，属永久性。少数患者伴有眩晕等前庭症状，冷热试验示单耳或双耳前庭功能减退或完全丧失。

据报告，处于妊娠期的母亲患麻疹时，其胎儿出生后可发生先天性聋，其机制可能与免疫反应有关。

三、带状疱疹

耳带状疱疹由水痘带状疱疹病毒（varicella zoster virus）引起。本病可合并同侧不同程度的耳聋，伴耳鸣，亦可出现眩晕、恶心、呕吐等前庭症状。耳聋可为神经性或为感音性，但大多为感音性和神经性并存。听力一般可恢复正常，病情严重者仅有部分恢复。零星的颞骨病理检查发现，在听神经、蜗轴和乳突尖内，神经和血管周围有明显的圆形细胞浸润。

四、水痘

水痘（variceLla, chickenpox）和带状疱疹由同一DNA病毒引起。水痘可合并神经系统的并发症，如小脑性共济失调、无菌性脑膜炎、面神经麻痹、偏瘫、失语等。个别可合并不可逆的感音神经性聋。

五、传染性单核细胞增多症

传染性单核细胞增多症（infectious mononucleosis）可侵犯神经系统，如多发性神经炎、脑脊膜炎等。个别病例出现耳聋、耳鸣及眩晕、不稳感等前庭症状。有报告，耳聋可为突发性，听力可逐渐得到恢复，但也有永久性重度耳聋者。

六、细菌性脑膜炎

细菌性脑膜炎（bacterial merungitis）的致病菌多为脑膜炎双球菌，流感嗜血杆菌和肺炎链球菌。据国外统计，它们占小儿细菌性脑膜炎病原菌的85%左右，其中以流感嗜血杆菌最常见。我国过去以脑膜炎双球菌引起者为多。自抗生素问世以来，细菌性脑膜炎的死亡率已明显下降，但其后遗症并未减少。脑膜炎后遗症包括感音神经性聋、前庭功能障碍、智力下降、脑积水、癫痫发作、言语障碍、视力下降及学习能力低下等等。对小儿中枢神经系统的CT研究发现，脑膜炎伴严重后遗症者，多存在脑梗死、动脉闭塞，脑、脊髓坏死等病变。

细菌性脑膜炎可通过以下机制引起感音神经性聋：①感染和毒素沿蜗水管或内耳道向迷路蔓延，导致化脓性迷路炎，听神经束膜炎（perineuritis）或听神经炎。②浆液性或中毒性迷路炎等迷路的无菌性反应。③脓毒性血栓性静脉炎或迷路内的小血管栓塞。④听神经或中枢听觉通路的缺氧损害。后遗感音神经性聋病例死后的颞骨病理检查发现，螺旋器及螺旋神经节变性、萎缩；重者，迷路骨壁增厚、蜗管、半规管完全闭塞，失去其原有的组织学结构。听神经亦遭破坏或被瘢痕组织所包绕、压迫而失去功能。

关于本病继发感音神经性聋的发生率各家报告不一，大多为10%～20%（Cummings等，1993）。国内报告，流行性脑膜炎后遗感音神经性聋的发病率为0.7%～2%。病原菌不同，并发耳聋的百分率也不同，据统计，肺炎链球菌为31%，脑膜炎双球菌10.5%，流感嗜血杆菌则较低，为6%。

脑膜炎引起的耳聋多在疾病的早期开始，晚发者不多。多为双耳受累，单侧者少见。耳聋程度一般较重，甚至全聋，轻度、中度的不多，可波及所有的频率。常伴耳鸣。不少病例可出现眩晕，平衡失调等前庭症状。耳聋发生后，某些患者的听力尚可出现波动，好转或恶化，在脑膜炎后1年左右，听力方能稳定。听力出现恢复者，大多原为轻、中度的耳聋，可能与同时存在的中耳积液被吸收，或与浆液性迷路炎的过程有关。结核性脑膜炎引起的感音神经性聋较多，多与第Ⅷ对脑神经受到严重的炎性浸润，以及脑血管闭塞性病变有关。前庭症状可逐渐减轻、消失，而耳聋则难以恢复，且可在一段时期内继续发展。

七、伤寒

伤寒（typhoid fever）可引起感音神经性聋。女性较多见。耳聋常发生于疾病的第 2 周或第 3 周，缓起或突发，有些为可逆性。如合并前庭功能减退，则多侵及一侧。伤寒可能侵犯耳蜗，或并发神经炎、局限性脑膜炎等，而成为耳聋的可能原因。须注意本病尚有并发中耳积液者。

八、疟疾

疟疾（malaria）可引起感音神经性聋，但为数不多。颞骨的病理检查发现，内耳中的毛细血管可因疟原虫堵塞而发生耳蜗和前庭的退行性变，迷路动脉及其分支亦可能有血栓形成。对本病的诊断应注意排除因使用奎宁或氯奎所引起的药物中毒性耳聋。

九、梅毒

先天性早期和晚期梅毒（syphilis）以及后天性第 2 期和第 3 期梅毒均可引起感音神经性聋。据国外文献报告，近来，后天性和先天性梅毒的病例有迅速增加的趋势（Brookhouser，1993）。特别是感染了艾滋病毒的患者，合并后天性梅毒时有可能促进神经梅毒的发展，并使青霉素的疗效受到影响。

先天性早期梅毒是 4 个月以上的胎儿在子宫内通过胎盘而感染致病微生物－梅毒螺旋体（treponema pallidum）的，此类患者中有 3%～38% 出现耳聋。在某些病例，耳聋可以是先天性梅毒的唯一症状。先天性梅毒可于出生时或于出生后至 50 岁左右显现症状，故可将其分为先天性早期梅毒或先天性晚期梅毒两种类型。先天性早期梅毒可侵犯内耳及听神经，听力损害严重，出生后常有听力言语障碍。先天性晚期梅毒所致之耳聋可发生于任何年龄，以青少年多见。耳部症状的严重程度和发病年龄的迟早有关。发病早者，常表现为两侧突发性听力下降，通常伴有眩晕等前庭症状，听力损失程度一般均很严重。较晚发病者，耳聋可突发，或呈波动性，或进行性加重，不少病例尚有发作性耳鸣和眩晕、恶心、呕吐等症状，早期听力损失主要在低频区，晚期呈平坦型听力曲线，言语识别力下降，冷热试验示前庭功能下降或丧失。此类患者应和梅尼埃病鉴别。于 50 岁左右方始发病者，耳聋一般较轻。先天性梅毒的颞骨病理变化包括闭塞性动脉内膜炎，单核细胞浸润，迷路骨髓炎，以及不同程度的组织坏死。早期病变主要为脑膜－迷路炎，晚期膜迷路受累，可出现膜迷路积水，螺旋器、血管纹、螺旋神经节和听神经萎缩。

后天性梅毒第 2 期和第 3 期多见于中年人。第 2 期梅毒可发生急性迷路炎，脑膜炎和神经梅毒，引起耳聋，一般仅侵犯一侧耳。第 3 期梅毒病变可侵犯耳郭、中耳、乳突和岩骨，引起传导性和感音神经性聋（混合性耳聋），程度轻重不等。

梅毒的诊断主要依靠明确的梅毒病史和家族史。典型的先天性梅毒包括耳聋、间质性角膜炎、槽口切牙（Hutchinson 牙）、鼻中隔穿孔等。先天性晚期梅毒的瘘管试验（Hennebert 征）常为阳性，Tullio 征阳性。在梅毒的血清学检测方面，过去常用的有华氏补体结合试验和康氏沉淀反应。目前所用的血清学检查包括非特异性抗体反应和特异性抗体反应，后者有荧光螺旋体抗体吸附试验（fluorescent treponema antibody absorption，FTA-ABS），梅毒螺旋体抗体微量血凝试验（microhemag glutination assay for treponema pauidum，MHA-TP）以及梅毒螺旋体 IgM 测定等。

十、支原体和衣原体

呼吸道疾病的病原体之一肺炎支原体（mycoplasma pneumoruae）亦可侵犯神经系统。有人通过流行病学调查认为，它可引起听力下降、耳鸣和眩晕，耳聋属感音神经性或混合性。有认为大疱性鼓膜炎合并之感音神经性聋与支原体感染有关。衣原体（chlamydia）包括沙眼衣原体和鹦鹉热衣原体。有认为，后者亦可引起眼部感染，合并心血管疾病和感音神经性聋，平衡失调等。

第五节 特发性突聋

突然发生的听力损失称为突聋（sudden hearing loss），这种耳聋大多为感音神经性。许多疾病都可以引起突聋。特发性突聋（idiopathic sudden hearing loss）则是指突然发生的、原因不明的感音神经性听力损失，患者的听力一般在数分钟或数小时内下降至最低点，少数患者可在 3 天以内；可同时或先后伴有耳鸣及眩晕；除第Ⅷ对脑神经外，无其他脑神经症状。目前，临床上多将这种特发性突聋称为"突发性聋"。由迷路（内耳）窗膜破裂引起的突聋已作为一个单独的疾病，不再包括在"突发性聋"之内。

一、病因

病因未明。主要的学说有如下 2 种：

1. 病毒感染学说

据临床观察，不少患者在发病前曾有感冒史；不少有关病毒的血清学检查报告和病毒分离结果也支持这一学说。据认为，许多病毒都可能与本病有关，如腮腺炎病毒、巨细胞病毒、疱疹病毒、水痘带状疱疹病毒、流感病毒、副流感病毒、鼻病毒、腺病毒Ⅲ型、EB 病毒、柯萨奇病毒等。Cummis 等（1990）报告了对西非突聋患者血清学的调查结果，仍认为病毒感染是这种突聋的病因。从患者外淋巴液中分离出腮腺炎病毒，从脑脊液中发现疱疹病毒，以及不少患者血清中巨细胞病毒抗体滴度升高，疱疹病毒合并其他病毒的抗体滴度升高（Wilson，1986）等，都提示了病毒感染与本病的病因学关系。支持这一学说的另一资料是颞骨的病理组织学研究结果：Schuknecht 等（1986）研究了 12 例特发性突聋患者的死后颞骨组织病理，发现其病理变化与过去所见的病毒性迷路炎相似。Yoon 等（1990）观察了 8 例 11 耳死后的颞骨病理变化，发现内耳最普遍的病变为螺旋器萎缩和耳蜗神经元缺失。提示特发性突聋的病因可能为病毒所引起的急性耳蜗炎（acute cochleitis）或急性耳蜗前庭迷路炎（acute cochleo vestibular labyrinthitis）。Schknecht（1985）认为，除 Ramsay-Hunt 综合征外，病毒性耳蜗神经炎是很少见的。

2. 内耳供血障碍学说

内耳的血液供应来自迷路动脉。迷路动脉从椎－基底动脉的分支－小脑下后动脉或小脑下前动脉或直接从基底动脉分出。迷路动脉虽然可以通过鼓岬和骨半规管上的裂隙与颈内、颈外动脉的分支相交通，但是这些吻合支均甚纤细，所以迷路动脉基本上是供应内耳血液的唯一动脉。加之椎－基底动脉－迷路动脉系统常常出现解剖变异，这就更增加了内耳供血系统的脆弱性。内耳微循环的调控机制目前尚未完全阐明，现已知，它除受自主神经系统及局部调控机制的影响外，也受血压，血流动力学的影响。不少学者证实，来自颈神经节和胸神经节的交感神经节后纤维沿血管（颈内动脉，颈外动脉和椎－基底动脉）周围神经丛，并沿鼓丛神经、第Ⅶ、Ⅷ、Ⅹ对脑神经耳支的周围行走，进入耳蜗后，循螺旋蜗轴动脉及其分支伸抵放射状动脉的起始段。而螺旋韧带、血管纹、螺旋缘及基底膜处的小血管则无肾上腺素能神经支配。内耳供血障碍学说认为，特发性突聋可因血栓或栓塞形成、出血、血管痉挛等引起。

不少学者认为，中、老年人，特别是合并动脉硬化、高血压者，可因迷路动脉的某一终末支出现血栓或栓塞形成而导致突聋。年轻人于头颅外伤后，亦可因脂肪栓塞而引起突聋。文献中曾报告 1 例 29 岁男性病例，于头颅外伤后尿中出现脂肪滴及眼底病变，3 天后发生突聋。此外尚有关于潜水工人因内耳空气栓塞而引起突聋的报告。动物实验也证明，心内注射微球后，在蜗轴、血管纹和螺旋韧带等处可见栓塞形成。Sheehy 于 1960 年曾提出血管痉挛学说，认为由于各种原因（如受寒、受热、焦虑等）可引起自主神经功能紊乱，以致血管痉挛、组织缺 O_2 水肿、血管内膜肿胀、进一步导致局部血流减慢、淤滞，内耳终器终因缺血、缺 O_2 而遭到损害。尚有报告特发性突聋患者血液中血小板的黏滞性及凝集性增高者。由于内耳小动脉有迂曲盘绕行走的特点，在正常情况下，此处的血流速度比较缓慢，若血液的黏滞度增高，则在此发生血小板沉积、黏附、聚集，甚至血栓形成的可能性就会增大。动物实验发现，内耳缺血持续 6 s，耳蜗电位即消失，而缺血达 30 min 后，即使血供恢复，电位已发生不可逆的变化。

临床上不少患者用血管扩张剂或抗凝剂或溶栓剂治疗后，病情得到缓解，也可作为这一学说的旁证。再者，病毒感染也可通过影响局部的微循环而损害内耳：如病毒与红细胞接触引起血球黏集；内耳的血管内膜因感染而发生水肿，造成管腔狭窄或闭塞；病毒感染使血液处于高凝血状态，容易形成血栓等。此外，血压过低也是导致内耳供血不足的原因之一，Plath 发现，不少突聋患者的血压较低。动物实验也证明，主动脉的血压和耳蜗的 O_2 分压之间有密切关系。

二、症状

本病多见于中年人，男女两性的发病率无明显差异。病前大多无明显的全身不适感，但多数患者有过度劳累、精神抑郁、焦虑状态、情绪激动、受凉或感冒史。患者一般均能回忆发病的准确时间（某月某日某时），地点，及当时从事的活动，约 1/3 患者在清晨起床后发病。

1. 听力下降

可为首发症状。听力一般在数分钟或数小时内下降至最低点，少数患者听力下降较为缓慢，在 3 d 以内方达到最低点。听力损失为感音神经性。轻者在相邻的 3 个频率内听力下降达 30 dB 以上；而多数则为中度或重度耳聋。如眩晕为首发症状，患者由于严重的眩晕和耳鸣，耳聋可被忽视，待眩晕减轻后，方始发现患耳已聋。

2. 耳鸣

可为始发症状。患者突然发生一侧耳鸣，音调很高，同时或相继出现听力迅速下降。经治疗后，多数患者听力虽可提高，但耳鸣可长期不消失。

3. 眩晕

约半数患者在听力下降前或听力下降发生后出现眩晕。这种眩晕多为旋转性眩晕，少数为颠簸、不稳感，大多伴有恶心、呕吐、出冷汗、卧床不起。以眩晕为首发症状者，常于夜间睡眠之中突然发生。与梅尼埃病不同，本病无眩晕反复发作史。

4. 其他

部分患者有患耳耳内堵塞、压迫感，以及耳周麻木或沉重感。

多数患者单耳发病，极少数可同时或先后相继侵犯两耳。

三、检查

1. 一般检查

外耳道，鼓膜无明显病变。

2. 听力测试

纯音听阈测试：纯音听力曲线示感音神经性聋，大多为中度或重度聋。可为以高频下降为主的下降性（陡降型或缓降型），或以低频下降为主的上升型，也可呈平坦型曲线。听力损失严重者可出现岛状曲线。

重振试验阳性，自描听力曲线多为Ⅱ型或Ⅲ型。

声导抗测试：鼓室导抗图正常。镫骨肌反射阈降低，无病理性衰减。

耳蜗电图及听性脑干诱发电位示耳蜗损害。

3. 前庭功能试验

本检查一般在眩晕缓解后进行。前庭功能正常或明显降低。

4. 瘘管试验（Hennebert 征，Tullio 试验）

阴性。

5. 实验室检查

包括血、尿常规，血液流变学等。

6. 影像学检查

内耳道脑池造影、CT、MRI（必要时增强）示内耳道及颅脑无病变。

四、诊断及鉴别诊断

只有在排除了由其他疾病引起的突聋后，本病的诊断方可成立，如听神经瘤、梅尼埃病、窗膜破裂、耳毒性药物中毒、脑血管意外、化脓性迷路炎、大前庭水管综合征、梅毒、多发性硬化、血液或血管疾病、自身免疫性内耳病等等。

听神经瘤可能由于肿瘤出血、周围组织水肿等而压迫耳蜗神经，引起神经传导阻滞；或因肿瘤压迫动脉，导致耳蜗急性缺血，故可引起突发性感音神经性聋。据文献报告，其发生率为10%～26%不等。应注意鉴别。

艾滋病患者发生突聋者已有报告，突聋也可为艾滋病的首发症状，两者之间的关系尚不明了。由于艾滋病可以合并中枢神经系统的感染、肿瘤以及血管病变等，如这些病变发生于听系、脑干等处，则可发生突聋。此外，艾滋病患者在治疗中如使用耳毒性药物，也可引起突聋。

少数分泌性中耳炎患者也可主诉突聋，鼓膜像和听力检查结果可资鉴别。反之，临床上也有将特发性突聋误诊为分泌性中耳炎者，这种错误并不罕见。

由于本病容易发生误诊，为慎重起见，建议对特发性突聋患者进行6～12个月的随诊观察，以了解听力的变化情况，病情的转归，进一步排除其他疾病。

五、预后

本病有自愈的倾向。国外报告，有50%～60%的病例在发病的15 d以内，其听力可自行得到程度不等的恢复。据我们观察，虽然确有一些病例可以自愈，但其百分率远无如此之高，许多患者将成为永久性聋。伴有眩晕者，特别是初诊时出现自发性眼震者，其听力恢复的百分率较不伴眩晕者低。耳鸣的有无与听力是否恢复无明显关系。听力损失严重者，预后较差；听力曲线呈陡降型者较上升型者预后差。治疗开始的时间对预后也有一定的影响。一般在7～10 d以内开始治疗者，效果较好。老年人的治疗效果较青、中年人差。

据报告，有个别病例于突聋后数年出现发作性眩晕，其中有些病例在突聋发生时甚至无任何前庭症状（迟发性膜迷路积水）。目前尚不了解两者间的关系。这些病例最终大多需要作前庭神经切除术。

六、治疗

本病虽有自愈倾向，但切不可因此等待观望或放弃治疗。前已述及，治疗开始的早晚和预后有一定的关系，因此，应当尽一切可能争取早期治疗。治疗一般可在初步筛查后（一般在24 h内完成）立即开始。然后在治疗过程中再同时进行其他的（如影像学）检查。

1. 10%低分子右旋糖酐（dextran）

500 mL，静脉滴注，3～5 d。可增加血容量，降低血液黏稠度，改善内耳的微循环。合并心功能衰竭及出血性疾病者禁用。

2. 血管扩张药 血管扩张剂种类较多，可选择以下一种，至多不超过2种。

（1）钙通道拮抗剂：如尼莫地平（nimodipin）或尼莫通（nimotop）30～60 mg，2～3次/d；或西比灵（sibelium，盐酸氟桂利嗪）5 mg，1次/d。钙通道拮抗剂具有扩张血管、降低血黏度、抗血小板聚集、改善内耳微循环的作用。注意仅能选其中1种应用之。

（2）组胺衍生物：如倍他啶（B-histin）4～8 mg，3次/d；或敏使朗6～12 mg，3次/d。

（3）活血化瘀中药：如复方丹参8～16 mL，加入10%葡萄糖液中静脉滴注，1次/d，或3片，3次/d；或川芎嗪200 mL，以5%葡萄糖液或生理盐水稀释后静脉滴注，1次/d。

亦可用银杏叶制剂（舒血宁）20 mL溶于5%葡萄糖250 mL中静脉滴注，1次/d。

许多实验证明，烟酸（nicotinic acid）对内耳血管无扩张作用。

3. 糖皮质激素

可用地塞米松10 mg，静脉滴注，1次/d，3 d，以后逐渐减量。Hughes推荐的治疗方案为：1 mg/

kg·d，5 d后逐渐减量，疗程至少10 d。对包括糖皮质激素在内的全身药物治疗无效者，或全身应用糖皮质激素禁忌者，有报告采用经鼓室蜗窗给地塞米松治疗而在部分病例取得较好疗效者。因为蜗窗投药可避开位于血管纹和螺旋韧带处的血迷路屏障（Blood-labyrinth barrier），使内、外淋巴液中的药物有较高的浓度，药物的靶定位性好，而且不存在全身用药的副作用。糖皮质激素应用于本病是由于它的免疫抑制作用，大剂量可扩张血管，改善微循环，并可抗炎、抗病毒感染。但在疾病早期用药效果较好。

4. 溶栓、抗凝药

当血液流变学检查表明血液黏滞度增高时，可选用以下一种：

（1）东菱迪芙（巴曲酶）5 U溶于200 mL生理盐水中，静脉滴注，隔日1次，共5～9次，首剂巴曲酶用量加倍。

（2）蝮蛇抗栓酶0.5～1 U，静脉滴注，1次/d。

（3）尿激酶（urokinase）0.5～2万U，静脉滴注，1次/d。

其他尚有链激酶。用药期间应密切观察有无出血情况，如有出血倾向，应立即停药。如有任何出血性疾病或容易引起出血的疾病，严重高血压和肝、肾功能不全，妇女经期，手术后患者等忌用。

5. 维生素

可用维生素B_1 100 mg，肌注，1次/d，或口服20 mg，3次/d。维生素E 50 mg，3次/d。维生素B_6 10 mg，3次/d。或施尔康（theragran）1片，1次/d。

6. 改善内耳代谢的药物

如都可喜（duxil）1片，2次/d。吡拉西坦0.8～16 g，3次/d。ATP 20 mg，3次/d。辅酶A 50～100 U，加入液体中静脉滴注。或腺苷辅酶B_{12}口服。

7. 气罩吸入5% CO_2及95% O_2

每次30 min，8次/d。或高压O_2。

8. 星状神经节封闭

方法：患者仰卧，肩下垫枕，头后伸。首先对第7颈椎横突进行定位：第7颈椎横突的位置相当于颈前体表面中线外2横指和胸骨上切迹上方2横指之交界处。在此交界处之上方，即为进针点，从此可触及第6颈椎横突。注射时用左手中指和食指从同侧胸锁乳突肌前缘将胸锁乳突肌和颈动脉向外迁移，即将注射针头刺入进针点之皮肤（图6-1），向皮内注射少许2%利多卡因后，再进针约0.3 cm，回抽之，若无空气，则可继续进针，直达颈椎横突，然后略向后退少许，注入2%利多卡因2 mL，观察15～30 s，若无特殊不适，则可将剩余的4～6 mL利多卡因注入。如注射部位准确，则患侧迅速出现霍纳征（瞳孔缩小，上睑下垂，结膜充血）。除治疗突聋外，本方法亦有用于治疗梅尼埃病者。由于本术可引起气胸、迷走神经或喉返神经麻痹、食管损伤、脑部空气栓塞等并发症，故应谨慎行之。以上治疗无效者，可选佩戴助听器。

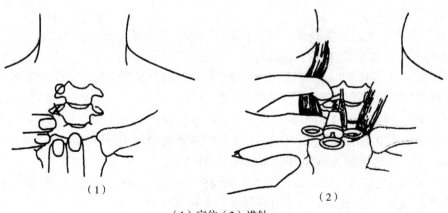

（1）定位（2）进针

图6-1　星状神经节封闭

第六节 老年性聋

老年性聋（presbycusis）是指因听觉系统老化而引起的耳聋；或者是指在老年人中出现的、而非由其他原因引起的耳聋。

人体随着年龄的老化而会出现神经细胞减少，神经递质和神经活性物质异常，神经纤维传导速度减慢，自由基代谢障碍，酶的活性下降，结缔组织变性等，临床上表现为记忆力衰退、毛发变白、牙齿脱落以及肌肉萎缩，血管硬化等衰老（aging）现象。因听觉系统衰老而引起的功能障碍即为老年性聋。但是，临床上所见老年性聋的发病机制不仅包括听觉系统衰老的生理和病理过程，还与每一个体在其过去的生命历程中所经受的各种环境和社会因素的综合影响有关。在实践中不可能将其与听系的纯衰老过程决然分开，故又将在老年人中出现的、并可排除其他致聋原因的耳聋称为老年性聋。

随着人类寿命的延长，老龄人口的增多，老年性聋的发病率也有了增加。近100余年以来，西欧65岁以上的人口增加了近6倍。

一、病因

1. 听觉系统的衰老

和机体的衰老一样，它是组织、细胞衰老的结果。细胞的衰老可能与细胞中沉积的代谢废物（如脂褐素等）影响了细胞的正常活动有关；亦可能与蛋白质合成过程中的差错积累有关。

2. 遗传因素

在听觉器官的衰老过程中具有重要作用，据估计，40%～50%的老年性聋与遗传有关。老年性聋的发病年龄及其发展速度，在很大的程度上与遗传因素有关。有人认为，身体的衰老是由于存在着衰老基因的缘故，它在生命的早期并未表达，直至生命后期方开始活化。近年来的研究发现，人类mtDNA4977缺失，鼠mtDNA4834缺失与部分老年性聋有关；在鼠的研究中还发现了ah1、ah12、ahB等数个核基因与老年性聋相关。

3. 外在环境因素的影响

除上述组织、细胞的自然衰老过程外，老年性聋还与个体在过去所遭受的各种外在环境因素的综合影响有关，但它们并未构成某种或某些种耳聋疾病。如：

（1）微弱噪声的损伤：所谓微弱噪声的损伤（micronois trauma）是人体在其生命过程中，间断受到的交通噪声、打击音乐、摇滚音乐、火器发射等各种噪声损伤长期积累的结果，这种损伤对老年性聋的发生具有不同程度的影响。

（2）血管病变：动脉硬化等血管病变也是人体衰老的基本表现之一。由于全身、也包括听觉系统在内的血管病变，以及其伴随的O_2交换减少及代谢障碍等，亦属老年性聋的致病因素之一。

（3）感染：如儿童或成年时期的急性中耳炎等感染疾病，亦可能对老年性聋具有一定的影响。虽然有些老年人已遗忘了过去的有关病史，鼓膜上亦未遗留任何病变的痕迹。

（4）由耳毒性药物或化学试剂、酒精等引起的轻微损害。

Rosen等检测了苏丹东南部一个孤立的生活区——Mabaans居民的听力，发现该地区老龄人的高频平均听力较西方工业化国家同年龄组居民的听力好。多数人认为，这是由于Mabaans居民所接触的噪声少，动脉硬化的发病率较低的缘故。Drettner对1 000名瑞典居民的调查结果却显示，无论是患有高血压、高血脂的老年患者或正常老年人，其高频听力并无任何区别。

此外，某些神经递质和神经活性物质的改变，如谷氨酸盐、GABA等，也与听觉器官的老化有关。

二、病理

老年性聋的病理变化发生于包括外耳、中耳、内耳、蜗神经及其中枢传导径路和皮层的整个听觉系统中。

外耳：耳郭和外耳道皮肤、软骨等均可出现老年性改变，如皮肤粗糙、脱屑、软骨弹性降低等，但这对听力并无明显影响。

中耳：由于结缔组织的退行性变，如弹性纤维减少，透明变性，钙质沉着，以及肌肉萎缩等，可使鼓膜、鼓室内的韧带和听骨链中的关节等物理特性发生改变，镫骨周围环状韧带的弹性减退，可影响足板的活动，甚至发生固定，而出现传导性听力障碍。

内耳：基底膜可出现增厚，钙化，透明变性；螺旋韧带萎缩；内、外毛细胞萎缩，伴支持细胞减少；血管纹萎缩；螺旋神经节细胞退变，耳蜗神经纤维变性，数量减少。内耳血管亦随年龄的逐渐增高而出现退化、萎缩，如耳蜗内的放射状细动脉，毛细血管等。迷路动脉的硬化，管腔狭窄亦与内耳的退变有关。

听觉中枢神经系统：在老年性聋中，其听觉传导通路和皮层中的神经核团亦可发现神经节细胞萎缩凋亡，数量减少，核固缩等改变，如蜗腹侧核、上橄榄核、外侧丘系、下丘及内侧膝状体等。

综上所述，可见老年性聋的病理变化比较复杂，范围广泛，但每一位个体的主要病变部位，一般仅限于1～2处，且个体差异较大。在此基础上，Schuknecht将老年性聋的病理变化分为4种不同的类型：

1. 感音性老年性聋（sensory presbycusis）

此型以内、外毛细胞和与其相联系的神经纤维萎缩、消失为主要特点。病变从底周末端开始，逐渐向顶周缓慢发展。外毛细胞一般首先受损，然后累及内毛细胞。纯音听力图以高频陡降型为特点，早期低频听力正常。Covel（1957）等曾认为毛细胞的这种病变属于耳蜗螺旋神经节细胞萎缩的继发性改变，但随后Johnsson等（1972）通过大量的病理解剖发现，从儿童时期开始，毛细胞已出现萎缩，随着年龄的增长，它以非常缓慢的速度逐渐发展，加重。亦有人认为，支持细胞可能是最早发生退变的细胞。

2. 神经性老年性聋（neural presbycusis）

耳蜗螺旋神经节和神经纤维的退行性变是本型的主要特征。表现为神经节细胞大小不一、核固缩、偏移，细胞数量减少，伴神经纤维变性，数量减少。但施万细胞正常。病变以底周和顶周较重。Schuknecht（1955）观察到，虽然猫的耳蜗底周螺旋神经节细胞消失多达80%，但仍可维持正常的听阈；而在人体，如耳蜗某一部位的螺旋神经节细胞有75%以上发生退变，则其相应频率的听阈可出现变化。临床上表现为，在纯音听阈的所有频率均出现提高的基础上，高频听力通常受损较重，言语识别能力明显下降，与纯音听阈变化程度不一致。

3. 血管性老年性聋（stria presbycusis）

血管性老年性聋又称代谢性老年性聋。因为在生理状态下血管纹产生能量，以调控内淋巴的电离子浓度，维持正常的蜗内电位，从而保证耳蜗的正常生理功能，故本型又有"代谢性老年性聋"之称。本型以耳蜗血管纹萎缩为病变特点。病损常波及包括从顶周到底周的全部血管纹，所以患者的听力曲线多呈平坦型，言语识别率可正常。

4. 耳蜗传导性老年性聋（cochlear conductive presbycusis）

耳蜗传导性老年性聋又称机械性老年性聋。在本型，耳蜗及听神经均无明显病变，但基底膜因增厚、透明变性、弹性纤维减少等而变得僵硬，特别是在底周末端基底膜最狭窄处，尤为明显。Schuknecht认为，这是一种以基底膜弹性减退为特征的机械性或耳蜗传导性聋。纯音听力图表现为以高频听力下降为主的缓降型听力图。

三、症状

1. 听力下降

不明原因的双侧感音神经性聋，起病隐匿，进行性加重，但进展速度通常甚为缓慢。一般双耳同时受累，亦可两耳先后起病，或一侧较重。听力损失大多以高频听力下降为主，言语识别能力明显降低。在部分患者，言语识别率可较纯音听力下降更为严重，并且往往是引起患者或家属注意的第1个症状。开始时该症状仅出现于特殊的环境中，如当许多人同时谈话，或参加大型的会议时，老年人常感听话困难。以高频听力下降为主者，患者常常对如鸟鸣、电话铃声、门铃声等高频声响极不敏感。病情逐渐发展后，患者对一般的交谈亦感困难。言语识别能力的降低与纯音听力下降的程度不相称的原因可能为：

（1）听觉通路中神经元的退变。
（2）高频听力下降明显，而中、低频听力尚可。

2. 耳鸣

多数病例均有一定程度的耳鸣，开始为间歇性，仅于夜深人静时出现，以后逐渐加重，可持续多日。耳鸣多为高调性如蝉鸣、哨声、汽笛声等，有些为数种声音的混合；有些患者诉搏动性耳鸣，可能与合并的高血压、动脉硬化有关。

3. 眩晕

不是老年性聋的症状，但老年性聋病例可有眩晕，可能与前庭系老化或椎－基底动脉的老年性病变有关。

4. 其他

疾病晚期，由于听力下降，社交能力差，精神状态受到不同程度的影响，甚至出现孤独、压抑、反应迟钝等精神变化。

四、检查

1. 鼓膜

无特征性改变。一般老年人鼓膜混浊者较多，有时在靠近鼓环处可见白色半环形条带，其他如钙斑、萎缩性瘢痕、鼓膜内陷等亦可见。

2. 纯音听力曲线有不同类型

如陡降型、缓降型、平坦型、盆型、马鞍型及轻度上升型等，其中以前3种类型最为常见。一般男性缓降型较多，女性平坦型较多。

除感音神经性聋以外，由于鼓膜、听骨链随年龄老化而发生僵硬，故老年性聋中亦可合并传导性听力下降而呈现混合性聋，但仍以感音神经性聋为主。

3. 阈上功能试验

（1）重振试验：耳蜗病变时重振试验阳性，如耳蜗病变和蜗后病变并存，阳性的机会也较多；或仅有轻度的重振或部分重振现象。

（2）短增量敏感指数试验（SISI）：正常或轻度增高。

4. 言语试验

言语识别率降低者多，与纯音听力下降的程度常不一致，有些病例的纯音听力图仅示轻、中度损害，而其言语识别率却明显下降；相反，有些言语识别率轻度降低，纯音听力却明显下降。

噪声干扰下的言语、滤波言语、竞争语句、交错扬扬格词、凑合语句等敏化言语（或称畸变言语）试验可出现识别力降低。

五、诊断

60岁以上老年人出现的双耳渐进性感音神经性聋，在排除其他病因以后，即可诊断为老年性聋。然而，老年性聋的发病年龄并不固定，有70岁以上的老年人两耳听力仍相当敏锐，亦有少数人年仅40余岁，即出现听系统老化现象。诊断中可结合全身其他器官衰老情况综合分析，并仔细排除药物中毒性聋、噪声性声损伤、梅尼埃病、耳硬化症、鼓室硬化、中耳粘连、听神经瘤、高脂血症、糖尿病以及自身免疫性感音神经性聋、遗传性进行性感音性聋等，方可做出诊断。

六、预防

预防衰老始终是人类的理想，但至今并无良方。以下方法或可延缓听系统的衰老过程，如：
（1）注意饮食卫生，减少脂类食物，戒除烟酒嗜好，降血脂，防治心血管疾病。
（2）避免接触噪声。
（3）避免应用耳毒性药物。

（4）注意劳逸适度，保持心情舒畅。
（5）进行适当的体育活动。
（6）改善脑部及内耳血循环。

七、治疗

由于衰老是一种自然规律。目前，尚无方法加以逆转，故性激素，维生素（A、B、E等）和微量元素以及血管扩张剂等对本病均无确切的治疗效果。

建议早期佩戴适当的助听器。目前认为，老年人的言语识别能力差可能与中枢听系功能障碍以及患者的认知能力下降有关，故早期佩戴助听器可尽早保护患者中枢神经系统的言语识别功能。此外，应告知患者家属，与患者交谈时避免向患者大声喊叫，言语应尽量缓慢而清晰，必要时可借助于面部表情或手势，以帮助患者了解语意。

第七节 伪聋

伪聋（simulated deafness）又称诈聋。顾名思义，诈聋不是一种疾病，而是伪聋者为了达到某种目的（包括诉讼、经济、政治等目的），在听功能完全正常的情况下伪装耳聋；或虽有轻微的听力障碍，而有意夸大其听力受损的程度，故这种伪聋又称为夸大性聋（exaggerated hearing loss）。

一、表现形式

1. 单侧伪聋

比较多见。因为单侧伪聋伪装起来比较容易，伪聋者认为，在这种装聋的情况下，可以照常生活、工作而不容易被察觉，可能达到目的。

2. 双侧伪聋

伪聋者佯装双侧耳聋。这种伪聋较单侧伪聋困难。

3. 部分性伪聋

少见。此类伪装者大多对听力测试内容和技术有所了解。

4. 伪装聋哑

伪聋者不仅伪装两耳全聋，而且装哑。短暂的"装聋作哑"不难，但若时间较长，终会被识破。

二、检查方法

检查时，医师宜戴口罩，亲自询问受试者的病史，如耳部或头部受伤史，受伤部位，打击方式；耳聋的程度；有无耳鸣、眩晕、平衡失调等伴发症状；以及过去的听力状况等。并同时观察受试者的举止行为、神态等，注意耳聋的程度是否与其行为反应的情况一致。然后检查受伤部位，外耳及鼓膜。遇有以下情况时，应疑及伪聋的可能，并进一步做以下相关检查：①耳语试验或言语测听时，受试者的反应迟疑不决，且可排除因智力障碍，方言不懂或严重的耳鸣而带来的影响。②受试者所述受伤情况与耳部初步检查结果不一致，如诉耳部受拳击后发生全聋，但却无耳鸣，眩晕等内耳受损症状，外耳道及鼓膜完全正常。③正常情况下，手指塞非"聋"耳时，在1.5～4.5 m处受试者应可听到语声，如受试者听不到，则有伪聋之可能。④音叉试验时骨导完全消失。⑤各种测试方法的结果不一致，同一测试方法，其前后各次检查结果亦有很大差异。

1. 单耳伪聋测试法

（1）音叉中线骨导试验：堵塞非"聋"耳，将振动的音叉置于头部中线上任何一点时，若受试者否认非"聋"耳能听到音叉声，示伪聋可能。

（2）听诊器试验：测试前先用石蜡封闭听诊器一侧之耳塞孔，但表面不露任何痕迹，定不让受试者了解情况。测试时先将该耳塞置于非"聋"耳，另一侧耳塞置于"聋"耳，检查者口对漏斗形听诊器头讲若干语句,并请受试者复诵之。此时受试者均能复诵。继之,不用听诊器,而请受试者用手指堵塞非"聋"耳,再如法试之。若此时受试者不能复诵,则可能为伪聋。

（3）双语声管试验：通过听管或耳机,对受试者双耳分别播送内容和速度不同的语句。伪聋者,由于双耳所听到的语句互相干扰,仅能复诵少量单侧或双侧所播送的语句。而真为单侧耳聋者,仅健耳可听到语声,故能准确复诵健耳所听到的语句。

（4）朗诵试验：此试验的原理为：当环境有嘈杂声时,正常人必将不自觉地提高自己说话的声强,企图超过环境声的响度。测试时,先嘱受试者按平常一般声调朗读若干语句,不得中断,然后以噪声器向"聋"耳播放噪声,并逐渐提高其强度。如受试者随噪声强度的增加而提高其朗读声,提示可能为伪聋。而真聋者不会受到噪声的干扰。

（5）纯音听力计测试法：正常情况下,当测试条件（如仪器,操作人员,测听室等）不变时,数次复测的纯音听阈阈值的变动一般不超过 10 dB；如相邻两个以上频率的听阈变化大于 10 dB,示听力有变化。伪聋者,不仅数次测试结果明显不同,而且听力曲线多为平坦形或碟形,甚至可能出现数个起伏很大的波形,而且骨导听阈较气导听阈反可高出 20 dB 或 20 dB 以上（此时应排除前半规管裂）等。此外,若用强度级很高的纯音反复测试"聋"耳而健耳不加掩蔽时,不出现音影曲线,或数次出现的"音影曲线"差别很大,示有伪聋之可能。真正的耳聋患者,在相同的条件下,尽管反复测试,其"音影曲线"亦无明显区别。

（6）声导抗听力测试法：声反射阈正常或低于纯音"听阈",表明受试者有伪聋或精神性聋的可能。

（7）电反应测听法：电反应测听法是一种不受受试者主观意识和行为配合影响的客观测听法,其结果客观,可靠,在伪聋的诊断中具有重要价值。凡 ABR 波 V 反应阈正常或低于主观"听阈",可提示为伪聋或精神性聋。疑为夸大性聋者可从 ABR 反应阈和（或）中潜伏期测试中进行鉴别。

2. 双耳伪聋测试法

（1）耳蜗眼睑反射试验：当受试者不注意时,乘其不备,以强声刺激之,受试者此时若出现眨眼运动,示有听力存在。

（2）睡眠惊醒试验：当受试者熟睡时,突然予以强声刺激,此时受试者若能被强声惊醒,证明其听力存在。而精神性聋患者在熟睡中"耳聋"仍然存在。故此法可用于鉴别伪聋和精神性聋。

（3）瞳孔反射试验：给一个强声刺激时,瞳孔的大小通常会出现变化,如系真聋,瞳孔的大小不变。

（4）纯音听力测试法、声导抗测试法和电反应测听法同单耳伪聋检查法。对伪聋的诊断必须本着实事求是的态度,认真、细致地进行检查,客观、科学、慎重地做出结论,在未获得确实可靠的检查结果以前,定不能轻率地做出结论。在诊断中,耳科医师仅应该从专业的角度对受试者做出听力是否正常,以及听力损失程度的可靠判断。

第七章　鼻先天疾病

鼻先天畸形系指因各面突在形成鼻和面部的过程中受到某种致畸因素，如遗传、环境等的影响，导致鼻面部发育障碍而出现的畸形。

第一节　面裂囊肿

面裂囊肿即面部裂隙囊肿，系指发生于鼻及鼻周软组织或骨孔内的各种先天性囊肿。此类囊肿虽然始发于裂孔处，但生长膨大后常可侵及上颌窦、鼻腔、上颌骨牙槽突及腭部。早期多无症状，后经缓慢发展，囊肿不断增大而出现畸形。

一、球上颌囊肿

发生于上颌突和内侧鼻突的融合处，女性多见。

（一）临床表现

（1）上颌侧切牙与尖牙根间隙增大。

（2）如囊肿增大突入鼻腔底、上颌窦底及上唇唇龈沟等处，可见上述部位有局限性膨隆。

（3）面部可有压迫感及面部外形变化。

（二）治疗方案及原则

经口鼻前庭行囊肿切除术。

二、鼻前庭囊肿

位于鼻前庭底部皮肤下，上颌骨牙槽突浅面软组织内，女性多见。

（一）临床表现

（1）一侧鼻翼附着处、鼻前庭内或者梨状孔前外方隆起，有囊性感。

（2）患侧鼻塞。

（3）继发感染时隆起增大、压痛。

（二）诊断要点

1. 临床表现

鼻前庭外下方隆起。

2. 触诊

一手指放在口前庭，另一手指放在鼻前庭联合触诊可及软且有波动感的半球形包块。

3. 穿刺

可抽出淡黄色透明或半透明液体。

4. 影像学检查

X线平片或鼻窦CT可见梨状孔底部有一均匀的半球形影，骨质无破坏。

（三）治疗方案及原则

唇牙龈沟进路囊肿切除术。

三、鼻背中线囊肿及瘘管

可发生于鼻梁中线上的任何部位。其膨大的部分称窦，有窦口与外鼻相通者称鼻背中线瘘管。无窦口与外鼻相通者称囊肿。男性多见。

（一）临床表现

（1）鼻背部有小瘘口或小肿块。

（2）瘘口处可挤出黄色脂样物或细小毛发。

（3）囊肿大或部位深可有鼻塞。

（二）诊断要点

（1）临床表现。

（2）特殊影像学检查：鼻正位X线片可见鼻中隔增宽、分叉或有菱形阴影，侧位片偶见鼻部有纺锤状或哑铃状阴影。

（3）穿刺检查有助确诊。

（三）治疗方案及原则

手术切除囊肿。

第二节　先天性后鼻孔闭锁

先天性后鼻孔闭锁为先天发育异常，表现为单侧或双侧后鼻孔闭锁，闭锁处组织为膜性、骨性或混合性。双侧闭锁者出生后即有呼吸困难及不能吮奶，严重者可因窒息而死亡。单侧闭锁症状较轻，约占60%，有时不易发现，往往在体检时始发现。故此病应为耳鼻喉科、儿科、产科等各科医师所掌握，以便及时救治。

一、入院评估

（一）病史询问要点

（1）新生儿有无周期性呼吸困难。即哺乳时呼吸困难、啼哭后缓解，再次吮乳再次出现呼吸困难。生后3~4周多数患儿出现张口呼吸与短时间吮乳交替进行的现象。

（2）年龄稍大儿有无鼻塞、嗅觉消失、张口呼吸、闭塞性鼻音、睡眠打鼾、擤涕困难。

（3）有无其他系统的先天性异常。

（二）体格检查要点

（1）用干棉花纤维放鼻孔前检查有无气流通过。

（2）细导尿管沿鼻底插入鼻腔不能至咽部或插入不到32 mm就遇阻力。

（3）对成人及较大儿童进行前鼻镜及后鼻镜检查：常见鼻腔内大量黏液积存，鼻甲水肿。清除分泌物和收敛鼻黏膜以后，可窥见闭锁部分。

（三）继续检查项目

（1）用染色剂（亚甲蓝）滴入鼻腔，发现染液不能流向咽部。

（2）纤维鼻咽镜及鼻内窥镜检查示后鼻孔闭塞的部位、性质及程度。

（3）CT扫描明确显示闭锁部分、深度、性质及邻近结构的变异情况。

二、病情分析

（一）诊断
根据病史、症状、前后鼻镜及 CT 检查即可明确诊断。

（二）临床类型
单侧性闭锁较双侧性者为多，据报道 60% 属单侧性；闭锁又可分为膜性或骨性或混合性。骨性约占 90%。

三、治疗计划

（一）治疗原则
首先保持呼吸通畅，防止窒息；然后设法去除闭锁，恢复鼻腔生理功能。

（二）急救处理
新生儿产后出现呼吸困难的紧急处理：经口置入麻醉用通气管，建立经口呼吸通道。患儿应专人护理，采用滴管喂养或胃管喂养。

（三）术前准备
（1）先建立口腔通气道，可将橡皮奶头顶端剪 2 个孔将其置于婴儿口中并用布带固定于婴儿头部，使之习惯于用口呼吸。

（2）详细检查婴儿心脏情况，有无其他先天性畸形，注意营养供给。

（3）查清是单侧还是双侧后鼻孔闭锁。

（4）如为单侧后鼻孔闭锁，非闭锁侧可放入鼻饲管。

（5）配血。

（四）治疗方案
为建立永久性鼻呼吸通道，以早期手术为宜。手术方法可分为经鼻腔、经腭、经鼻中隔、经上颌窦等四种径路。但常用的一般为前两种径路。

1. 经鼻径路

适用于成人或较大儿童。膜性闭锁可用锐利器械穿通扩张。骨性闭锁在去除骨隔后切除鼻中隔后缘部分骨质，放置扩张管，使用鼻内窥镜可获清晰的视野。激光内窥镜鼻腔鼻窦外科的应用可缩短手术时间，易于操作，创伤小，出血少，术后反应轻。

2. 经腭径路

适用于婴儿，手术暴露好。去除闭锁隔及鼻中隔后部骨质。尽量扩大后鼻孔，术后置扩张管。

开放后鼻孔的口径：婴儿不少于 0.6 cm，成人不少于 1.0 cm。考虑到术后回缩，术中造口必须尽可能大一些。

四、术后处理

（1）对婴幼儿术后护理极为重要，保持扩张管通畅，防止扩张管脱落。一般扩张管置留至少 3～6 个月。

（2）鼻内滴入 2% 链霉素滴鼻液。

（3）雾化吸入。

（4）定时清洁鼻腔，清除分泌物或干痂。

（5）床边备有同样口径和大小一致的管子，以便脱落时可立即插入备用管，保证管道通畅及鼻腔呼吸。

（6）全身应用抗生素 5～7 日，以防感染。

五、住院小结

（一）疗效如能保障
有足够时间的术后扩张，疗效一般较好。

（二）出院医嘱
（1）嘱病人3~6个月后来院取出扩张管。
（2）每日滴鼻腔黏膜收缩剂1~2次至半个月。
（3）随访1年。

第三节　脑膜脑膨出

脑膜脑膨出是指一部分脑膜、脑组织通过颅裂疝至颅外而形成的先天性畸形。多发生于新生儿及儿童。由筛骨鸡冠前方盲孔疝至鼻部者称囟门型（包括鼻额型、鼻筛型、鼻眶型）。由鸡冠后方疝出者称颅底型（包括蝶眶型、蝶额型、鼻咽型）。疝出物仅含脑膜和脑脊液者称脑膜膨出。脑组织也膨出者称脑膜脑膨出。

一、临床表现

（1）新生儿外鼻上方近中线处有一圆形包块，随年龄增大。触之柔软，表面光滑，透光试验阳性。患儿哭闹或压迫颈静脉时包块可略增大或张力增加。
（2）新生儿或幼儿鼻塞、哺乳困难，鼻腔及鼻咽部可见圆形肿物，表面光滑，触之柔软，蒂在顶部。
（3）压前囟门时可见鼻部包块略增大。若压迫鼻部包块时可以压缩，且前囟门稍向外突，表示包块与颅内相通。
（4）鼻漏伴有鼻咽或鼻腔柔软包块。

二、诊断要点

（1）临床表现及体征。
（2）影像学检查：鼻窦CT或MRI可见颅前窝骨质缺损或筛骨鸡冠消失，鼻腔或鼻部肿物与颅内交通。
（3）禁用诊断性穿刺。
（4）应与鼻息肉鉴别。

三、治疗

（1）传统手术治疗分颅内法和颅外法，近年多采用鼻内镜手术。手术原则是将膨出脑组织回纳颅内，难以回纳者则切除膨出部分，修补硬脑膜。膨出部皮肤有破裂倾向者应急行手术。
（2）2~3岁后手术为宜。

第八章 鼻及鼻窦外伤

第一节 鼻骨骨折

一、临床表现

（1）局部疼痛，鼻出血。
（2）鼻梁塌陷或偏斜。
（3）皮肤撕裂伤、皮下瘀血或鼻部软组织肿胀，可有皮下气肿及捻发音。
（4）鼻中隔偏曲及黏膜下血肿。如继发感染可致鼻中隔脓肿，软骨坏死可致鞍鼻畸形。

二、诊断要点

（1）外伤史。
（2）临床表现。
（3）影像学检查：X线片鼻骨侧位相可提示骨折部位。
（4）疑有鼻中隔血肿时可穿刺抽吸确诊。

三、治疗方案及原则

（1）单纯骨折无畸形者可不需处理。
（2）有畸形者应在伤后尽快复位。
（3）开放性骨折者，应一期行清创缝合及骨折复位固定术。
（4）骨折畸形愈合后，应行鼻骨整形术。

第二节 鼻窦骨折

鼻窦位于颜面部中1/3，当颜面部受到暴力打击时，如跌伤、撞伤或尖器伤时，常易发生鼻窦骨折。由于上颌窦和额窦占颜面部相当部分，且位置表浅，故发生率较高。筛窦次之，蝶窦最少。骨折可发生于单个鼻窦，也可多个鼻窦同时发生，常伴有面颅骨骨折。

一、入院评估

（一）病史询问要点

（1）有无明确的头面部外伤史。
（2）有无轻或重度的鼻出血。
（3）询问鼻溢液性质。有些病人鼻腔内若流出的血液颜色较淡或不易凝固，应考虑筛窦或额窦骨折合并脑脊液鼻漏的可能。

（4）鼻腔内是否有流脓、鼻塞等症。

（5）是否有嗅觉、视力减退等。

（二）体格检查要点

1. 是否发生休克

病情严重者可有休克表现，可能为严重出血或窒息所致。表现为面色苍白、出冷汗、呼吸浅、脉弱以及血压低或脉压减小等。

2. 面部畸形

上颌窦和额窦前壁粉碎性骨折可见面部塌陷；上颌窦上壁眶底爆裂，眶内软组织部分坠入上颌窦内，可表现为眼球塌陷；筛窦眶板破裂，局部血肿压迫可造成眼球外移；上颌窦横断性骨折可造成上牙槽的变形。局部触诊可扪及皮下气肿、骨折凹陷，闻及骨擦音，检查伤口时可发现碎骨片或骨折线。

3. 功能障碍

视力减退、复视、咬合异常等表现。

（三）继续检查项目

头颅及鼻窦 X 线检查，或 CT 扫描，对鼻窦外伤病人的入院评估，治疗方案的确定有指导意义。能确定骨折的性质、范围。若疑有复合伤存在，应加做相应部位的 CT 扫描。

（四）门诊资料分析

对入院的鼻窦骨折病人门诊资料的分析是制订治疗方案的重要原始资料。门诊资料结合 CT 或 X 线检查可将病人分为三类：第一类为必须急诊手术治疗的病人；第二类为暂可不施行手术治疗但必须在密切观察下先行非手术治疗；第三类为不需要手术治疗。

二、病情分析

（一）诊断

根据病人的受伤史，体格检查以及 CT 扫描、X 线检查，对鼻窦骨折不难做出诊断。

（二）临床类型

国内外对鼻窦骨折尚无统一分型和分类。毛炳良提出将骨折分四型，每型再分为开放型和闭合型：Ⅰ型：鼻窦线性骨折，无移位；Ⅱ型：窦壁骨折伴有下陷移位；Ⅲ型：鼻窦粉碎性骨折；Ⅳ型：多鼻窦复合性骨折。

三、治疗计划

（一）治疗原则

鼻窦骨折治疗原则为抗休克、抗感染、止血、骨折片复位及清创缝合。有颅脑损伤时应与神经外科协作治疗。

（二）术前准备

术前应做好下列工作：

（1）明确诊断，严格掌握手术指征。

（2）根据 CT 扫描，X 线检查制订正确、合理的手术入路。

（3）根据病情及时与麻醉医师联系，以确保手术的安全性。

（三）治疗方案

1. 上颌骨骨折

①急诊处理：应争取在伤后 24 h 内行骨折复位手术，如超过 24 h，常发生软组织肿胀、血肿或感染，则在伤后 1～2 周内再予复位。②上颌窦前壁或上壁骨折：可经上颌窦根治手术径路复位，复位后窦腔填塞碘仿纱条起支撑作用，1 周后取出。上壁骨折也可通过下睑下切口径路进行修复，如上壁骨折缺损，可用硅胶片或自体骨、软骨修补。③上颌骨牙槽突骨折：复位后用钢丝于牙间固定。④复杂骨折：于上

颌骨骨折的各断端钻孔,不锈钢丝内固定,可请口腔科协助处理。

2. 额窦骨折

①前壁线性骨折:无错位者,无须特殊处理。②前壁塌陷性骨折:可经眉弓切开复位。③前壁复杂性骨折:则清除异物及游离的碎骨片,鼻外筛窦根治术,扩大鼻额管以利引流,或封闭鼻额管,填塞窦腔。④后壁骨折:应手术探查,如有脑膜撕裂,应予修补。

3. 筛窦骨折

①单纯筛窦骨折:如无眼部症状,一般不需处理。②严重出血:经填塞止血无效者,可行筛前动脉结扎术。③有视力障碍者:应及早行视神经管减压术,术前后给予足量糖皮质激素,减轻视神经水肿,以利恢复视力。

4. 蝶窦骨折

①单纯蝶窦骨折:无须处理。②合并视神经损伤或脑脊液鼻漏:应及早行视神经减压术或脑脊液鼻漏修复术。③严重颅底骨折:应请神经外科协助处理。

四、术后处理

(1)加强抗感染治疗。

(2)如无脑脊液鼻漏,可用1%麻黄碱滴鼻以收缩鼻腔黏膜,保持鼻腔有良好的通气。

(3)如有脑脊液鼻漏,应嘱病人避免用力咳嗽、擤鼻,限制水和食盐的摄入量,取头高卧位。

五、住院小结

(一)疗效

如就诊和处理及时,疗效大多良好。

(二)出院医嘱

出院后3～4周复查,如仍有脑脊液鼻漏,应考虑修补瘘孔。

第三节 视神经管骨折

视神经管骨折是因后组筛窦因外力作用,气房破裂致视神经管损伤,常可导致失明。

一、临床表现

除有筛窦骨折的表现外,视力障碍最为明显,如视力下降或失明,患侧瞳孔散大,对光反射消失,但间接反射存在,眼底检查多属正常。

二、诊断要点

(1)外伤史。

(2)临床表现。

(3)影像学检查视神经管CT像。

三、治疗方案及原则

及早行经鼻内镜视神经管减压术。

第四节 脑脊液鼻漏

脑脊液鼻漏是因外伤或非外伤因素使脑脊液自鼻腔流出的异常情况。如不及时处理,不但丢失脑脊液而且极易引起逆行的颅内感染,必须抓紧处理。

一、入院评估

(一) 病史询问要点

外伤性脑脊液鼻漏多伴有颅脑损伤，故病人入院时多有意识障碍，在不能直接向病人询问病史的情况下应尽量向陪送入员了解有关情况：①致伤时间。②致伤原因。③受伤部位。④伤后是否有血性液体自鼻孔流出，干燥后是否呈痂状，或鼻孔是否直接流出清澈的液体。⑤伤后是否伴有视力、嗅觉功能障碍。⑥如无外伤史，则要问清是否近期有鼻腔手术史，或是否以往有反复头痛、恶心呕吐等颅内压增高等病史。

(二) 体格检查要点

脑脊液鼻漏病人在情况容许下，重点检查：首先明确是否存在脑脊液鼻漏，其次判断瘘孔的大致位置，凡遇下列情况，均应高度怀疑有脑脊液鼻漏存在：①反复发生肺炎球菌脑膜炎者。②头部外伤时有血状液体自鼻孔流出，其痕迹中心呈红色而周边清澈，或鼻孔流出的无色液体，干燥后不成痂。③鼻孔流出的清澈无色液体，于低头、用力、咳嗽、打喷嚏时增多。压迫颈内静脉时，流量增加。

(三) 继续检查项目

1. 鼻分泌物中脑脊液的鉴定

应做葡萄糖定量分析，其含量若在 1.7 mmol/L 以上，可确定为脑脊液。

2. 瘘孔的定位

瘘孔定位较困难，其方法较多：① X 线或 CT 扫描可显示骨折部位和窦内积液，气脑或颅内肿瘤等情况。②在鼻内窥镜下，压迫双侧颈内静脉，使颅内压升高，可观察到脑脊液流出部位。③ CT 脑池造影，可观察瘘孔的位置。④椎管内注入着色剂或荧光素，并配合鼻内窥镜检查，可发现瘘孔部位。

(四) 门诊资料分析

对入院的脑脊液鼻漏病人门诊资料分析是制订治疗方案的重要原始资料。门诊资料结合 CT、X 线等特殊检查可将病人分为两类：一类为非手术治疗；二类需行手术修补治疗。

二、病情分析

(一) 诊断

根据病人的病史、体格检查、分泌物的糖定量分析以及结合 X 线、CT 等检查，脑脊液鼻漏的诊断不难做出。

(二) 临床类型

根据脑脊液鼻漏的原因不同，可分为外伤性和非外伤性两类。外伤性多因头颅外伤颅前窝颅底骨折，硬脑膜撕裂引起，还包括由手术误伤引起的医源性脑脊液鼻漏。非外伤性可因颅内肿瘤、脑积水、感染、先天畸形等因素引起。另外，外伤性类中依发生脑脊液鼻漏的早晚，又分为急性和迟发性两类。

三、治疗计划

(一) 治疗原则

能自愈的病人尽可能采取保守疗法，如超过 2～4 周后无好转，应采取各类有效措施来修补瘘孔，以达到治愈目的。

(二) 术前准备

（1）术前全身检查，包括肝、肾功能，心肺状况及头颅正侧位或断层 X 线照片、头颅 CT 扫描等，以了解额窦、颅底情况；鼻漏液的生化检查。

（2）备血。

（3）剃光头发，如准备取阔筋膜还需做相应区域皮肤准备。

（4）术前用抗生素，并按全麻的要求做必要准备和用药。

(三)治疗方案

1. 非手术治疗

(1)大部分病人经保守治疗后可自愈。此时要预防感染,避免用力咳嗽、擤鼻,限制水和食盐的摄入量,取头高卧位等。

(2)筛板前部瘘孔,可在表面麻醉下,用20%硝酸银在直视下涂于瘘孔的边缘,促进黏膜愈合,但切忌过深引起脑膜炎。

2. 手术治疗

脑脊液鼻漏病人2~4周后如无好转,应考虑手术修补瘘孔。脑脊液鼻漏修补术有颅内和颅外两种方法。颅内法适用于复发性脑膜炎,外伤急性期气脑扩大,影像学检查清楚地看到骨、脑膜缺损。合并颅内病变者,其特点是可直接观察到脑脊液漏,在直视下修复,并同时治疗颅内病变。

但可引起失嗅或脑组织损伤,手术失败率较高。颅外法适宜于长期反复鼻漏,影像学检查未能查出骨缺损,蝶窦外侧隐窝的鼻漏而无前颅底病变或颅内手术后复发的鼻漏。其优点是并发症少,较少嗅觉丧失,可充分暴露蝶窦、鞍旁和后筛窦,可为额窦后壁,筛骨水平板提供良好的视野。但颅外法不能处理颅内病变,而且修补高颅内压漏不易成功。手术径路有经额、经鼻外筛窦、经鼻中隔入路,在鼻内窥镜下鼻内筛蝶窦切除或颅鼻联合进路。修补瘘孔多用阔筋膜、碎肌肉或中鼻甲黏膜、鼻中隔黏膜瓣等填塞修补。

四、术后处理

(一)一般处理

(1)大剂量抗生素静脉滴注,以控制和预防颅内感染。

(2)应用脱水剂:术后前3日用20%甘露醇250 mL,12 h一次,快速静脉滴注。以后改成每日一次,持续4~5日,一方面可减轻病人头痛症状,另一方面有利于移植物与硬脑膜瘘孔愈合,使瘘孔修复。

(3)用糖皮质激素,如地塞米松5 mg静脉滴注一或两次,可改善脑细胞水肿及全麻插管时对喉部黏膜的机械刺激,减轻声带水肿。

(4)术后最初数日应尽量卧床休息,半卧位,防止咳嗽、便秘,以免增高颅压影响瘘孔愈合。

(二)并发症处理

1. 嗅觉损失

经鼻外筛窦手术径路和前额径路均可损伤术侧嗅神经或嗅区结构,引起嗅觉丧失,手术时注意保护嗅神经及嗅区组织。

2. 化脓性脑炎

常见于窦腔黏膜未彻底刮除而填塞移植物病例,移植物可感染、液化、坏死引起颅内感染,所以在窦腔填塞修补鼻漏时,一定要彻底清除窦腔黏膜。如出现这种情况,应加强抗感染,同时清除鼻腔填塞物及移植物,对顽固性感染可进行脑脊液细菌培养加药敏,对症消炎。

3. 鼻中隔穿孔

见于经口腔-鼻中隔-蝶窦入路鼻漏修补的病例:如无明显症状,不做任何处理。有头痛、鼻出血可在3月后进行修补。

4. 额骨骨髓炎

前额伤口感染或骨窗同额窦相通,而窦腔黏膜未彻底刮除致额骨感染,引起骨髓炎。处理按骨髓炎治疗。

五、住院小结

(一)疗效

大部分病人可经非手术及手术治愈。手术难度大,有时需与神经外科医师合作才会取得成功。

（二）出院医嘱

（1）随访 3 ~ 6 个月。

（2）1 个月内避免用力咳嗽、擤鼻，限制水和食盐的摄入量，取头高卧位。

（3）术后 1 个月后仍有脑脊液漏，在条件容许下可再次行修补术。

第五节　鼻腔及鼻窦异物

鼻腔异物多见于儿童。多在玩耍时将异物塞入鼻腔内。有内源性和外源性两类。内源性异物有死骨、鼻石。外源性异物包括植物性、动物性及非生物性，其中以植物性多见。鼻窦异物多在战伤和工伤后发生，以弹片，石块、木块等为主，破坏性大，损伤严重。

一、临床表现

（1）根据异物种类、大小、形状、存留部位及时间、刺激性强弱等的不同而症状各异。可有鼻出血、脓涕、头痛、神经痛、视力障碍等。

（2）儿童有单侧鼻塞、流臭脓涕、伴恶心及鼻出血等症状。

二、诊断要点

（1）外伤史。

（2）临床症状和表现。

（3）影像学检查 X 线平片、CT、MRI。

三、治疗方案及原则

1. 发现异物后应及早取出

但长期存留在鼻窦的小金属异物，无症状并距离重要结构较远时，不必急于取出。这种异物有时不易取出。

2. 取儿童鼻腔圆形异物时

应避免异物误入咽部导致喉或气管异物。

3. 取活的动物性异物时

先将其麻醉或处死后再行取出。

第九章 鼻中隔疾病

第一节 鼻中隔偏曲

一、鼻中隔偏曲

凡鼻中隔偏离中线或呈不规则的偏曲,并引起鼻功能障碍,如鼻塞、鼻出血、头痛等,称为鼻中隔偏曲。如无鼻功能障碍的鼻中隔偏曲称为"生理性鼻中隔偏曲"。按鼻中隔偏曲的形态分类有C形或S形;局部呈尖锥样突起者称骨棘(矩状突);由前向后呈条状山嵴样突起者称嵴(图9-1)。按鼻中隔偏曲方向有纵偏和横偏。按偏曲部位:则有高位、低位、前段、后段之别。一般前段偏曲、高位偏曲引起鼻功能障碍较显著。

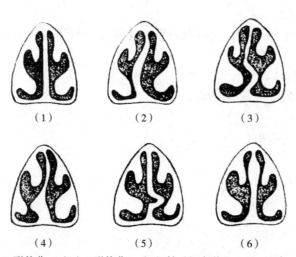

(1)正常;(2)C形偏曲;(3)S形偏曲;(4)棘(矩突状);(5)嵴;(6)黏膜肥厚

图9-1 鼻中隔偏曲的类型

(一)病因

1. 鼻外伤

多发生在儿童期,外伤史多遗忘,因组成鼻中隔的各个部分尚在发育阶段,故儿童期鼻部症状多不明显。随着年龄增长,鼻中隔各部分的增长和骨化而出现鼻中隔偏曲。成人鼻外伤也可发生鼻中隔偏曲或鼻中隔软骨脱位。如鼻中隔软骨段均发生偏斜并偏向一侧则形成歪鼻。

2. 发育异常

鼻中隔在胚胎期由几块软骨组成。在发育生长和骨化过程中,若骨与软骨发育不均衡或骨与骨之间生长不均衡,则形成畸形或偏曲;在相互接缝处形成骨棘或嵴。常见的原因有腺样体肥大导致长期张口呼吸，日久发生硬腭高拱，缩短鼻腔顶部与鼻腔底部的距离，使鼻中隔发育受限而发生鼻中隔偏曲；营养不良影响鼻中隔发育和骨化，也可发生鼻中隔偏曲。

3. 鼻中隔偏曲

鼻腔、鼻窦肿瘤、巨大鼻息肉等也可推压，形成鼻中隔偏曲。

（二）临床表现

1. 鼻塞

为鼻中隔偏曲最常见的症状，多呈持续性鼻塞。C形偏曲或嵴突引起同侧鼻塞。久之对侧下鼻甲代偿性肥大，也可出现双侧鼻塞。S形偏曲多为双侧鼻塞。鼻中隔偏曲患者如患急性鼻炎，则鼻塞更重，且不容易康复。鼻塞严重者还可出现嗅觉减退。

2. 头痛

如偏曲部位压迫下鼻甲或中鼻甲，可引起同侧反射性头痛。鼻塞重，头痛加重。鼻腔滴用血管收缩剂或应用表面麻醉剂后，则头痛减轻或消失。

3. 鼻出血

部位多见于偏曲的凸面或棘、嵴处，因该处黏膜张力较大并且菲薄，加之鼻中隔前方软组织处血供丰富（易出血区），故较容易出血。如鼻出血发生在50岁以上年龄组，血管弹性差，软骨骨性化，则难以用凡士林纱条或其他填塞物填塞治愈，多需要手术切除、矫正偏曲部位。有时鼻出血也可见于鼻中隔凹面。

4. 邻近器官受累症状

如高位鼻中隔偏曲妨碍鼻窦引流，可诱发化脓性鼻窦炎或真菌感染。如影响咽鼓管功能，则可引起耳鸣、耳闷。长期鼻塞、张口呼吸，易发生感冒和上呼吸道感染，并可在睡眠时发生严重鼾声。

5. 患常年性或季节性变应性鼻炎、血管运动性鼻炎或支气管哮喘者

如同时伴有鼻中隔偏曲，在施行鼻中隔偏曲矫正术后，上述变应性疾病可能获得满意疗效。机制尚需进一步探讨。

（三）诊断

1. 软骨段偏曲，诊断较为容易

鼻中隔后段或高位偏曲易被忽略，需用1%麻黄碱收缩鼻黏膜后，方可窥见、确诊。在诊断中应注意鉴别是否为肥厚的鼻中隔黏膜。用探针触之可出现明显凹陷者则为黏膜肥厚。

2. 鼻中隔偏曲的诊断较易确立

应防止掩盖鼻腔、鼻窦、鼻咽等其他更为重要疾病的诊断。如鼻咽癌、鼻窦真菌病等也有类似鼻中隔偏曲常见的鼻塞、头痛和鼻出血等症状。故在确诊鼻中隔偏曲的同时，尤其在施行鼻中隔矫正术以前，尚应排除鼻腔、鼻窦、鼻咽等处更为严重的疾病。

（四）治疗

确诊为鼻中隔偏曲并出现明显症状者，均可施行鼻中隔黏膜下切除术或鼻中隔黏膜下矫正术，后者更适用于青少年患者。鼻中隔软骨段偏曲伴有歪鼻者，可采用"转门法"术式。

二、鼻中隔偏曲的手术疗法

（一）鼻中隔黏膜下矫正术

鼻中隔黏膜下矫正术是耳鼻咽喉科常见的手术，也是符合鼻生理功能的较为实用的手术。亦有主张在鼻内镜下实施鼻中隔矫正术者，优点为视野清晰、解剖层次分明、出血少、矫正效果好等等。手术方法步骤同此介绍的鼻中隔黏膜下矫正术。手术者应该是鼻内镜熟练掌握者，方法步骤从略。

1. 适应证

（1）鼻中隔偏曲影响呼吸，鼻塞严重者。

（2）高位鼻中隔偏曲影响鼻窦引流或引起反射性头痛者。

（3）鼻中隔骨棘或骨嵴常致鼻出血者。

（4）鼻中隔呈C形偏曲，一侧下鼻甲代偿性肥大，影响咽鼓管功能者。

（5）鼻中隔偏向一侧，而另一侧下鼻甲有萎缩趋向者或代偿性肥大者。

（6）矫正鼻中隔偏曲，作为某些鼻腔、鼻窦手术的前置手术。如施行内镜鼻窦手术前，有时需先行鼻中隔矫正术。

（7）鼻中隔被鼻腔、鼻窦肿瘤或鼻息肉压迫而偏曲，在完成肿瘤或息肉切除后，同时亦应矫正鼻中隔。

（8）变应性鼻炎和血管运动性鼻炎伴有鼻中隔偏曲者。

2. 禁忌证

（1）有凝血机制障碍者。

（2）头静脉压和动脉压升高尚未控制者。

（3）患严重糖尿病或结核病。

（4）急性肝炎期。

（5）妇女月经期。

（6）上呼吸道急性感染期。

（7）面部或鼻前庭有炎症尚未控制者。

3. 术前准备

（1）术前1日剃须、剪鼻毛。

（2）术前半小时肌注安定10～20 mg。

（3）局麻者术前可进食。

4. 麻醉

多采用局部麻醉。

（1）鼻腔黏膜表面麻醉：用1%丁卡因加入适量的1%,肾上腺素或1%麻黄碱滴鼻液纱条置入鼻腔，反复2～3次。置入鼻腔顶部麻醉筛前神经；置入中鼻甲后端麻醉蝶腭神经；置入鼻腔底部麻醉腭前、腭后神经。

（2）切口处注入1%利多卡因2～3 mL（内含3滴注射用1‰肾上腺素）。

5. 手术步骤

1）患者取半卧位，常规消毒铺巾。

2）切口。

手术者左手持窥鼻器，右手握刀（选用15号专用鼻中隔小圆刀片），一般多采用左侧鼻腔径路。切口上起鼻中隔前端顶部切开黏膜及软骨膜，然后向前、向下切在鼻中隔软骨前方游离缘后方并切开鼻前庭皮肤及软骨膜；再继续稍向内下延向鼻腔底（鼻阈处），切开鼻腔底的黏膜及黏-软骨和骨膜（骨性梨状孔边缘），切口如（图9-2）所示。在切开黏-软骨膜、皮肤-软骨膜、黏-骨膜过程中，刀刃不离开切口，不能形成不整齐的多处切缘。

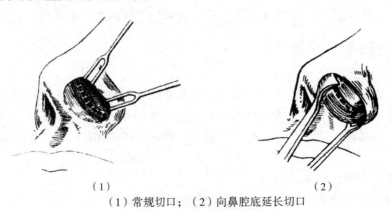

（1）常规切口；（2）向鼻腔底延长切口

图9-2 鼻中隔黏膜下切除术切口

3）分离鼻中隔左侧面及鼻腔底面的黏-软骨膜及黏-骨膜。

用黏膜刀或鼻中隔剥离器进行分离时应始终在黏-软骨膜和黏-骨膜下进行，剥离器应紧贴软骨面及骨面，均匀地向上、向下、向后进行。在鼻中隔面的软组织与鼻腔底面软组织交会处，于上颌骨鼻（中隔）嵴处有较坚实的纤维结缔组织，应先用黏膜刀予以离断后方可继续分离，否则容易造成黏膜损伤。最后使鼻中隔黏-软骨膜面与鼻腔底的黏骨膜面汇合成一个大的游离术腔面。在分离中如遇出血，可用纱条或凡士林纱条压迫止血或用吸引器吸引。在骨棘或骨嵴未矫正前，因张力较大，术腔较易出血。

4）分离鼻中隔对侧黏-软骨膜及黏-骨膜。

（1）在鼻中隔软骨后缘与筛骨垂直板连接处进行离断。离断后在该缝隙处放置1%丁卡因纱条（一定要记得取出）于对侧黏骨膜下，再次进行筛前神经麻醉，并完成或对侧筛骨垂直板黏骨膜的分离。

（2）在鼻中隔软骨下缘与上颌骨鼻（中隔）嵴连接处，由后向前条状切除嵌在上颌骨鼻（中隔）嵴内的鼻中隔软骨，并暴露上颌骨鼻（中隔）嵴槽，用黏膜刀刮断槽内的纤维结缔组织，然后再分离鼻（中隔）嵴对侧的黏骨膜，完全暴露上颌骨鼻（中隔）嵴。并向后分离犁骨、腭骨鼻嵴及犁骨对侧面的黏-骨膜。

5）矫正偏曲的骨性部分。

先用下鼻甲剪在筛骨垂直板最高处与鼻梁平行由前向后剪断，再用鼻中隔咬骨钳分次咬除偏曲的筛骨垂直板及犁骨。最后用鱼尾凿凿去偏曲的上颌骨（鼻中隔）嵴。如遇腭大动脉分支出血，可先用纱条压迫止血，亦可继续凿除鼻（中隔）嵴，直至与鼻腔底基本平齐，再将两侧鼻中隔黏骨膜及黏软骨膜复位、贴拢，两侧鼻腔用凡士林纱条压迫止血。如遇较剧烈的腭大动脉分支出血，可在吸引器帮助下用电凝刀或射频止血。

6）鼻中隔软骨的处理。

对侧的鼻中隔软骨的黏软骨膜不予分离，软骨应尽量保留。对偏曲的软骨可作条形切除，矫正后保留的软骨呈现田字形。对构成鼻小柱的鼻中隔软骨和与筛骨垂直板最高处连接并与鼻梁平行的鼻中隔软骨均应保留，以防术后鼻尖下塌和鼻梁中部凹陷。对高龄患者已骨化的鼻中隔软骨可以较多的切除，但高龄患者纤维软骨膜弹性甚差，常易穿破，故鼻中隔手术穿孔率颇高，尤需注意。

7）骨嵴和骨棘的处理。

因嵴和棘处黏骨膜张力较大，分离时容易造成黏膜穿破，故应小心谨慎。在未完全分离起附在棘或嵴最尖锐处的黏骨膜时，可先分离对侧的黏骨膜。使棘或嵴大部分暴露后先用小凿轻轻凿断其基底部，在棘、嵴已松解的情况下，再分离最尖锐、最薄处的黏骨膜，可防黏骨膜损伤。只要完整保留一侧的黏骨膜，术后就不会遗留穿孔。

8）术中两侧相对应的黏膜穿破的处理。

一侧黏膜穿破可不予处理，不在同一部位、同一高度错位的黏膜穿破亦可不予处理。

（1）术侧黏膜错位法：沿切口向上、向后剪开鼻中隔软组织，使术侧鼻中隔黏膜瓣向下、向前或向后移位，使移位的黏膜瓣能完全遮盖对侧穿孔的全部边缘，再在切口处错位缝合并固定。

（2）取大片颞肌筋膜（大于穿孔2倍），待置干后涂上生物胶，放入术腔，遮盖穿孔部位，并予以固定。

（3）用取下之大片鼻中隔软骨放入鼻中隔术腔遮盖穿孔部位。

9）切口缝合。

在完成鼻中隔矫正术后，观察鼻中隔是否处在正中位，然后进行术腔清理，无明显出血及遗留纱条、碎骨的情况下，缝合切口。一般选用三角针，用0号丝线缝合鼻前庭皮肤切口2～3针。鼻腔底切口一般不予缝合，但遇唇裂修补术后患者行鼻中隔矫正术时，鼻腔底切口则应予以缝合。因该处有上唇动脉分支，唇裂术后该处常有瘢痕组织，不易收缩，易引起出血。作者曾遇1例此种出血患者，从中获得上述经验。

10）鼻中隔矫正后。

若还存在有下鼻甲肥大或中鼻甲肥大，应同时处理。对一侧代偿性肥大的下鼻甲应行部分切除或下鼻甲黏骨膜下切除术，否则术后下鼻甲肥大侧鼻塞更为严重。

11）两侧鼻腔。

以凡士林纱条匀称填塞，或用膨胀材料对称填塞，手术完毕。

6. 术后处理

（1）术后患者采取半卧位，鼓励进软质饮食。

（2）24～48 h 分次抽除鼻腔凡士林纱条。

（3）术后一般应用抗生素 5～7 d。

（4）5 d 左右拆除鼻中隔切口缝线。

（5）疼痛较剧者，可用止痛剂和镇静剂，常用双氯酚酸钠塞肛，效果较好。

（6）术腔干燥结痂者，滴用复方薄荷滴鼻剂和 1%～3% 链霉素溶液；术腔反应以纤维蛋白膜为主者可用超声雾化吸入，适量服用地塞米松及抗组胺药。

（7）对有出血倾向者，应使用止血药。

7. 并发症

1）鼻中隔血肿。

发生原因有：①鼻中隔矫正不彻底，仍有偏曲的骨或软骨存在，鼻中隔两侧的黏软骨膜或黏骨膜不能紧密贴合。②两侧鼻腔凡士林纱条填塞不均匀。③术前鼻腔急性炎症未控制。④术后用力擤鼻或打喷嚏。⑤凝血机制障碍。

处理方法：①重新打开切口，分离暴露鼻中隔术腔，用吸引器或刮匙清理术腔内陈旧性凝血块，矫正未完全矫正的骨或软骨。②充分止血后，在鼻中隔术腔内部放置一橡片引流条，外端露出鼻底，便于抽取，切口不予缝合或仅缝合切口上方。③双侧鼻腔以凡士林纱条加压均匀填塞。④术后加用止血药及足量抗生素。⑤防止擤鼻涕、打喷嚏或咳嗽。

2）鼻中隔脓肿。

多继发于鼻中隔血肿感染，较为少见。处理基本同鼻中隔血肿。但应彻底清除已坏死的鼻中隔软骨和切除可疑坏死的软骨，并用注射用水或抗生素溶液反复冲洗术腔，在冲洗前应取材将脓液送细菌培养十药物敏感试验。术后用足量广谱抗生素或根据细菌药物敏感试验结果用药。

防治方法：及时处理鼻中隔血肿；在鼻中隔矫正术中，严格注意无菌操作；严禁在手术过程中将鼻腔填塞过的纱条用于鼻中隔术腔。

3）鼻中隔穿孔。

术后小穿孔半月内及时处理效果较好。方法：按原切口进行分离，暴露鼻中隔术腔，取大于穿孔 2～3 倍的颞肌筋膜，待干燥后涂上生物胶，置于穿孔处，并使之固定。术后应用抗生素及微血管扩管药，并严密观察、防止感染。陈旧性鼻中隔大穿孔，修补的成功率较低。

随机 5 年抽样病例统计，共施行鼻中隔黏膜下矫正术 452 例，男性 335 例，女性 117 例，男女之比为 3∶1。

发生鼻中隔穿孔者 8 例，鼻中隔血肿 13 例，无一例鼻中隔脓肿，经处理均获满意效果。

（二）鼻中隔黏膜下切除术

鼻中隔黏膜下切除术的手术适应证、禁忌证、术前准备、麻醉方法、体位等均与鼻中隔黏膜下矫正术相同。现具体介绍手术步骤：

1. 切口

通常在鼻中隔左侧面，鼻阈处，即鼻前庭皮肤与黏膜交界处，作一略呈弧形的切口，上起自鼻中隔前端顶部，下至鼻中隔底部，并适当向鼻腔底延长，切开同侧黏软骨膜及黏骨膜和鼻腔底部的黏膜及黏骨膜。

2. 分离同侧黏骨膜及黏软骨膜

包括鼻中隔面及鼻腔底面。分离中注意事项同鼻中隔黏膜下矫正术。

3. 分离对侧黏骨膜及黏软骨膜

在切口后软骨上 2 mm 处自上而下切开鼻中隔软骨，并将鼻中隔剥离器经软骨切口伸向对侧黏软膜下进行分离，分离范围与对侧一致，在作软骨切口时，必须防止将对侧的软骨膜切破。

4. 切除鼻中隔软骨

鼻中隔两侧黏软骨膜及黏骨膜分离后，将鼻中隔镜（鼻中隔黏膜撑开器）从软骨切口处放入并撑开两侧软组织，使鼻中隔软骨和骨部位于鼻中隔镜的两叶之间，用鼻中隔旋转刀沿软骨切口上端与鼻梁平行，由前向后推向后达筛骨垂直板前缘并向后下达犁骨，再向前沿犁骨前上缘及上颌骨鼻嵴上缘拉回。

将鼻中隔软骨大部分切除（图9-3）。切除的软骨暂时保留，以备两侧软组织破损时将此软骨片削平后夹于其间，以防鼻中隔穿孔。

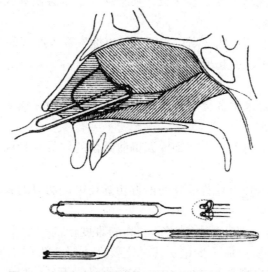

图9-3 用鼻中隔旋转刀切除鼻中隔软骨部（附旋转刀）

5. 切除鼻中隔骨部偏曲部分

同鼻中隔黏膜下矫正术。

6. 其余步骤及术后处理

同鼻中隔黏膜下矫正术。鼻中隔黏膜下切除术与鼻中隔黏膜下矫正术的优缺点比较（表9-1）。

表9-1 两种鼻中隔手术的比较

	鼻中隔黏膜下切除术	鼻中隔黏膜下矫正术
切口	在鼻内孔即皮肤与黏膜交界处，位置较后	在鼻前庭皮肤即鼻中隔软骨前缘处，位置较前
鼻中隔软骨保留情况	双侧鼻中隔黏软骨膜均分离，大部分鼻中隔	仅分离切口侧的黏软骨膜，只条形切除鼻中隔软骨，保留的软骨切成田字形
鼻中隔软骨切除方法	软骨被切除 使用鼻中隔旋转刀	不使用鼻中隔旋转刀，仅用鼻中隔黏膜刀
分离对侧鼻中	在切口后2 mm切开鼻中隔软骨，为软骨前	①条形切除嵌在，上颌骨鼻中隔嵴内的鼻中隔下缘软骨。②离断鼻中隔软骨后缘与筛骨垂直板连接处
隔软组织径路	方经路，操作简便、容易掌握	
效果	鼻中隔软骨大部被切除，术后有随呼吸气流而发生鼻中隔，扇动的可能	保留大部分鼻中隔软骨，术后鼻中隔较坚硬，不会随呼吸气流扇动
切口缝合	位置较深，切口缝合较难	位置较前，切口缝合较易
术式选择	适合于成年以上，尤其是年龄较大者，鼻中隔软骨已骨化者，以鼻中隔软骨偏曲为主者	适合于尚在生长发育期的青少年，不以鼻中隔软骨偏曲为主者

（三）再次鼻中隔矫正术

1. 病因

鼻中隔黏膜下矫正术后或鼻中隔黏膜下切除术后，鼻塞、鼻出血或头痛等症状仍未改善。检查发现仍有鼻中隔偏曲或骨棘（矩状突）、骨嵴存在，有的已有鼻中隔穿孔。在排除了鼻腔、鼻窦的其他疾患后，仍需施行再次鼻中隔矫正术。导致鼻中隔未能矫正的可能原因：

（1）首次手术者为初学者或经验不足。

（2）术前鼻中隔手术器械准备不足或不完备。

（3）鼻中隔手术过程中已发现鼻中隔黏膜穿破，唯恐继续手术会使穿孔更大，因而终止手术。或手术中出血不止，无法继续实施手术。

（4）术中患者配合欠佳，或血压突然升高，或发生一过性晕厥等原因而终止手术。

（5）鼻中隔术后并发鼻外伤再次引起鼻中隔偏曲。

2. 手术步骤

同鼻中隔黏膜下矫正术，但要求术者具有较丰富的临床实践经验和熟练的手术技巧。手术中应注意以下几点：

（1）用鼻中隔剥离器：在表面麻醉后，仔细探试偏曲部位的软骨和骨保留情况，并了解有无穿孔和穿孔大小。

（2）无正规的切口径路：只需在有软骨或骨的前方切开均可，切口的长短依软骨和骨存在大小、方位而定。

（3）分离：一定要在软骨膜下或骨膜下剥离，剥离的难度依前一次手术软骨膜和骨膜的完整与否而定。再次鼻中隔矫正分离时极易出血（少量），一定要在小吸头吸引器的帮助下，不断地吸引，在视野清晰下，在可见软骨和骨面的情况下进行分离。在极困难时不易分离的可予以搁置。在一侧软骨和骨面分开后即可在其前方切开软骨和骨进入对侧软骨膜和骨膜下，尽量彻底分离对侧黏软骨膜和黏骨膜，原则上尽量多地切除偏曲的软骨和骨质。有时软骨膜和骨膜不易用剥离器分离，而需用15号小圆刀片仔细地切开，或用眼科小组织剪剪开。有穿孔处的软组织不能分离时应予以搁置。保证穿孔不再扩大，保证一侧黏膜的完整性，这是极其重要的。鼻中隔中央穿孔和后方穿孔多无功能障碍。

（4）其余步骤同鼻中隔黏膜下矫正术：有时为了考虑鼻通气改善又不能完满的矫正鼻中隔偏曲时，可施行下鼻甲黏膜下切除，缓解鼻塞症状，这也是一个好的补充方法。据最近统计我们共施行此种手术44例，除一例失败外均获满意效果。

（四）鼻中隔偏曲并发高血压者急性鼻出血的手术治疗

高血压患者因为鼻中隔偏曲引起的鼻出血，往往较为严重，反复多次发生，反复多次填塞，效果均不理想。大多见于中、老年人。来院时已行鼻腔填塞和后鼻孔纱球填塞。

入院后应立即行术前各项检查，如请内科医师协助进行降血压治疗和心脏病治疗，有血糖增高的糖尿病患者应行胰岛素静脉点滴治疗或用胰岛素泵控制血糖治疗，并加用抗生素和止血药治疗。严重贫血者应行输血治疗。

48 h后应在手术室抽取纱条，在患者一般情况允许下，在监控仪监控下麻醉师严密观察生命体征，作好鼻中隔矫正术的各项准备工作。抽取鼻腔填塞物和鼻后孔纱球后立即喷入1%丁卡因表面麻醉剂，并置入含1%丁卡因长纱条进行鼻腔表面麻醉。建立静脉通道，局部消毒铺巾，剪去鼻毛，切口处注入1%利多卡因2～3 mL（血压不高者可加入3滴1‰肾上腺素），术前均肌肉注射安定10～20 mg。

手术均应由熟练者实施，此种患者均应行鼻中隔黏膜下切除矫正术。骨化的四方软骨均应切除，偏曲的鼻中隔骨质部分以及上颌骨鼻中隔嵴均应咬除和凿除。矫正应彻底，手术均应在吸引器帮助下完成，切口缝合3针。双侧鼻腔均匀填塞含油较多的凡士林纱条。术中如出现血压升高可静脉加入适量的硝酸甘油。术后用推车送回病房，术后各项医嘱基本同术前。

如遇鼻中隔黏膜上有明显点状动脉喷射状出血，鼻中隔偏曲不明显，可用激光或射频在吸引器的配合下，或在鼻内镜下围绕出血点周边点状烧灼、凝固、阻断动脉血源的供应，亦可获满意治疗效果。在无明显出血屙即可行凡士林纱条填塞压迫（均双侧鼻腔填塞）或用膨胀海绵双侧填塞。

近10年来我们采取在鼻出血期间，在一般情况允许下行鼻中隔黏膜下矫正术进行止血治疗，渐已成为常规治疗手段。

（五）转门法手术——软骨部鼻梁歪斜（歪鼻）整形术

所谓转门法手术乃为Metzenbaum所创用，后经Seltzer及Safian、Steffensen及Berson等不断改进而形成的一种手术方法：用于矫正鼻中隔软骨段偏斜和合并有软骨部鼻梁歪斜即歪鼻者的外鼻整形。我们曾为5例中年男性患者施行此术，均达到矫正鼻中隔偏斜与歪鼻的满意效果。按照适应证选择病例至为重要。

1. 适应证

鼻中隔软骨段偏斜，合并有软骨段歪鼻及鼻中隔软骨前下缘脱位者，多为先天性鼻中隔偏斜或儿童时期鼻部遭受外伤的后果。其特征是鼻中隔软骨本身尚平直，但偏离中线，并与鼻中隔后段相交成钝角，故影响鼻呼吸功能及鼻梁外形（图9-4）。通过转门法手术，可同时矫正鼻中隔偏斜、鼻中隔软骨脱位及歪鼻。

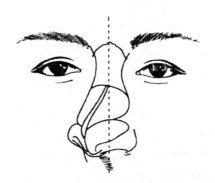

图9-4 歪鼻（鼻中隔软骨偏离中线）

术前准备、麻醉方法及体位同鼻中隔黏膜下切除术或矫正术。

2. 操作步骤

1）切口。

基本同鼻中隔黏膜下切除术，作于左侧或右侧均可。如切口是作在偏斜的对侧（即鼻腔宽阔的一侧），当合并有鼻中隔软骨脱位时，则切口宜在脱位的鼻中隔软骨前下缘后1~2 mm处且与之平行，切开黏软骨膜。如切口是作在鼻中隔偏斜一侧（即鼻腔狭窄的一侧），则沿鼻中隔软骨前下缘作一个切口，切开皮－软骨膜。不论何侧，切口均向下延向同侧鼻腔底。

2）分离。

（1）切口在鼻腔宽阔侧：白切口处首先向前方稍加分离，使脱位的鼻中隔软骨前下缘完全暴露，然后将切口同侧鼻中隔软组织从鼻中隔软骨及骨部分离，直达鼻腔底。偏斜一侧（即切口对侧）的鼻中隔软组织完全不加分离。

（2）切口在鼻腔狭窄侧：从切口处越过鼻中隔软骨前下缘分离对侧（鼻腔宽阔一侧）鼻中隔软组织，切口同侧的鼻中隔软组织则完全不加分离。

此时亦可将脱位的鼻中隔软骨前下缘切除一小条，其优点是可以省去复位的麻烦，又便于分离偏斜对侧的软组织；但此后，鼻小柱将仅由大翼软骨（下侧鼻软骨）内侧脚支持，日久瘢痕收缩，有发生鼻小柱变形之虞，是其缺点。基于同样理由，因前鼻棘为支持鼻小柱的基础，故在术中也不宜将其完全凿除。

3）游离鼻中隔软骨。

在鼻中隔软骨开始偏离中线处，即偏斜的鼻中隔软骨与平直的鼻中隔后段所成的交角处，垂直切除一窄条软骨（图9-5）；然后再沿鼻中隔软骨的鼻背缘和犁骨缘作切口，使鼻中隔软骨与上侧鼻软骨及犁骨脱离联系，此时鼻中隔软骨仍附于鼻腔狭窄侧黏－软骨膜上，并可左右转动，但在上述切除条状软骨及诸切口过程中，均不能损及鼻腔狭窄侧黏软骨膜。

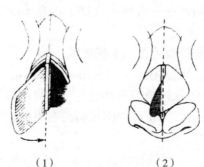

（1）在偏斜的软骨段与平直的软骨段所成交角处垂直切除一窄条软骨；（2）剪除鼻腔宽阔侧的上侧鼻软骨超越中线的部分在沿鼻中隔软骨的鼻背缘上作切口时，可以另一手按在鼻梁上帮助感觉器械的动作，以免切穿鼻背皮肤

图 9-5　游离鼻中隔软骨

如发现鼻腔宽阔侧上侧鼻软骨过宽而超越中线，可将鼻中隔软骨前下缘的切口向上外延长，以便经此分离过宽部分的前后两面，使与皮下组织及黏软骨膜游离，而用中鼻甲剪将过宽部分剪去。

如鼻中隔软骨除偏斜外尚伴有弯曲，可再切除一窄条软骨使变平直，甚至可将弯曲的筛骨垂直板或犁骨咬去一部分，这时当然要事先分离其两侧的黏骨膜。

4）整形。

将可以自由转动的鼻中隔软骨推回中线，此时鼻梁也随之回到中线。如鼻中隔软骨游离完全成功，则整形后，鼻中隔及鼻梁均不会弹回原来的偏斜位置。如因偏斜一侧鼻腔黏膜面积较小，鼻中隔复位后觉张力较大，可将该侧犁骨及鼻腔底的黏骨膜从骨面分离后纵行切开，以减轻张力（图 9-6）。在暴露的鼻腔底粗糙创面上可植以鼻腔黏膜或替尔皮片。

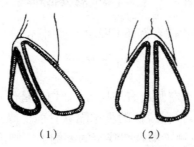

（1）分离并纵行切开鼻腔底的黏骨膜；（2）将黏骨膜瓣推向鼻中隔位置形

图 9-6　整形

5）鼻中隔软骨前下缘复位。

以锐分离器或蚊式弯血管钳，自黏软骨膜切口伸入，在两侧大翼软骨内侧脚之间进行分离，使成一凹槽，然后将脱位的鼻中隔软骨前下缘纳回此槽中。如担心纳入后又脱出，可在鼻小柱处加以贯穿缝合固定。

6）填塞及固定。

两侧鼻腔内以均匀的压力填满凡士林纱条。外鼻可用橡皮膏、绒布、白铁片、牙用打样胶加以分层固定（图 9-7）。

3. 术后处理

（1）术后使用抗生素预防感染。

（2）术后 3 日，抽出鼻内填塞纱条。鼻外固定物至少保留 1 周，中间可更换一次。

（3）术后 1 个月内禁止触动外鼻或用力擤鼻。

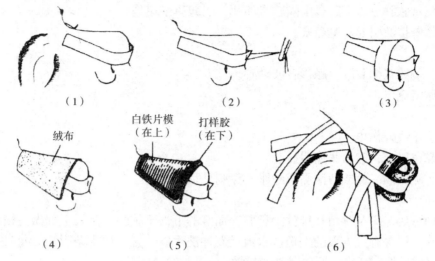

（1）帖一条窄长的胶布；（2）将多余的胶布纵行折后予以缝合；（3）横贴一条窄长的胶布；
（4）盖上一块绒布片；（5）依次均匀地压上打样胶和白铁片模；（6）用胶布固定

图 9-7 固定

第二节 鼻中隔血肿

鼻中隔血肿是指一侧或双侧鼻中隔软骨膜下或骨膜下积血。多由外伤、鼻中隔术后出血引起。继发感染形成脓肿。

一、临床表现

（1）单侧或双侧鼻塞。
（2）鼻镜检查：鼻中隔一侧或双侧黏膜呈半球样膨隆，表面光滑，触之柔软。
（3）穿刺可抽出血液。

二、诊断要点

（1）手术史或外伤史。
（2）临床表现。
（3）诊断性穿刺。

三、治疗方案及原则

（1）较小血肿，可于穿刺抽吸后填塞鼻腔。
（2）较大血肿，需行切开引流，清理瘀血和血块，放引流条，双侧鼻腔加压填塞。
（3）用抗生素防止感染。

第三节 鼻中隔脓肿

鼻中隔脓肿指鼻中隔软骨膜下或骨膜下积脓，多发于鼻中隔软骨部，常累及鼻中隔双侧。鼻中隔脓肿多由鼻中隔血肿感染所致，邻近组织如切牙根感染、鼻腔鼻窦急性炎症，急性传染病如流感、伤寒等可继发鼻中隔脓肿。

1. 症状
（1）发热：鼻中隔脓肿会引起体温升高，寒战、发热、周身不适。

（2）鼻尖和鼻梁胀痛：中隔黏膜下脓液积聚，造成中隔胀痛，引起鼻尖和鼻梁胀痛。

（3）鼻梁塌陷：脓肿可以引起鼻中隔软骨坏死，引起鼻梁塌陷。

（4）鼻塞：脓肿扩散引起双侧鼻塞。

2. 检查

（1）鼻中隔一侧或双侧肿胀，触诊有波动感。

（2）穿刺见脓液流出。

3. 诊断要点

（1）鼻中隔手术或外伤史。

（2）鼻尖和鼻梁胀痛，触诊胀痛明显。

（3）鼻腔检查见中隔一侧或两侧黏膜肿胀，穿刺见脓液流出。

4. 治疗

鼻中隔脓肿确诊后，应及时切开排脓。鼻腔表面麻醉下，于脓肿一侧最下部做一横切口。充分清除脓液及坏死软骨片，用含有抗生素的生理盐水液反复冲洗术腔，置入橡皮条引流。每日换药1次，同时全身使用足量抗生素以控制感染，预防感染的扩散。

第四节　鼻中隔穿孔

鼻中隔穿孔系鼻中隔软骨部或骨部因外伤或某些疾病，形成大小不等的穿孔，使两侧鼻腔相通。视穿孔大小和部位，症状不一。

一、入院评估

（一）病史询问要点

（1）有无鼻腔手术史，手术的种类及时间。

（2）有无特异性感染史，如梅毒、结核、麻风、鼻硬结病等。

（3）有无化学品接触史等。

（4）鼻部有无异常感觉，如头痛、鼻塞。若穿孔边缘常有痂皮附着，用力排除时，可引起小量出血。若穿孔小而位于前端者，呼气时可有吹哨声。若穿孔位于鼻中隔后部者，多无明显症状。若穿孔过大，则常有鼻腔黏膜萎缩现象。

严重的较大的穿孔，可并发马鞍鼻畸形。

（二）体格检查要点

1. 局部检查

前鼻镜多能看清穿孔大小、位置、形状。

2. 全身检查

特异性感染者，需行相应检查如梅毒血清检查、结核菌素试验等。

二、病情分析

（一）诊断

鼻镜检查均易确诊。如有特异性感染相关病史，需行相关特异检查。

（二）临床类型

1. 梅毒性穿孔

破坏性较大，侵犯软骨及骨部，多为大穿孔，甚至鼻中隔全部损毁。穿孔边缘较厚，鼻黏膜常有炎症或瘢痕。可在穿孔处分泌物找到病原菌，梅毒血清检查常呈强阳性。

2. 结核性穿孔

多发于软骨部，周同黏膜增厚或有肉芽组织。穿孔边缘可呈潜行性溃疡。活检可见结核病变。

3. 麻风性穿孔

多发于软骨部，但亦有侵及骨部者。鼻黏膜萎缩，鼻腔宽大，黏膜干燥，但无臭味。可做鼻黏膜刮片，检查麻风杆菌。

4. 化学性穿孔

常发于软骨部，伴有鼻黏膜肿胀、干燥、萎缩、溃疡等。

有化学品长期接触史。

5. 外伤性穿孔

多位于软骨部，边缘光滑清洁，黏膜外观正常，常有挖鼻习惯或鼻中隔手术史。

三、治疗计划

（一）治疗原则

查明病因，进行治疗。凡有明显鼻功能障碍或临床症状者，可进行穿孔修补术。

（二）术前准备

（1）若鼻中隔穿孔边缘有肉芽组织，应以 20% 硝酸银烧灼，愈合后方能进行手术。

（2）鼻腔有结痂者，应用抗生素每日冲洗鼻腔，待结痂消失、鼻腔清洁后再行修补。

（3）如因结核、梅毒引起的穿孔需原发病治愈后再行修补。

（三）治疗方案

1. 直接缝合法

适用于孔径 5 mm 以下的小穿孔。

2. 移位缝合法

适用于孔径 10 mm 以下穿孔。

3. 黏膜瓣修补法

适用于孔径 15 mm 以下的小穿孔。

4. Gollom 修补法

适用于各类穿孔，但因此术式影响中隔血供来源，故术中要充分考虑供血影响。

5. 移植片修补法

采用各种游离移植片修补鼻中隔穿孔，均可获得成功。常用者为自体或异体鼻中隔软骨，对小穿孔均有疗效。穿孔过大时，可用以下三种：

（1）游离皮瓣：采用耳后中厚皮瓣 2 片，大于穿孔 3～4 倍。

（2）游离骨膜片：采用耳后上颞骨骨膜一片，大于穿孔 2 cm。

（3）游离筋膜片：采用大腿筋膜代替颞骨膜，或用颞筋膜和阔筋膜，大于穿孔 3～4 倍。

四、术后处理

（一）一般处理

（1）术后应用足量抗生素。

（2）鼻内纱条于 3～5 日后分次取出。

（3）纱条取出后鼻腔可滴 1% 呋哺西林麻黄碱滴鼻液。

（4）取出纱条后每日观察创面愈合情况及经常收缩鼻腔黏膜，清除痂皮。

（5）密切观察有无局部感染及形成鼻中隔脓肿的情况。

（二）并发症处理

1. 鼻中隔血肿

血肿一般不易吸收，须尽早穿刺抽吸或切开引流，以免坏死；较大血肿可在黏膜表面麻醉后，沿血肿下方做一与鼻底平行切口，切口宜大，以便彻底清除软组织下的凝血块；血肿清除后均须用消毒凡士林纱条紧密填塞两侧鼻腔，血肿处理不当可形成脓肿；鼻中隔偏曲所致血肿难处理，往往手术失败，穿孔更大。

2. 鼻中隔脓肿

若治疗不及时或切开引流后感染仍未控制，软骨液化或骨腐烂可形成鼻瘘。

五、住院小结

（一）疗效

因病因、穿孔部位和大小而异。手术难度较大，疗效欠佳。

（二）出院医嘱

1个月后复查。

第十章 鼻腔炎性疾病

第一节 急性鼻炎

急性鼻炎是鼻腔黏膜急性病毒感染性炎症,多称为"伤风"或"感冒",但与流行性感冒有别。故又称为普通感冒。常延及鼻窦或咽部,传染性强,多发于秋冬行季气候变换之际。

一、概述

1. 致病原因

此病先系病毒所致,后继发细菌感染,亦有认为少数病例由支原体引起。在流行季节中,鼻病毒在秋季和春季最为流行,而冠状病毒常见于冬季。至于继发感染的细菌,常见者为溶血性或非溶血性链球菌、肺炎双球菌、葡萄球菌、流行性感冒杆菌及卡他球菌。这些细菌常无害寄生于人体的鼻腔或鼻咽部,当受到病毒感染后,局部防御力减弱,同时全身抵抗力亦减退,使这些病菌易侵入黏膜而引起病变。

2. 常见诱因

(1)身体过劳,烟酒过度以及营养不良或患有全身疾病,常致身体抵抗力减弱而患此病。

(2)受凉受湿后,皮肤及呼吸道黏膜局部缺血,如时间过久,局部抵抗力减弱,于是病毒、细菌乘机侵入而发病。

(3)鼻部疾病如鼻中隔偏曲、慢性鼻咽炎、慢性鼻窦炎、鼻息肉等,均为急性鼻炎诱因。

(4)患腺样体或扁桃体炎者。

另外,鼻部因职业关系常受刺激,如磨粉、制皮、烟厂工人易患此病;受化学药品如碘、溴、氯、氨等刺激。或在战争时遭受过毒气袭击,亦可发生类似急性鼻炎的症状,一次伤风之后,有短暂免疫期,一般仅1个月左右,故易得病者,常在1年之中有数次感冒。

二、临床表现

为一种单纯炎症变化,当病变开始时,因黏膜血管痉挛,局部缺血,腺体分泌减少继而发生反射性神经兴奋作用,很快使黏膜中血管和淋巴管扩张,腺体及杯状细胞扩大,黏膜水肿,分泌物增多而稀薄似水,黏膜中有单核细胞及多形核白细胞浸润。此后,白细胞浸润加重,大量渗出黏膜表面,上皮细胞和纤毛坏死脱落,鼻分泌物渐成黏液脓性或脓性,若无并发症,炎症逐渐恢复,水肿消除,血管已不扩张,表皮细胞增殖,在2周内即恢复至正常状态。

三、症状

1. 潜伏期

一般于感染后 1~3 d 有鼻腔内不适感、全身不适及食欲减退等。

2. 初期

开始有鼻内和鼻咽部瘙痒及干燥感，频发喷嚏，并有畏寒、头胀、食欲减退和全身乏力等。鼻腔检查可见黏膜潮红，但较干燥。

3. 中期

初期持续2周后，出现鼻塞，流出多量水样鼻涕，常伴有咽部疼痛、发热；热因人而异，一般在37~38℃，小儿多有高热达39℃以上。同时头重头痛，头皮部有痛觉过敏及四肢酸软等。此期持续1~2 d。鼻腔检查可见黏膜高度红肿，鼻道分泌物较多，为黏脓性。

4. 晚期

鼻塞更重，甚至完全用口呼吸，鼻涕变为黏液脓性或纯脓性。如鼻窦受累，则头痛剧烈，鼻涕量亦多。若侵及咽鼓管，则有耳鸣及听力减退等症。炎症常易向下蔓延，致有咽喉疼痛及咳嗽。此时检查可见下鼻甲红肿如前，但鼻道内有多量脓涕。此期持续3~5 d，若无并发症，鼻塞减退，鼻涕减少，逐渐恢复正常。但一般易并发鼻窦炎及咽、喉及气管等部位化脓性炎症，使流脓涕、咳嗽及咳痰等拖延日久。

5. 免疫期

一般在炎症消退后可有1个月左右的免疫期，之后免疫力迅速消失。

四、诊断

根据患者病史及鼻部检查，不难确定诊断，但应注意是否为其他传染病的前驱症状。此病应与急性鼻窦炎、鼻部白喉及变态度应性鼻炎相鉴别。

1. 急性鼻窦炎

多位于一侧，白细胞增多，局部疼痛和压痛，前鼻孔镜检有典型发现。

2. 变态反应性鼻炎

有变态反应发作史，无发热，鼻黏膜肿胀苍白，分泌物清水样，其中嗜酸性粒细胞增多。

3. 鼻白喉

具有类似症状，但鼻腔内常流血液，且有假膜形成，不难鉴别。

五、治疗

以支持和对症治疗为主，同时注意预防并发症。

（一）全身治疗

（1）休息、保暖，发热患者需卧床休息，进高热量的饮食，多饮水，使大小便通畅，以排出毒素。

（2）发汗疗法：①生姜、红糖、葱白煎汤热服。②解热镇痛药复方阿司匹林1~2片，每日3次，阿司匹林0.3~0.5 g，每日3次或克感敏1~2片，每日3次等。

（3）中西合成药：板蓝根冲剂、吗啉胍等。

（4）合并细菌感染或有并发症可疑时，应用磺胺类及抗生素药物。

（二）局部治疗

（1）对鼻塞者可用1%麻黄碱液滴鼻或喷雾，使黏膜消肿，以利引流。对儿童用药须使用低浓度（0.5%）。

（2）针刺迎香、上星、神庭、合谷穴。

（3）急性鼻炎中期，应提倡正确的擤鼻法，切忌用力擤鼻，否则可引起中耳炎或鼻窦炎。

六、预防

患急性鼻炎后，可以产生短期免疫力，1个月左右后可以再发病，应特别注意预防。预防原则为增强抵抗力、避免传染和加强治疗等几方面。

1. 增强机体抵抗力

经常锻炼身体，提倡冷水洗脸、冷水浴、日光浴，注意劳逸结合与调节饮食，节制烟酒。由于致病病毒种类繁多，而且相互间无交叉免疫，故目前尚无理想的疫苗用于接种。在小儿要供以足够的维生素A、维生素C等，在流行期间，可采用丙种球蛋白或胎盘球蛋白或流感疫苗，有增强抵抗力以及一定的预防感冒之效。

2. 避免传染

患者要卧床休息，可以减少互相传染。应养成打喷嚏及咳嗽时用手帕盖住口鼻的习惯。患者外出时要戴口罩，尽量不去公共场所。流行期间公共场所要适当消毒等。

3. 加强治疗

积极治疗上呼吸道病灶性疾病，如鼻中隔偏曲、慢性鼻窦炎等。

第二节　慢性鼻炎

慢性鼻炎是鼻黏膜和黏膜下层的慢性炎症。临床表现以黏膜肿胀、分泌物增多、无明确致病微生物感染、病程持续4周以上或反复发作为特征，是耳鼻咽喉科的常见病、多发病，也可为全身疾病的局部表现。按照现代观点，慢性炎症反应是体液和细胞介导的免疫机制的表达，依其病理和功能紊乱程度，可分为慢性单纯性鼻炎和慢性肥厚性鼻炎，二者病因相同，且后者多由前者发展而来，病理组织学上没有绝对的界限，常有过渡型存在。

一、概述

（一）病因

慢性鼻炎病因不明，常与下列因素有关。

1. 全身因素

（1）慢性鼻炎常为些全身疾病的局部表现。如贫血、结核、糖尿病、风湿病以及慢性心、肝、肾疾病等，均可引起鼻黏膜长期瘀血或反射性充血。

（2）营养不良：维生素A、维生素C缺乏，烟酒过度等，可使鼻黏膜血管舒缩功能发生障碍或黏膜肥厚，腺体萎缩。

（3）内分泌失调：如甲状腺功能低下可引起鼻黏膜黏液性水肿；月经前期和妊娠期鼻黏膜可发生充血、肿胀，少数可引起鼻黏膜肥厚。同等的条件下，青年女性慢性鼻炎的发病率高于男性，考虑可能与机体内性激素水平尤其是雌激素水平增高有关。

2. 局部因素

（1）急性鼻炎的反复发作或治疗不彻底，演变为慢性鼻炎。

（2）鼻腔或鼻窦慢性炎症可使鼻黏膜长期受到脓性分泌物的刺激，促使慢性鼻炎发生。

（3）慢性扁桃体炎及增殖体肥大，邻近感染病灶的影响。

（4）鼻中隔偏曲或棘突时，鼻腔狭窄妨碍鼻腔通气引流，以致易反复发生炎症。

（5）局部应用药物：长期滴用血管收缩剂，引起黏膜舒缩功能障碍，血管扩张，黏膜肿胀。丁卡因、利多卡因等局部麻药，可损害鼻黏膜纤毛的传输功能。

3. 职业及环境因素

由于职业或生活环境中长期接触各种粉尘如煤、岩石、水泥、面粉、石灰等，各种化学物质及刺激性气体如二氧化硫、甲醛及酒精等，均可引起慢性鼻炎。环境温度和湿度的急剧变化也可导致本病。

4. 其他

（1）免疫功能异常：慢性鼻炎患者存在着局部免疫功能异常，鼻塞可妨碍局部抗体的产生，从而减弱上呼吸道抗感染的能力。此外，全身免疫功能低下，鼻炎容易反复发作。

（2）不良习惯：烟酒嗜好容易损伤黏膜的纤毛功能。

（3）过敏因素：与儿童慢性鼻炎关系密切，随年龄增长，过敏因素对慢性鼻炎的影响逐渐降低。

（二）病理

慢性单纯性鼻炎鼻黏膜深层动脉和静脉，特别是下鼻甲的海绵状血窦呈慢性扩张，通透性增加，血管和腺体周围有以淋巴细胞和浆细胞为主的炎细胞浸润，黏液腺功能活跃，分泌增加。而慢性肥厚性鼻炎，早期表现为黏膜固有层动、静脉扩张，静脉和淋巴管周围淋巴细胞和浆细胞浸润。静脉和淋巴管回流障碍，静脉通透性增加，黏膜固有层水肿；晚期发展为黏膜、黏膜下层，甚至骨膜和骨的局限性或弥漫性纤维组织增生、肥厚，下鼻甲最明显，其前、后端和下缘可呈结节状、桑葚状或分叶状肥厚，或发生息肉样变，中鼻甲前端和鼻中隔黏膜也可发生。二者病因基本相似，病理学上并无明确的界限，且常有过渡型存在，后者常由前者发展、转化而来，但二者临床表现不同，治疗上也有区别。

鼻黏膜的肿胀程度和黏液分泌受自主神经的影响，交感神经系统通过调节容量血管的阻力而调节鼻黏膜的血流，副交感神经系统通过调节毛细血管而调节鼻黏膜的血容量。交感神经兴奋时，鼻黏膜血管阻力增加，进入鼻黏膜的血流减少，导致鼻黏膜收缩，鼻腔脉管系统的交感神经兴奋性部分受颈动脉、主动脉化学感受器感受CO_2的压力影响。副交感神经兴奋导致毛细血管扩张，鼻黏膜充血、肿胀，翼管神经由源自岩浅大神经的副交感神经和源自岩深神经的交感神经构成，分布于鼻腔鼻窦的黏膜，支配鼻腔鼻窦黏膜的血液供应，影响鼻黏膜的收缩和舒张。

鼻腔感受鼻腔气流的敏感受体主要位于双侧下鼻甲，这些受体对温度敏感，故临床上有时用薄荷醇治疗鼻塞，这也是下鼻甲切除术后鼻阻力与患者的自觉症状不相符合的原因所在。此外，下鼻甲前部也是组成鼻瓣区的重要结构，鼻瓣区是鼻腔最狭窄的区域，占鼻阻力的50%，下鼻甲前端的处理对鼻塞的改善具有重要作用。

二、临床表现

1. 鼻塞

鼻塞是慢性鼻炎的主要症状。单纯性鼻炎引起的鼻塞呈间歇性和交替性，平卧时较重，侧卧时下侧较重。平卧时鼻黏膜肿胀似与颈内静脉压力有关，斜坡位与水平位呈20°时，静脉压几乎等于0，<20°时静脉压相应增加，静脉压增加对健康的鼻黏膜无太大影响，但患有鼻炎者则可引起明显的鼻塞症状。侧卧时下侧的鼻腔与同侧邻近的肩臂的自主神经系统有反射性联系。安静时鼻塞加重，劳动时减轻，是因为劳动时交感神经兴奋，鼻黏膜收缩所致。此外，慢性鼻炎患者鼻黏膜较正常鼻黏膜敏感，轻微的刺激即可引起明显的反应而出现鼻塞症状。肥厚性鼻炎的主要症状也为鼻塞，但程度较重，呈持续性，轻重不一，单侧阻塞或两侧阻塞均可发生。鼻黏膜肥厚、增生，呈暗红色，表面不平。呈结节状或桑葚样，有时鼻甲骨也肥大、增生，舒缩度较小，故两侧交替性鼻塞并不常见，严重时，患者张口呼吸，严重影响患者的睡眠。

2. 嗅觉障碍

慢性鼻炎对嗅觉的影响较小，鼻黏膜肿胀严重阻塞嗅裂时或中下鼻甲肿大使鼻腔呼吸气流减少可以引起呼吸性嗅觉减退或缺失；若长期阻塞嗅区，嗅区黏膜挤压致嗅区黏膜上皮退化或合并嗅神经炎时，则成为感觉性嗅觉减退或缺失。

3. 鼻涕

单纯性鼻炎鼻涕相对较多，多为黏液性，继发感染时可为黏脓性或脓性。肥厚性鼻炎鼻涕相对较少，为黏液性或黏脓性。

4. 头痛

鼻黏膜肿胀堵塞窦口可以引起负压性头痛；鼻黏膜发炎时鼻黏膜的痛阈降低，如挤压鼻黏膜常可引起反射性头痛。此外，若中鼻甲肥大挤压鼻中隔，由于接触处的后方吸气时负压较高，使其黏膜水肿及形成瘀斑，这些局部改变对于敏感的人则可引起血管扩张性头痛。

5. 闭塞性鼻音

慢性鼻炎由于鼻黏膜弥漫性肿胀，鼻腔的有效横截面积明显减少，患者发音时呈现闭塞性鼻音。

6. 其他

（1）影响鼻窦的引流功能，继发鼻窦炎。慢性鼻炎时鼻黏膜弥漫性肿胀，特别是中下鼻甲肥大对鼻窦的通气引流功能具有重要影响。中鼻甲是窦口鼻道复合体中重要的组成部分，首先中鼻甲位于鼻腔的正中位、窦口鼻道复合体的前部，像一个天然屏障保护着中鼻道及各个窦口，鼻腔呼吸的气流首先冲击中鼻甲；此外，中鼻甲存在丰富的腺体，是鼻腔分泌型抗体的主要来源，因此中鼻甲病变影响窦口的通气引流，继发鼻窦炎。此外，下鼻甲肥大不仅影响鼻腔的通气，而且可以造成中鼻道的狭窄，影响鼻窦的通气引流，继发鼻窦炎。

（2）继发周围炎症：鼻涕流向鼻咽部可继发咽喉炎；若鼻涕从前鼻孔流出，可造成鼻前庭炎。若下鼻甲前端肥大明显可阻塞鼻额管，造成溢泪及泪囊炎；若后端肥大明显；突向鼻咽部影响咽鼓管咽口，可造成中耳炎。

7. 检查

慢性单纯性鼻炎双侧下鼻甲肿胀，呈暗红色，表面光滑、湿润，探针触诊下鼻甲黏膜柔软而富有弹性，轻压时有凹陷，探针移去后立即恢复；鼻黏膜对血管收缩剂敏感，滴用后下鼻甲肿胀即消退；鼻底、下鼻道或总鼻道内有黏稠的黏液性鼻涕聚集，总鼻道内常有黏液丝牵挂。而慢性肥厚性鼻炎鼻黏膜增生、肥厚，呈暗红色和淡紫红色，下鼻甲肿大，阻塞鼻腔，黏膜肥厚，表面不平，呈结节状或桑葚状，触诊有硬实感，不易出现凹陷，或虽有凹陷，但不立即恢复，黏膜对1%麻黄碱棉片收缩反应差。

三、诊断与鉴别诊断

依据症状、鼻镜检查及鼻黏膜对麻黄碱等药物的反应，诊断并不困难，但应注意与结构性鼻炎伴慢性鼻炎者相鉴别。鼻内镜检查及鼻窦CT能全面了解鼻腔鼻窦的结构及有无解剖变异和鼻窦炎。全面衡量结构、功能与症状的关系，正确判断病因及病变的部位，治疗才能取得较好的效果。

慢性单纯性鼻炎和慢性肥厚性鼻炎鉴别要点见表10-1。

表10-1 慢性单纯性鼻炎和慢性肥厚性鼻炎鉴别要点

	慢性单纯性鼻炎	慢性肥厚性鼻炎
鼻塞	间歇性（冬季、夜间、静坐时明显，夏季、白天、运动时减轻或消失），两侧交替性	持续性
鼻涕	略多，黏液性	多，黏液性或黏脓性，不易擤出
味觉减退	不明显	可有
闭塞性鼻音	无	有
头痛、头昏	可有	常有
咽干、耳塞闭感	无	可有
前鼻孔镜所见	下鼻甲黏膜肿胀，表面光滑，暗红色	下鼻甲黏膜肥厚，暗红色，表面光滑或不平，或呈结节状、桑葚状或分叶状，鼻甲骨可肥大
下鼻甲探针触诊	柔软，有弹性，轻压时有凹陷，探针移去后立即恢复	有硬实感，轻压时无凹陷，或虽有凹陷，但不立即恢复
对1%~2%麻黄碱的反应	黏膜收缩明显，下鼻甲缩小	黏膜不收缩或轻微收缩，下鼻甲大小无明显改变
治疗	非手术治疗	一般宜手术治疗

四、治疗

慢性鼻炎的治疗应以根除病因、改善鼻腔通气功能为原则。首先应该积极消除全身与局部可能致病的因素，改善工作生活环境条件，矫正鼻腔畸形，避免长期应用血管收缩剂。其次是加强局部治疗，抗感染，消除鼻黏膜肿胀，使鼻腔和鼻窦恢复通气及引流，尽量恢复纤毛和浆液黏液腺的功能。慢性鼻炎并发感染的,可用适合的抗生素溶液滴鼻。为了消除鼻黏膜肿胀,使鼻腔及鼻窦恢复通气和引流,可用血管收缩剂如麻黄碱滴鼻液滴鼻,但儿童尽量不用,即使应用不宜大于1周,防止多用、滥用血管收缩剂。采取正确的擤鼻涕方法清除鼻腔过多的分泌物,有助于鼻黏膜生理功能的恢复,避免继发中耳炎。慢性单纯性鼻炎的组织病理改变属可逆性,局部治疗应避免损害鼻黏膜的生理功能。肥厚性鼻炎同单纯性鼻炎的治疗一样首先消除或控制其致病因素,然后才考虑局部治疗,但局部治疗的目的随各阶段的病理改变而异,在鼻黏膜肥厚、但无明显增生的阶段,宜力求恢复鼻黏膜的正常生理功能,如已有明显增生,则应以减轻鼻部症状和恢复肺功能为主。局部治疗的方法如下。

(一)局部保守治疗

适合于慢性单纯性鼻炎及慢性肥厚性鼻炎局部应用血管收缩剂尚能缩小者。

1. 单纯性鼻炎

以促进局部黏膜恢复为主,可利用0.25%~0.5%普鲁卡因在迎香穴和鼻通穴做封闭,或做鼻丘或双侧下鼻甲前端黏膜下注射,给以温和的刺激,改善局部血液循环,每次1~1.5 mL,隔日1次,5次为1疗程。此外,可以配合三磷腺苷、复方丹参、654-2、转移因子、干扰素、固醇皮质类激素等进一步加强局部的防御能力,以利于黏膜的恢复,但应防止视网膜中央动脉栓塞。预防措施:不提倡以乳剂或油剂做下鼻甲注射。下鼻甲注射前应常规做鼻甲黏膜收缩,乳剂或油剂中可加入1:1的50%葡萄糖液稀释,注射过程中应边注边退。避开下鼻甲近内侧面与上面交界处进针。高新生在表面麻醉下用冻干脾转移因子粉剂1 mL加生理盐水2 mL溶解后于每侧下鼻甲内注射1 mL,每周1次,4次为1疗程,总有效率97.8%,其机制为转移因子是一种新的免疫调节与促进剂,可增强人体的细胞免疫功能,提高人体的防御能力,从而使鼻黏膜逐渐恢复其正常的生理功能。王立平利用三磷腺苷下鼻甲注射治疗慢性单纯性鼻炎280例也取得了93.2%的良好效果。陈仁物等对下鼻甲注射针头进行了研制和临床应用,具有患者痛苦小、药液分布均匀、见效快、明显缩短疗程、提高疗效等优点。其具体方法:将5号球后针头的尖端四面制成筛孔状的一种专用针头,分为Ⅰ、Ⅱ、Ⅲ3种型号。①Ⅰ号:2个孔,孔距4 mm,适合下鼻甲肥大局限和青年患者。②Ⅱ号:3个孔,孔距5 mm,适合下鼻甲前端肥大者。③Ⅲ号:4个孔,孔距5 mm,适合弥漫性下鼻甲肥大及下鼻甲手术的麻醉。

2. 慢性肥厚性鼻炎

以促进黏膜瘢痕化,从而改善鼻塞症状为主,可行下鼻甲硬化剂注射。常用的硬化剂有80%甘油、5%苯酚甘油、5%鱼肝油酸钠、50%葡萄糖、消痔灵、磺胺嘧啶钠等。周全明等报告消痔灵治疗慢性鼻炎300例,治愈291例,有效9例。其方法:消痔灵注射液1 mL加1%利多卡因1 mL混合后行下鼻甲注射,每侧0.5~1 mL,7~10 d 1次,3次为1疗程,间隔2周后可行下一疗程。刘来生等利用磺胺嘧啶钠下鼻甲注射治疗慢性肥厚性鼻炎也取得了良好的效果,其机制为局部产生化学性反应,引起下鼻甲肥厚的黏膜组织萎缩从而改善鼻塞症状。

近年来,随着激光、微波、电离子治疗仪的普及,这方面治疗慢性肥厚性鼻炎的报道愈来愈多。已形成相当成熟的经验。Nd-YAC激光是利用瞬间高热效应使肥厚的黏膜凝固或气化,造成下鼻甲回缩而改善鼻腔通气,不仅可以直接凝固、气化肥厚的黏膜,而且可以插入黏膜下进行照射,效果可靠但是由于Nd-YAG激光水吸收性较低,破坏深度不易控制,而且该激光辐射能30%~40%被反向散射,术中可造成周围正常黏膜较大面积的损伤,此外导光纤维前端易被污染,容易折断在黏膜下,术后反应重。微波不仅可以表面凝固黏膜,而且可以将探头直接插入黏膜下,利用微波的生物热效应而凝固黏膜下组织,具有可保持黏膜的完整性、不影响鼻黏膜的生理功能、恢复快、无痂皮形成等优点,另外无探头折断在黏膜下之忧,是治疗慢性肥厚性鼻炎较为理想的方法。电离子治疗仪利用其良好的切割性可以对重度慢性肥厚性鼻炎的肥厚黏膜进行切割而达到改善鼻腔通气的效果,而且术中不易出血,术后反应也轻;术中利用短火火焰凝固、汽化、切割组织,长火火焰凝固止血,但术中应充分收敛鼻黏膜,以防止伤及正常的鼻中隔黏膜。射频利用发射频率100~300 kHz、波长0.3 km的低频电磁波作用于病变的组织细胞,致组织细胞内外离子和细胞中的极性分子强烈运动而产生特殊的内生热效应,温度可达65~80℃,使组织蛋白变形、凝固,病变区出现无菌性炎症反应,血管内皮细胞肿胀,血栓形成而阻塞血管,组织血供减少，黏膜逐渐纤维化而萎缩从而达到治疗增生性病变的目的，并且具有无散射热效应、无火花、不损伤正常组织、深浅容易控制的优点。辛朝风利用射频治疗慢性肥厚性鼻炎56例取得了良好的治疗效果，认为慢性鼻炎的病理基础是鼻甲黏膜下组织增生伴血管扩张，是射频治疗的最好适应证。国外学者认为射频是在黏膜下形成热损伤而不破坏表面黏膜，可以避免术后出血、结痂、出现恶臭味、疼痛、嗅觉减退和鼻腔粘连的缺点，是治疗鼻甲肥大的一种安全而有效的方法。

（二）手术治疗

鼻腔结构复杂。鼻腔每一结构对鼻腔正常生理功能的维持都具有一定作用。正常人中鼻腔的每一结构都完全正常也是很少的。鼻部症状的产生原因是多方面的，或某一结构的形态或结构异常，或几种结构均明显异常，或几种结构轻度异常的协同作用。其中对于多结构的轻度异常和某一结构的形态异常（如下鼻甲过度内展，其本身并不肥大）等情况难以诊断，这种情况常笼统地被称为"结构性鼻炎"。临床上，我们也时常遇到有些人鼻腔某些结构明显异常，但却没有自觉症状；相反，无明显结构异常者，有时也会有明显的自觉症状。因此，在慢性鼻炎的手术治疗中，应仔细检查，全面衡量，解除引起症状的病因，方可获得满意的治疗效果。

1. 中鼻甲手术

中鼻甲手术包括传统的常规手术（中鼻甲部分切除术及中鼻甲全切除术）和中鼻甲成形术。传统的中鼻甲切除术虽然能解除鼻塞症状，但中鼻甲功能受损，并失去了再次手术的解剖标志，同时常规中鼻甲手术后中鼻甲周围的正常黏膜可以出现代偿性增生，导致症状的复发，同时也说明中鼻甲在保持鼻腔的生理功能方面具有重要的作用。目前常用的中鼻甲成形术则在解除症状的同时又避免了传统常规中鼻甲手术所造成的缺陷。

2. 下鼻甲手术

下鼻甲手术包括传统的下鼻甲部分切除术、下鼻甲黏骨膜下切除术，下鼻甲骨折外移术和下鼻甲成形术。最近许多学者对传统的下鼻甲手术进行了改进，并且利用先进的手术器械，对慢性鼻炎的治疗取得了良好的临床效果。下鼻甲黏膜血供丰富。术中极易出血。采用翼腭管注射法可以减少出血，又提高麻醉效果。下鼻甲的大小与鼻腔的阻力关系密切，尤其是下鼻甲的前端，故行下鼻甲手术时应正确估计切除的范围，以便获得满意的临床效果。

近年来，国外有学者报道仅做下鼻甲黏骨膜下分离，破坏黏膜下的血管网，肥厚的下鼻甲黏膜呈瘢痕化收缩，而达到改善鼻塞的效果。此方法仅适用于病变程度较轻者。由于引起鼻塞的因素很多，单一手段治疗效果较差，采用阶梯疗法综合治疗方可取得满意的效果，但也不能作为固定模式，可根据具体情况灵活掌握，可考虑优先采用操作简便、患者痛苦小、费用低、疗效好的方法。只有这样才能正确地选择合适的术式，从而达到满意的效果，避免多次手术。总之，慢性鼻炎的手术趋向应以解除患者的症状、创伤小、能保持鼻甲的生理功能为目的。此外，由于慢性鼻炎的病因解除后，肥大的下鼻甲可以转归，故尽量减少下鼻甲手术，特别是防止下鼻甲切除过多造成空鼻综合征。

第三节 鼻息肉

一、概述

鼻息肉是鼻-鼻窦黏膜慢性炎症性疾病，以极度水肿的鼻黏膜在中鼻道形成息肉为临床特征。发病率占总人数的1%~4%，但在支气管哮喘、阿司匹林耐受不良、变应性真菌性鼻窦炎及囊性纤维化患者中，发病率在15%以上。发病多在中年以上，男性多于女性。息肉多源自窦口鼻道复合体和嗅裂。

二、临床表现及诊断

1. 症状

持续性鼻塞，嗅觉减退；鼻腔分泌物增多；影响鼻窦引流，可引起鼻窦炎；阻塞咽鼓管咽口可出现耳鸣、耳闷和听力下降；后鼻孔息肉常表现为单侧进行性鼻塞，呼气时经鼻呼气困难。

2. 鼻腔检查

鼻腔内可见一个或多个表面光滑，灰白色、淡黄色或淡红色的半透明如荔枝肉状肿物，触及柔软，一般不易出血，但出血坏死性息肉则触及易出血；多次手术复发者基地宽，不易移动；息肉小者需收缩鼻腔后可见，息肉大者可突至前鼻孔，向后突至后鼻孔及鼻咽部；后鼻孔息肉可见蒂茎自中鼻道向后伸展，位于后鼻孔或鼻咽部。巨大鼻息肉可致外鼻变形，鼻背变宽，形成"蛙鼻"。

3. 影像学检查

鼻窦CT扫描，了解病变程度和范围，包括鼻腔的结构。

4. 本病应与下列疾病相鉴别

鼻腔内翻性乳头状瘤、鼻咽纤维血管瘤、鼻腔恶性肿瘤、鼻内脑膜-脑膨出。

三、治疗

鼻息肉的治疗主张综合治疗，包括药物治疗和手术治疗。值得注意的是，鼻息肉的复发多数是因缺乏有效的、规范的和系统的药物治疗。

1. 药物治疗

（1）糖皮质激素：目前除手术之外，糖皮质激素是治疗鼻息肉最有效的药物之一，术前应用可使鼻息肉体积缩小，鼻塞改善，术后应用可防止或延缓鼻息肉复发。

①鼻用糖皮质激素：鼻用糖皮质激素具有较强的局部抗炎作用，可减少鼻息肉组织中淋巴细胞数目，抑制细胞因子的合成，亦可减少鼻息肉组织中嗜酸粒细胞的数目和活化状态。鼻息肉术后鼻内局部使用激素时间通常为3~6个月。

②全身用糖皮质激素：短期全身使用糖皮质激素可减小和控制鼻息肉的生长。术前在鼻用激素的基础上，配合口服激素3~5 d，可以明显减小鼻息肉。对伴有哮喘患者或有明显变应性因素者，给予激素口服可减少支气管高反应性，缓解症状。

（2）黏液稀化剂：慢性鼻窦炎鼻息肉患者，尤其是由前期手术史者，鼻腔鼻窦黏液纤毛清除功能遭破坏，导致炎症的恶性循环。黏液稀化剂的作用包括：①碱化黏液，降低黏液的黏滞度。②B拟较感效应，增强纤毛活性，调节分泌。③恢复黏液毯的构成比例。对维护和促进恢复黏液纤毛清除系统功能有重要意义。如桃金娘科树叶提取物（如标准桃金娘油0.3 g口服，每日2次，疗程3~6个月），鼻息肉术后使用一般应持续3~6个月，最好根据鼻腔分泌物的多少和黏膜状况，确定使用时间。

（3）鼻用减充血剂：建议使用盐酸羟甲唑啉喷鼻，如果连续使用应限制在7 d以内。

（4）其他药物：如白细胞三烯受体拮抗剂、抗组胺药（如氯雷他定片10 mg空腹，每日1次，口服5~7 d）等，可以起到抗变态反应和抗炎的作用。

2. 手术治疗

（1）手术时机：规范化药物治疗6~8周以上仍无效时。治疗无效的判断标准包括：①症状无明显缓解，或者患者自觉症状缓解不满意要求手术。②鼻内镜检查鼻黏膜炎症未得到有效控制，或与此有关的分泌物无明显减少。③鼻窦影像学检查提示病灶仍较广泛或窦口引流不畅等。

（2）术前处理：①术前检查鼻窦CT，变应性因素评估及与手术有关的检查，如心电图、胸片、血常规、凝血功能、术前标志物、肝功肾功等。②术前用药，如同前述规范药物治疗方案，最好于术前2周开始。③术前对患者症状评估，知情同意及沟通。④手术前修剪鼻毛，术前30 min使用止血药、镇静药物。⑤麻醉方式选择应依据病情的严重程度及结合患者要求，选择局麻或全麻。⑥手术器械应选择合适正确的手术器械对手术效果起一定作用。

（3）手术方法：主要有圈套法和电动切吸法。

①圈套法：鼻腔在丁卡因+肾上腺素表面麻醉下，用鼻镜或鼻内窥镜，明视下，了解息肉大小，范围以及根蒂位置，和周围组织有无粘连，用鼻圈套器伸入鼻腔，沿鼻中隔平面插至息肉下部，转动钢丝圈套住息肉，并将圈套器顶端向息肉的蒂部推进，逐渐收紧钢丝圈，但又不能紧到切除息肉程度，然后

用力向下急速拉出，使息肉连同根蒂一并摘除。可用丁卡因+肾上腺素棉片压迫止血，稍待片刻后取出，再将深部息肉同法切除。若有残留根蒂可用鼻息肉钳挟住后，旋转拉下，拉出息肉时，有时筛房被开放，鼻窦内有息肉应将息肉、息肉样变的黏膜切除，鼻窦内无息肉，有脓，应扩大窦口，吸净脓液，清除病变黏膜。术后鼻腔填塞。

②电动切吸法：鼻内窥镜直视下，手术中借助电动切割器将息肉或息肉样变的黏膜组织切吸干净。术后鼻腔填塞。

（4）术后处理：①术后注意避免用力擤鼻，避免剧烈活动，清淡温凉饮食。②应用抗生素1周，预防感染（如青霉素钠粉针800万U，静脉滴注，每日1次）。③术后全身使用糖皮质激素，抽出鼻腔填塞物后局部使用糖皮质激素3个月以上。④酌情使用抗组胺药物（如氯雷他定片10 mg空腹口服，每日1次）。⑤术后黏液稀化剂口服（如标准桃金娘油0.3 g口服，每日2次，疗程3～6个月）。⑥鼻腔局部使用油剂，软化结痂，有利于结痂排出。⑦局部鼻用减充血剂。⑧鼻腔冲洗对术腔清洁和保持湿润起重要作用，通常持续3个月左右。⑨鼻窦内窥镜复查半年。

（5）手术并发症及其处理。

①出血：术中损伤筛前动脉、筛后动脉、蝶腭动脉或其分支如鼻腔后外侧动脉等，处理：a. 因鼻部血管损伤引起的出血可经鼻腔填塞或双极电凝止血；b. 保守治疗出血不止者，可考虑行经上颌窦做蝶腭动脉结扎术。

②鼻腔粘连：鼻腔粘连常因术后换药不及时或清理不当，特别是中鼻甲与鼻腔外侧壁粘连，可以阻塞上颌窦和额窦开口，导致炎症经久不愈或复发。多数的鼻腔粘连不会引起临床症状，如随访中发现粘连可在局麻下分离。

鼻息肉的基本病理改变是鼻腔鼻窦黏膜的慢性炎症反应，外科手术并不能改变黏膜的这种状态，只能除去息肉解除鼻塞，易再复发。临床观察大约1/5鼻窦炎鼻息肉术后复发病例与变应性鼻炎有关。单纯鼻息肉的术后复发率通常为15%～20%，而有变态反应素质的鼻息肉患者术后复发率可上升至40%～70%。

第四节　变应性鼻炎

变应性鼻炎是发生在鼻黏膜的变态反应性疾病，以鼻痒、喷嚏、鼻分泌亢进、鼻黏膜肿胀等为其主要特点。分为常年性和季节性，后者又称"花粉症"。变应性鼻炎的发病与遗传及环境密切相关。

一、概述

（一）病因

常年性变应性鼻炎的变应原和季节性变应性鼻炎的变应原不同，引起常年性变应性鼻炎的变应原主要为吸入物，临床上常见的主要的变应原有屋尘、螨、昆虫、羽毛、上皮、花粉、真菌等，其次是食物和药物。临床上引起花粉症者大多属于风媒花粉（靠风力传播的花粉）。

（二）发病机制

本病发病机制属IgE介导的Ⅰ型变态反应。

当特应性个体吸入变应原后，变应原刺激机体产生特异性IgE抗体结合在鼻黏膜浅层和表面的肥大细胞、嗜碱性粒细胞的细胞膜上，此时鼻黏膜便处于致敏状态。当相同变应原再次吸入鼻腔时，即与介质细胞表面的IgE"桥连"，导致以组胺为主的多种介质释放，这些介质引起毛细血管扩张，血管通透性增加，平滑肌收缩和腺体分泌增多等病理变化，机体处于发敏状态，临床上则表现为喷嚏、清涕、鼻塞、鼻痒等症状。上述病理改变在缓解期可恢复正常，如多次反复发作，导致黏膜肥厚及息肉样变。

二、临床表现

1. 喷嚏

每日数次阵发性发作，每次大于3个，甚至连续十几个或数十个。多在晨起或夜晚或接触过敏源后立即发作。

2. 鼻涕

大量清水样鼻涕，有时可不自觉地从鼻孔滴下。

3. 鼻塞

轻重程度不一，季节性变应性鼻炎由于鼻黏膜水肿明显，鼻塞常很重。

4. 鼻痒

季节性鼻炎尚有眼痒和结膜充血。

5. 嗅觉减退

由于鼻黏膜水肿引起，但多为暂时性。

三、检查

鼻镜所见，常年性者，鼻黏膜可为苍白、充血或浅蓝色。季节性者，鼻黏膜常呈明显水肿。如合并感染，则黏膜暗红，分泌物呈黏脓性或脓性。

四、诊断

1. 常年性变应性鼻炎

根据其常年发病的特点以及临床检查所见。但需与其他类型的非变应原性的常年性鼻炎相鉴别。

2. 季节性变应性鼻炎

发病具有典型的地区性和季节性，就某一地区的某一患者而言，其每年发病的时间相对固定。

五、鉴别诊断

常年性变应性鼻炎需与其他类型的非变应原性的常年性鼻炎相鉴别，见表10-2。

表10-2 不同类型常年性鼻炎的鉴别要点

鉴别要点	常年性变应性鼻炎	嗜酸性粒细胞增多性非变应性鼻炎	血管运动性鼻炎
病因	Ⅰ型变态反应	不清楚	血管反应性增多
鼻痒和喷嚏	+++	++++	+
鼻分泌物量	+++	++++	+
鼻涕倒流	+-	+-	++
鼻黏膜充血	-	-	++
鼻黏膜苍白	++	++	-
鼻黏膜水肿	+++	+++	+-
鼻分泌物嗜酸性粒细胞	+	+	-
特异性皮肤试验	阳性	阴性	阴性
特异性IgE	升高	正常	正常
个人及家庭病史	+	-	-
治疗	糖皮质激素、抗组胺药	糖皮质激素	减充血剂

六、并发症

主要有变应性鼻窦炎、支气管哮喘和分泌性中耳炎。

七、治疗

（一）非特异性治疗

1. 糖皮质激素

具有抗炎抗过敏作用。临床上分全身和局部用药2种，局部为鼻喷雾剂，是糖皮质激素的主要给药途径。局部不良反应主要是鼻出血和鼻黏膜萎缩。因此不论全身或局部用药都要掌握好剂量和适应证。

2. 抗组胺药

实为 H_1 受体拮抗剂，可以迅速缓解鼻痒、喷嚏和鼻分泌亢进。传统的抗组胺药如氯苯那敏等，其中不良反应主要是嗜睡与困倦。新型的抗组胺药如阿司咪唑、氯雷他定等，抗 H_1 受体的作用明显增强，但临床使用要掌握适应证，权衡利弊，防止心脏并发症的发生。

（二）特异性治疗

（1）避免与变应原接触。

（2）免疫疗法：主要用于治疗吸入变应原所致的Ⅰ型变态反应。

（三）手术治疗

（1）合并鼻中隔偏曲，变应性鼻窦炎鼻息肉者可考虑手术治疗。

（2）选择性神经切断术包括翼管神经切断、筛前神经切断等，是用于部分患者，不应作为首选治疗。

（3）可行下鼻甲冷冻、激光、射频、微波等可降低鼻黏膜敏感性。

第五节　萎缩性鼻炎

萎缩性鼻炎是一种发展缓慢的鼻腔慢性炎性疾病，又称臭鼻症、慢性臭性鼻炎、硬化性鼻炎。其主要表现是鼻腔黏膜、骨膜、鼻甲骨（以下鼻甲骨为主）萎缩。鼻腔异常宽大，鼻腔内有大量的黄绿色脓性分泌物积存，形成脓性痂皮，常有臭味，发生恶臭者，称为臭鼻症，患者有明显的嗅觉障碍。鼻腔的萎缩性病变可以发展到鼻咽、口咽、喉腔等处。提示本病可能是全身性疾病的局部表现。

一、概述

（一）病因

萎缩性鼻炎分为原发性萎缩性鼻炎和继发性萎缩性鼻炎2大类。

1. 原发性萎缩性鼻炎

可以发生于幼年，多因全身因素如营养不良、维生素缺乏、内分泌功能紊乱、遗传因素、免疫功能紊乱、细菌感染、神经功能障碍等因素所致。

2. 继发性萎缩性鼻炎

多由于外界高浓度工业粉尘、有害气体的长期刺激，鼻腔鼻窦慢性脓性分泌物的刺激，或慢性过度增生性炎症的继发病变，鼻部特殊性的感染，鼻中隔的过度偏曲，鼻腔手术时过多损坏鼻腔组织等所致。

本病最早由 Frankel 所描述，是一种常见的耳鼻咽喉科疾病，占专科门诊的 0.7%～3.99%。我国贵州、云南地区多见，其原因不详，有报道可能与一氧化硫的刺激有关；还有报道可能与从事某些工种的职业有关。杨树棽曾报道灰尘较多的机械厂的调查发现，鼻炎118人中萎缩性鼻炎35人，占病人数的30%。国外报道本病女性多于男性，多发病于青年期，健康状况和生活条件差者易患此病。据报道我国两性的发病率无明显差别，以 20～30 岁为多。在西方，本病发病率已明显降低，但是在许多经济不够发达的国家和地区，发病率仍较高。

（二）病理

疾病发生的早期，鼻腔黏膜仅呈慢性炎症改变，逐渐发展为萎缩性改变，假复层柱状纤毛上皮转化为无纤毛的复层鳞状上皮，腺体萎缩，分泌减少。由于上皮细胞的纤毛丧失。分泌物停滞于鼻腔，结成脓痂。病变继续发展，黏膜以及骨部的血管因为发生闭塞性动脉内膜炎与海绵状静脉丛炎，血管的平滑肌萎缩，血管壁纤维组织增生肥厚，管腔缩窄或闭塞。血液循环不良，导致腺体和神经发生纤维性改变，黏膜下组织变为结缔组织，最后发生萎缩以及退化现象。骨和骨膜也发生纤维组织增生和骨质吸收，鼻甲缩小，鼻腔极度扩大，但是鼻窦常常因为骨壁增殖硬化性改变，反而使窦腔缩小。

二、临床表现

1. 鼻及鼻咽干燥感

在吸入冷空气时，症状更加明显，而且还有寒冷感。

2. 鼻塞

与鼻内脓痂堆滞堵塞有关；没有脓痂，则与神经感觉迟钝有关，有空气通过而不能感觉到。

3. 头痛

部位常常在前额、颞侧或枕部，或头昏，多因为大量冷空气的刺激反射造成，或者伴发鼻窦炎之故。

4. 鼻内痛或鼻出血

多因鼻黏膜干燥破裂所致。

5. 嗅觉减退或者丧失

因为含气味的气味分子不能到达嗅区或者嗅区黏膜萎缩所致。

6. 呼气恶臭

因为臭鼻杆菌在鼻腔脓痂下繁殖生长，脓痂内的蛋白质腐败分解，而产生恶臭气味。也有人认为是因为炎性细胞以及腺细胞脂肪发生变性，脂肪转变为脂酸，易于干燥，乃产生臭味。妇女月经期臭味加重，绝经期则开始好转，但鼻腔黏膜没有好转。

7. 其他

鼻腔黏膜萎缩涉及鼻咽部，可能影响咽鼓管咽口，发生耳鸣和耳聋。涉及咽喉部则发生咽喉部干燥、刺激性咳嗽、声音嘶哑等症状。

三、诊断与鉴别诊断

根据患者的症状、体征，结合临床检查所见。主要根据鼻黏膜萎缩、脓痂形成情况以及可能具有的特殊气味等特点，诊断不难。但是应该与鼻部特殊的传染病，例如结核、狼疮、硬结病，或者鼻石、晚期梅毒、麻风等病症相鉴别。

少部分萎缩性鼻炎患者具有特殊的鼻部外形，如鼻梁宽而平，鼻尖上方轻度凹陷，鼻前孔扁圆，鼻翼掀起，如果儿童时期发病，可以影响鼻部的发育而成鞍鼻畸形。鼻腔内的检查，可以见到鼻腔宽敞，从鼻前孔可以直接看到鼻咽部。鼻甲缩小，有时下鼻甲几乎看不到或者不能辨认，如果因为慢性化脓性鼻窦炎而引起，则虽然下鼻甲看不到或不能辨认，但是中鼻甲却常常肿胀或肥大，甚至息肉样变。鼻腔黏膜常常覆盖一层灰绿色脓痂，可以闻及特殊恶臭。除去脓痂后下边常常有少许脓液，黏膜色红或苍白，干燥，或者糜烂，可有渗血。鼻咽部、咽部黏膜或有以上黏膜的改变，或有脓痂附着，严重者喉部也可以有此改变。轻症的萎缩性鼻炎，多只是在下鼻甲和中鼻甲的前端或嗅裂处可以见到少许痂皮，黏膜少许萎缩。

鼻腔的分泌物或者脓痂取出做细菌培养，可以检测到臭鼻杆菌、臭鼻球杆菌、类白喉杆菌或者白喉杆菌，但是后两者均无内毒素。

四、治疗

（一）药物治疗

药物治疗萎缩性鼻炎至今仍无明显进展，有学者对微量元素代谢紊乱是否为萎缩性鼻炎的病因进行了研究。文献报道测定83例上颌窦炎的血清铁含量，其中47例有萎缩性鼻炎，通过对照治疗，证实缺铁程度与鼻黏膜的萎缩程度成正比，故提出治疗时宜加用含铁制剂。但李忠如测定患者发样中的铜、锰含量明显低于对照组，而锌、铁含量正常。因此，微量元素是否与萎缩性鼻炎的发病有关尚待探讨。有报道应用羧甲基纤维钠盐软膏治疗萎缩性鼻炎17例，获得了一定的效果。因羧甲基纤维钠盐具有生理惰性，对组织无刺激性，亲水，可与多种药物结合并能溶于鼻分泌物中或炎症渗液中，易为鼻黏膜吸收而迅速产生药效。黄维国等报道应用滋鼻丸（生地黄、玄参、麦冬、百合各等份为丸）每次15 g，每日2次口服，同时加用鼻部蒸汽熏蒸，治疗数十例，效果满意。纪宏开等应用鱼腥草制剂滴鼻取得了一定的效果。肖涤余等用活血化瘀片（丹参、川芎、赤芍、红花、鸡血藤、郁金、山楂、黄芪、党参）治疗萎缩性鼻炎也取得了一定的效果。

Sinha采用胎盘组织液行中、下鼻甲注射60例，经2年的观察，临床治愈76.6%，改善11.6%，无效11.4%；经组织病理学证实，萎缩的黏膜上皮恢复正常，黏液腺及血管增加，细胞浸润及纤维化减少43.3%，形态改善45%，无变化11.7%。郝雨等报道采用复方丹参注射液4 mL行下鼻甲注射，隔日1次，10次为1疗程，或用复方丹参注射液迎香穴封闭，疗法同上，同时合并应用小檗碱软膏涂鼻腔，73例中治愈40例，好转17例，无效6例，总有效率97%。钟衍深等报道，应用AIP下鼻甲封闭治疗萎缩性鼻炎122例，常用量10~20 mg，3 d 1次，10~20次为1疗程，88.5%的患者症状改善，经6~18个月随访无复发。

（二）氦－氖激光照射治疗

有学者在给予维持量甲状腺素的同时，采用氦－氖激光鼻腔内照射治疗87例萎缩性鼻炎，激光照度10 mW/cm^2，每次照射3 min，8~10次为1疗程，7~8次后，60%的患者嗅觉改善，5~6次后鼻血流图波幅增大，波峰陡峭，流变指数增大，脑血流图检查血流量也明显改善。经治疗后全身情况改善，痂皮消失，鼻黏膜变湿润，59例嗅觉恢复。其作用机制是小剂量、低能量激光照射具有刺激整个机体及组织再生、抗炎和扩张血管的作用，改善了组织代谢的过程。

（三）手术治疗

1. 鼻腔黏软骨膜下填塞术

Fanous和Shehata应用硅橡胶行鼻腔黏骨膜下填塞术，在上唇龈沟做切口，分别分离鼻底和鼻中隔的黏软骨膜，然后填入硅橡胶模条至鼻底或鼻中隔隆起，使鼻腔缩小，分别治疗10例和30例萎缩性鼻炎患者，前者70%症状明显改善，后者90%有效。硅橡胶作为缩窄鼻腔的植入物，优点是性能稳定，具有排水性，光滑软硬适度，容易造型，耐高压无抗原性，不被组织吸收，不致癌，手术操作简单，疗效较好，根据病情可分别植入鼻中隔、鼻底、下鼻甲等处。部分病例有排斥现象，与填塞太多、张力过大、黏膜破裂有关。

Sinha应用丙烯酸酯在鼻中隔和鼻底黏骨膜下植入60例，切口同Fanous和Shehata的操作，36例近期愈合，14例好转，经2年的观察，由于植入物的脱出和鼻中隔穿孔，约80%的患者症状复原，20%脱出者症状长期缓解，可能与植入物的稳定性有关，经临床比较效果逊于硅橡胶。

徐鹤荣、韩乃刚、虞竟等分别报道应用同种异体骨或同种异体鼻中隔软骨行鼻腔黏骨膜下填塞治疗萎缩性鼻炎，效果良好，未发现有软骨或骨组织吸收、术腔重新扩大的情况，认为同种异体骨或软骨是比较好的植入材料，但术后必须防止感染，报道有4例因感染、切口裂开而失败。

Sinha报道应用自体股前皮下脂肪植入鼻腔黏骨膜下4例，2例有效，2例无效，可能与脂肪较易吸收有关。还有报道应用自体髂骨、自体肋软骨、自体鼻中隔软骨等行鼻腔黏骨膜下填塞，效果优于自体脂肪组织填塞，但均需另做切口，增加了损伤及患者的痛苦。

刘永义等采用碳纤维行下鼻甲、鼻中隔面黏骨膜下充填成形术，部分病例同时补以鼻旁软组织瓣或鼻中隔含血管的黏软骨膜瓣，总有效率达90%，鼻黏膜由灰白色变为暗红色，干痂减少或消失，黏膜由干燥变为湿润。此手术方案可使下鼻甲、鼻中隔隆起，缩小鼻腔，并能改善局部血液循环，增加组织营养，促进腺体分泌，可从根本上达到治疗目的。

喻继康报道应用羟基磷灰石微粒人工骨种植治疗萎缩性鼻炎10例，效果满意。羟基磷灰石是骨组织的重要成分，为致密不吸收的圆柱形微粒，其生物相容性良好，无排斥反应，可诱导新骨生成，与骨组织直接形成骨性结合，细胞毒性为0级，溶血指数为1.38%，是一种发展前景较好的填充物。

2. 鼻腔外侧壁内移术

亦称 Lautenslager 氏手术。这种手术有一定的疗效，能起到缩窄鼻腔的作用，但组织损伤多，患者反应大，有时内移之外侧壁又有复位。黄选兆为了解决这个问题，采用白合金有机玻璃片为固定物，克服了固定上的缺点，治疗32例51例患者，疗效满意，术后经 5～15 年随访，有效率达 88.24%。此手术可使鼻腔外侧壁内移 5～8 mm，严重者虽可在鼻腔黏膜下加填塞物，但术前鼻腔宽度 > 9 mm 者，效果较差。上颌窦窦腔小、内壁面积小或缺损者不宜行此手术。术前的上颌窦影像学检查可预知手术效果，而且十分必要。

3. 前鼻孔封闭术（Young 氏手术）

Young 采用整形手术封闭一侧或两侧鼻孔，获得了优于鼻腔缩窄术的效果。手术方法为在鼻内孔处做环行切口，在鼻前庭做成皮瓣，然后缝合皮瓣封闭鼻孔，阻断鼻腔的气流。封闭1年以上再打开前鼻孔，可发现鼻腔干净，黏膜正常。封闭两侧前鼻孔时，患者需经口呼吸，有些患者不愿接受。林尚泽、罗耀俊等经过临床手术观察，< 3 mm 的鼻前孔部分封闭，不仅可以保留患者经鼻呼吸的功能，而且长期效果不亚于全部封闭者，但如前鼻孔保留缝隙 > 3 mm，则成功率下降。

4. 鼻前庭手术

Ghosh 采用鼻前庭手术，系将呼吸气流导向鼻中隔，减少气流对鼻甲的直接冲击，有效率达到92%。这种手术一期完成，不需再次手术，患者容易接受。

5. 腮腺导管移植手术

腮腺导管移植手术系将腮腺导管移植于鼻腔或上颌窦内，唾液可使窦腔、鼻腔的萎缩黏膜上皮得以湿润，经过一段时间的随访观察，效果良好。手术方法几经改进，最后将腮腺导管开口处做成方形黏膜瓣，以延长导管长度，在上颌窦的前外壁造口后引入上颌窦腔。此手术方法的缺点是进食时鼻腔流液。且易发生腮腺炎。

6. 中鼻甲游离移植手术

治疗鼻炎、鼻窦炎、继发萎缩性鼻炎的病例，对有中鼻甲肥大而下鼻甲萎缩者，将中鼻甲予以切除，将切除的中鼻甲游离移植于纵行切开的下鼻甲内，使下鼻甲体积增大重新隆起，治疗10例患者，经0.5～4年的随访观察，患者症状消失或明显减轻，效果满意。

7. 上颌窦黏膜游离移植术

日本学者石井英男报道对萎缩性鼻炎患者先行唇龈沟切口，将上颌窦前壁凿开，剥离上颌窦黏膜并形成游离块，然后将下鼻甲黏膜上皮刮除。将上颌窦游离黏膜块移植于下鼻甲表面。经过对患者的随访观察，大部分患者症状改善。

8. 带蒂上颌窦骨膜-骨瓣移植术

Rasmy 介绍应用上唇龈沟切口，在上颌窦前壁凿开一适宜的上颌窦前壁骨膜-骨瓣，将带骨膜蒂移植于预制好的鼻腔外侧壁黏膜下术腔。使鼻腔外侧壁隆起，以缩小鼻腔，但在分离鼻腔外侧壁黏膜时，应注意防止黏膜破裂。15例手术后随访，13例鼻腔外侧壁隆起无缩小，2例缩小1/4，干燥黏膜也趋于湿润，并渐恢复为假复层柱状纤毛上皮。

9. 带蒂唇龈沟黏膜瓣下鼻甲成形术

张庆泉报道应用上唇龈沟黏膜瓣下鼻甲成形术治疗萎缩性鼻炎。先在上唇龈沟做带眶下动脉血管蒂的唇龈沟黏膜及黏膜下组织瓣，长 2～5 cm，宽 1 cm，黏膜瓣的大小要根据鼻腔萎缩的程度来定。因为蒂在上方，所以黏膜瓣为2个断端。内侧端稍短，外侧端稍长，蒂长约 2 cm，宽约 1 cm，蒂的内侧要紧靠梨状孔，在鼻阈处做成隧道，隧道内侧端在下鼻甲前端，然后在下鼻甲表面做约 2 cm 的纵行切口，稍做分离，使之成"V"形，将预制好的带蒂黏膜瓣穿经鼻阈处隧道，移植于做好的下鼻甲的"V"形创面上，使下鼻甲前端隆起，鼻腔缩小。这种手术方法，不仅缩小了鼻腔，还增加了鼻腔的血液循环，使鼻腔血流明显增加，萎缩黏膜营养增加，明显改善了临床症状，报道20例33侧，经过4年的随访观察，痊愈18例，好转2例。从症状消失的时间来看，鼻干、头昏和头痛、咽干等症状术后最先减轻或消失。术后鼻塞暂时加重，约 15 d 后渐有缓解。术后鼻臭即有减轻，但完全消失需 1～3个月痂皮消失时。黏膜渐变红润，潮湿，分泌物渐有增多。咽喉部萎缩情况恢复早于鼻腔。嗅觉减退者多数恢复较好，嗅觉丧失者多不能恢复。术前术后鼻血流图显示在术后短期无变化，6～12个月复查鼻血流好转。术前术后鼻腔黏膜上皮变化显示，术后1～2年鼻腔黏膜均不同程度恢复为假复层柱状纤毛上皮。

10. 交感神经切断术

切断交感神经纤维或切除神经节以改善鼻腔黏膜血液循环。有人主张切断颈动脉外膜之交感神经纤维、切除蝶腭神经节，亦有提倡切除星状交感神经节者。这些手术操作复杂，效果亦不满意，故临床很少采用。

第六节　血管运动性鼻炎

一、概述

血管运动性鼻炎是神经内分泌对鼻黏膜血管、腺体功能调节失衡而引起的一种高反应性鼻病。该病以青壮年居多，无性别差异。其发病机制一般认为与自主神经功能失调有关。

二、临床表现及诊断

1. 临床类型

（1）鼻溢型：大量清水样鼻涕为主要特征，多伴有发作性喷嚏。鼻内发痒，常无结膜受累、眼痒等症状。

（2）鼻塞型：鼻塞为主要症状，多为间歇性。

2. 鼻镜检查

鼻黏膜暗红色或浅蓝色或苍白色；有时一侧暗红一侧苍白水肿。鼻甲肿大者对1%麻黄碱反应良好，病程长或反复使用血管收缩剂者，则对1%麻黄碱反应差。

3. 诊断与鉴别

几乎每个人都会有偶然的鼻部症状，区分正常鼻和患病鼻有时比较困难。这需要接诊医师仔细询问病史，细心检查，认真分析诱发因素，鼻部症状每天累计超过1h，病程长达一个月以上者，在排除下列疾病后，可考虑为血管运动性鼻炎。

（1）变应性鼻炎：症状同于鼻溢型血管运动性鼻炎，但变应原皮肤试验阳性，鼻分泌物中有大量嗜酸性粒细胞和嗜碱性细胞。

（2）高反应性鼻炎：病因不明，可能与鼻黏膜感觉神经C类纤维功能亢进有关。鼻黏膜高度敏感，温度、触觉、味觉的变化均可作为诱因，临床症状以发作性喷嚏为主，发作突然，消失亦快，各项检查一般无典型发现。

（3）非变应性鼻炎伴嗜酸性粒细胞增多综合征：鼻分泌物中有大量嗜酸性粒细胞，但无其他变态反应依据，也无明显诱因使症状发作，发病机制不清。

（4）急性鼻炎和慢性鼻炎：鼻分泌物常为黏液性或黏脓性，鼻分泌物中多为嗜中性粒细胞。

（5）阿司匹林不耐受三联症：鼻分泌物中可有大量嗜酸性粒细胞，患者有对水杨酸制剂或其他解热镇痛药过敏史和哮喘史，鼻内常有鼻息肉。

三、治疗

本病诱发因素多，发病机制复杂，治疗多采用综合治疗。

1. 避免或祛除诱发因素

改善工作环境和条件，稳定情绪，避免过度疲劳与紧张。对患者实施心理治疗或暗示性语言，有时也会收到明显效果。有内分泌因素引起者，可视情况请内分泌科医师协助治疗。

2. 药物治疗

（1）鼻减充血剂：鼻塞为主要症状者可选用。需注意药物性鼻炎的发生，可采取间断性或交替性给药。

（2）抗组胺药：不少非免疫性因素可引起肥大细胞释放组胺，故抗组胺药（如氯雷他定片 10 mg 空腹口服，每日 1 次）对不少病例有较好疗效，对鼻痒和喷嚏症状明显者，可首选。

（3）抗胆碱药：适用于以鼻溢为主要症状者。

（4）糖皮质激素：通过减少细胞因子和趋化因子的释放而产生强烈的抗炎作用，故对血管运动性鼻炎的一些喷嚏症状明显、水样鼻涕较多且黏膜水肿明显的病例，有显著疗效。

3. 手术治疗

（1）手术时机：①经保守治疗 1 年以上症状不能控制且有加重趋势。②鼻内结构解剖异常影响通气或引流。③鼻黏膜增生性改变或有较大息肉。

（2）手术方式：

①解剖结构异常的矫正：能加重血管运动性鼻炎症状的鼻内结构解剖异常有：鼻中隔偏曲和鼻内孔狭小。上述结构早期矫正可明显减轻症状，甚至可以治愈。

②鼻黏膜增生或有较大息肉组织的切除：引起鼻塞的增生肥厚鼻甲或息肉组织，均应及时切除。

③降低鼻内神经兴奋性：切断副交感神经纤维对鼻腔的支配，降低其兴奋性。具体手术有：a. 岩浅大神经切断术，手术需要开颅，一般患者不易接受。b. 翼管神经切断术，该手术可使喷嚏、水样鼻涕得到控制，但对鼻塞的改善较差，术后常并发眼干不适等，且远期疗效不肯定。翼管神经切断术，有经上颌窦进路、经腭进路、经鼻进路等传统的手术方法，应用于治疗血管运动性鼻炎和变应性鼻炎已取得了一定的效果。近年来由于鼻内窥镜技术的发展，提供了良好的视野和视角，增加了经鼻进路找到翼管外口和翼管神经的准确性。c. 筛前神经切断术，鼻黏膜表面麻醉，中鼻甲前端水平切口，暴露前筛区。打开筛漏斗进入前、中筛泡，向上清除筛房并于前颅底处寻找筛前神经进入鼻腔的骨管，切断筛前神经，关闭术腔。鼻腔填塞，术后给足量抗生素，2 d 后抽除鼻内纱条。但术后复发率高。

第十一章 腺样体疾病

第一节 急性腺样体炎

急性腺样体炎（acute adenoiditis）常与急性咽炎、急性扁桃体炎等上呼吸道感染同时发生，多为细菌性感染，部分也可由病毒感染引起。患儿常有畏寒、发热，体温常达39℃以上。鼻塞严重，张口呼吸，哺乳困难。如炎症累及咽鼓管，可伴有不同程度的耳痛、耳闷胀闭塞感及听力减退。检查见鼻腔和口咽有不同程度的急性炎症表现，咽后壁有下流的分泌物附着。鼻咽镜检查可见腺样体充血肿胀，表面附有渗出物。因幼儿不能或不配合鼻咽镜检查，而成人患者亦常忽略该病的存在，故常漏诊。病儿应卧床休息，多饮水。高热者可给予解热镇痛剂，并辅以物理降温。症状较重者应用抗生素治疗，控制炎症。此外，可用0.5%麻黄碱溶液滴鼻，含漱剂漱口。

第二节 腺样体肥大

腺样体因反复炎症刺激而发生病理性增生肥大，并引起相应的症状者称为腺样体肥大（adenoidal hypertrophy），本病常见于儿童，但部分成人亦可发生，常合并慢性扁桃体炎或扁桃体肥大。

一、病因

常见的病因为急慢性鼻咽炎的反复发作，以及邻近器官如鼻腔、鼻窦、扁桃体的炎症亦可波及鼻咽部，刺激腺样体组织增生。

二、临床表现

肥大的腺样体不同程度地阻塞后鼻孔和压迫咽鼓管，以及下流分泌物对咽、喉和下呼吸道的刺激，故可引起耳、鼻、咽、喉和下呼吸道的多种症状。

1. 局部症状

（1）鼻部症状：鼻塞为该病的主要症状。由肥大的腺样体和局部积聚的分泌物的阻塞引起。如伴有鼻炎、鼻窦炎，可加重鼻塞，同时可有流涕等表现。由于鼻塞，说话时带闭塞性鼻音。

（2）耳部症状：腺样体肥大可压迫咽鼓管咽口，引起咽鼓管阻塞，同时急性鼻咽炎发作可波及咽鼓管黏膜，在咽鼓管阻塞和炎症存在的情况下，鼻咽部分泌物中的病原微生物和毒素容易逆行至中耳，从而引起分泌性中耳炎，甚至化脓性中耳炎，产生耳闷、耳痛、听力下降等症状。

（3）咽、喉和下呼吸道症状：因分泌物下流并刺激呼吸道黏膜，引起咽部不适、阵咳，和支气管炎的症状。

2. 全身症状

主要为慢性中毒、营养发育障碍和反射性神经症状。患儿全身发育和营养状态差，并有睡眠多梦易惊醒、磨牙、反应迟钝、注意力不集中和性情暴躁等表现。

3. 与阻塞性睡眠呼吸暂停低通气综合征（OSAHS）相关症状

腺样体肥大是儿童OS-AHS最常见的病因之一。鼾声过大和睡眠时憋气为两大主要症状，睡眠期张口呼吸、汗多、晨起头痛、白天嗜睡、学习困难等也是常见症状。

三、检查

（1）腺样体面容 由于长期张口呼吸，致使颌面部骨骼发育不良，上颌骨变长，腭骨高拱，牙列不齐，上切牙突出，唇厚，缺乏表情，即所谓的"腺样体面容"。

（2）口咽部检查 可见口咽后壁有来自鼻咽部的分泌物附着，常伴有腭扁桃体肥大。

（3）前鼻镜检查 鼻黏膜充分收敛后，在部分患儿可见鼻咽部红色块状隆起。

（4）间接鼻咽镜或纤维/电子鼻咽镜以及鼻内窥镜检查 可见鼻咽顶后壁红色块状隆起，表面多呈橘瓣状，有纵行的沟。电子鼻咽镜和鼻内窥镜检查图像清晰，可以观察后鼻孔的阻塞程度和咽鼓管咽口的压迫情况。

（5）鼻咽部触诊 用手指作鼻咽部触诊，可触及鼻咽顶后壁处柔软肿块。

（6）鼻咽部X线侧位片和CT检查 可见鼻咽部软组织增厚（图11-1）。

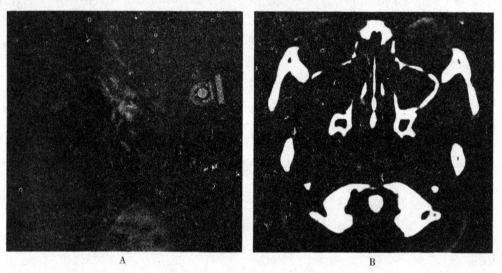

A. 鼻咽侧位片示腺样体肥大 B. 鼻咽部CT示腺样体肥大，该平面完全阻塞后鼻孔，并见左侧上颌窦炎

图11-1　腺样体肥大影像学表现

四、治疗

腺样体肥大并引起睡眠呼吸暂停者为最佳手术适应证，此外伴有反复发作或慢性分泌性中耳炎和鼻窦炎者，应尽早行腺样体切除术。儿童分泌性中耳炎和鼻窦炎与腺样体肥大关系密切，腺样体切除术已成为治疗儿童分泌性中耳炎和慢性鼻窦炎的常规手术。如伴有扁桃体肥大，可与扁桃体切除术同时进行。早期腺样体切除术可使儿童受益，减轻症状，提高生活质量和学习水平。

手术可在表面麻醉或全身麻醉下进行。传统的手术方法是腺样体刮除术和切除器切除术，将腺样体刮匙或切除器放入鼻咽顶后壁，将腺样体刮除或切除。目前全麻下鼻内镜直视下以腺样体切割刀头行腺样体切除术或射频减容术已成为主要的手术方式。其优点是直视下操作避免邻近组织损伤，同时最大限度地切除腺样体，此外射频技术还有即时止血功能。

第十二章 扁桃体炎

第一节 急性扁桃体炎

一、概述

急性扁桃体炎（acute tonsillitis）指腭扁桃体的急性非特异性炎症，可伴有咽部其他部位炎症。本病在临床非常多见，尤其好发于青少年及儿童。急性扁桃体炎的病原体有通过飞沫或直接传播的危险。

二、临床表现及诊断

1. 临床表现

虽因其病理改变不同分为卡他型、隐窝型及滤泡型，但就诊断和治疗而言可分为非化脓性和化脓性2种。

（1）急性非化脓性扁桃体炎：表现为咽痛、低热、头痛、乏力、食欲缺乏等轻度不适。检查可见扁桃体充血、肿胀，无明显渗出物和化脓。病变较轻，多限于扁桃体表面。病程3～5 d，可自愈，并发症也少见。

（2）急性化脓性扁桃体炎：咽痛较重，吞咽时明显，头痛、寒战、高热（38～40℃）、四肢酸痛、乏力等。小儿可高热40℃以上，幼儿常哭闹不安、拒食，甚至发生惊厥、抽搐、呕吐、少尿或腹泻等症状。检查可见扁桃体充血、肿胀明显，隐窝口有黄白色脓点，可融合成黄白色片状伪膜，局限于扁桃体上，不与扁桃体粘连，易拭掉，无出血。有些病例，炎症可侵入扁桃体实质，淋巴滤泡充血、肿胀、化脓，在扁桃体黏膜下可见黄白色点状脓灶。下颌下淋巴结肿大，有压痛。血常规：白细胞总数增加，中性白细胞中度增高。

2. 诊断要点

从病史、症状、检查等方面入手，诊断不难。但应注意从扁桃体实质有无肿大、扁桃体表面有无脓点区别急性非化脓性与化脓性扁桃体炎，以利完善治疗方案。

三、治疗

1. 一般疗法

本病具有传染性，故患者要适当隔离，卧床休息，进流质饮食及多饮水，加强营养及疏通大便，咽病较剧或高热时，可给予解热镇痛药。

2. 抗生素应用

为主要治疗方法。首选青霉素：肌内注射，一般感染，每次40万～80万U，每日2次，严重感染可增至每日4次；静脉滴注，用生理盐水或5%葡萄糖溶液稀释至1万U（1 mL），每日200万～2 000万U。也可根据病情轻重，决定给药途径。若治疗2～3日后病情无好转，高热不退，须分析其原因，改用其他种类抗生素，如头孢呋辛：肌内注射、静脉注射，成人每次 0.75 g，每日 3 次；儿童 30～60 mg/(kg·d)，分 2～3 次注射。或酌情使用糖皮质激素，如地塞米松：口服，开始每次 0.75～3 mg，每日 2～4 次，维持量 0.5～0.75 mg/d；肌内注射或静脉滴注，每次 5～10 mg，每日 2 次。

3. 局部治疗

常用复方硼砂溶液、口泰（复方氯己定含漱液）或 1∶5 000 呋喃西林液漱口。

4. 积极预防和治疗并发症

（1）局部并发症：炎症可向周围扩散引起扁桃体周围蜂窝织炎，扁桃体周围脓肿也可引起急性中耳炎、急性颈淋巴结炎及咽旁脓肿等。

（2）全身并发症：多认为系变态反应所引起，可并发与溶血性链球菌感染有关的风湿热、急性血管球性肾炎、心肌炎、关节炎等，应特别警惕心肌炎患者的突然死亡。

第二节　慢性扁桃体炎

一、概述

慢性扁桃体炎（chronic tonsillitis）是临床上的常见病。为腭扁桃体的慢性感染，儿童多表现为腭扁桃体增生肥大，成人多表现为腭扁桃体炎性所致白色条纹瘢痕，常因屡发急性扁桃体炎后形成。在慢性扁桃体炎的扁桃体隐窝中有大量细菌，而这些积存的细菌不断分泌毒素，并经过腺窝周围的血管网传播到全身，因而扁桃体成为不少全身性疾病如风湿热、肾炎等的病灶，这也正是其危害所在。

二、临床表现及诊断

1. 临床表现

慢性扁桃体炎的特点是常有急性发作病史，而平时多无明显自觉症状。患者可有咽部发痒、干燥、异物感，亦可因经常咽下分泌物及隐窝中的细菌毒素，可致消化不良、头痛、乏力、低热等全身症状，过度肥大者则影响呼吸。扁桃体和舌腭弓可有慢性充血，扁桃体可有不同程度的增大，表面有瘢痕，凹凸不平，可见陷窝开口封闭而形成黏膜下小脓肿或囊肿；颈部淋巴结常肿大，可伴有慢性咽炎、喉炎、中耳炎、风湿热、关节炎、风湿性心脏病、结节性红斑、虹膜炎等并发症。慢性扁桃体炎亦可为长期低热的原因，在腭扁桃体内可有潜在性或活动性病灶存在。

2. 诊断与鉴别

结合反复急性发作病史、症状和检查可做出诊断。但要注意与下列疾病鉴别：扁桃体生理性肥大、扁桃体结核、扁桃体角化症、扁桃体良性肿瘤、扁桃体恶性肿瘤等。

三、治疗

对于反复发作的慢性扁桃体不能施行手术者，可先行保守治疗。如发作次数频繁，则应考虑手术摘除。如为病灶型扁桃体炎，一旦明确诊断，以早期手术切除为宜。

1. 保守治疗

（1）基于慢性扁桃体炎是感染变应性状态的观点，本病的治疗不应仅限于抗菌药物，而应将免疫疗法或抗变应性措施考虑在内，包括使用有脱敏作用的细菌制品以及各种增强免疫力的药物，如转移因子：肌内注射，每次 2 mL，1～2 次/周。

（2）陷窝灌洗法或吸引法可清除陷窝中积留的干酪状物或渗出物，减少细菌繁殖机会，保持扁桃体免疫活性。冲洗药可用生理盐水或 2% 硼酸水。

2. 手术治疗

为现今治疗慢性扁桃体炎有效的方法。由于扁桃体具有重要的生理功能，如参加免疫，因此对手术要慎重考虑。除非频繁的急性发作，或影响呼吸及吞咽，或已成病灶，否则一般不必手术。

第十三章　喉畸形、外伤、狭窄及异物

第一节　先天性喉畸形

一、喉蹼

(一) 概述

喉蹼为喉腔内有一先天性膜状物，大者可占喉腔之大部称为喉隔。先天性喉蹼的发生与喉发育异常有关，喉经历了喉的上皮增生，融合致喉腔关闭到封闭上皮溶解、吸收，喉腔重新建立的过程。若溶解、吸收过程受阻，则在喉膜内遗留一层上皮膜，为喉蹼。

(二) 临床表现及诊断

1. 临床表现

喉蹼较小者可无症状或出现哭声低哑，但无呼吸困难。喉蹼大者可出现：①先天性喉鸣，通常为吸气性或双重性。②呼吸困难，程度不等，吸气及呼气均有困难，夜间及运动时加剧。③声嘶或无哭声，哺乳困难。依其发生部位，临床工作中将其分为3型，即声门上型、声门型和声门下型，以声门型喉蹼最为常见。

2. 诊断

根据临床症状，行纤维或直接喉镜检查，诊断不难。

(三) 治疗

新生儿患喉蹼若发生窒息时，应立即在直接喉镜下将婴儿型硬式气管镜插入气管，吸出分泌物，给氧和人工呼吸，治疗效果颇佳，因此时喉蹼组织尚未完全纤维化，经气管镜扩张后多不再形成。择期治疗要在支撑喉镜下行喉蹼修整术，手术快捷安全，可立即解除喉梗阻和声嘶。考虑到婴幼儿的声门小，双侧声带喉蹼修整后，容易相互接触，再次粘连，目前，由于插管技术的提高及插管材料的进步，为防止双侧声带前联合的粘连，放置合适的气管插管24～48h，认为利可能大于弊。

二、喉囊肿

(一) 概述

在大约相当于喉室顶前中外处向上延展，形成一个盲袋，称之为喉小囊，是喉室附属部，开口于喉室。喉囊肿指发生于喉小囊的含气、含黏液或含脓囊肿。喉囊肿按其所在部位不同，可分为喉内、喉外和混合型3类。

(二) 临床表现及诊断

1. 临床表现

①喉内型者常有语言不清，声嘶或失音，重者可出现吞咽困难，喉鸣和阻塞性呼吸困难，甚至窒息。间接喉镜下可见半侧喉突起，部位多在室带。囊肿大者可自会厌谷一直延及杓会厌襞，声带无法窥视，

声门部分或完全阻塞，其表面黏膜光滑完整。②喉外型和混合型者，多在颈前三角区出现包块，触之呈囊性。气囊肿者，包块可以被压缩，穿刺有气体抽出，随之包块消失即可确诊。黏液囊肿或脓囊肿，穿刺时则可抽出黏液或脓液。

2. 诊断

值得注意的是，喉囊肿与喉癌同时存在见于报道，由于囊肿的阻挡，喉癌常被漏诊，这一点一定要引起注意。在诊断中，用喉部 CT 扫描不仅能显示囊肿的部位、大小和侵犯的范围，而且还能发现是否有喉癌的存在，因此该项技术在诊断喉癌中应给以足够的重视。

（三）治疗

主要是手术切除。喉内型尤其是混合型喉囊肿，经喉内途径包括喉裂开术在内，效果均不佳，故目前多主张经颈部径路完成手术。值得一提的是，术中一定要切除部分甲状软骨翼板，才能暴露囊肿根部，将囊肿完整摘除。

三、喉软化症

（一）概述

喉软化症是由于先天性喉软骨发育不良所致，因为喉部组织过度软弱，吸气时喉部向内塌陷，堵塞喉腔上口而发生喘鸣，以吸气时声门上组织脱垂至呼吸道产生吸气性喉喘鸣和上呼吸道梗阻为主要特点，是新生儿及儿童喉喘鸣的最常见的原因，以男性为主。

（二）临床表现及诊断

1. 临床表现

喉软化症的症状常在出生后出现，最常见的表现为喉喘鸣，多为高音调鸡鸣样的喘鸣声，也可为低音调的震颤声，一般只在吸气时发生重者呼气时也可发声。其典型临床表现是间断吸气性喘鸣，喂食、活动、激惹、哭闹或仰卧、上呼吸道感染后加重。梗阻的程度不同，喘鸣的程度、音调则不同。喂养困难是本病的第二大常见表现。患儿常出现咳嗽、窒息，气道梗阻使患儿易吞气，导致胃膨胀，从而出现食后呕吐及反流，主要发生于中重度喉软化症尤其是合并胃食管反流病（GERD）的患儿。长期的喂养困难可导致营养不良，体重下降及喂养后呕吐，严重的可出现生长发育停滞。本病的第三大常见症状为呼吸困难，表现为呼吸暂停、发绀及四凹征。而长期辅助呼吸肌如肋间肌和腹肌的使用可以导致剑突回缩，最终形成漏斗胸。此外，还可以出现肺心病等并发症，主要是由于慢性低氧血症导致红细胞增多症、血容量增加和血液黏滞度增加及慢性高碳酸血症可增加肺动脉血管阻力引起的肺动脉高压所致。肺心病如果未及时发现，可危及生命。

2. 诊断

喉软化症的诊断依赖典型病史及喉部检查，发现特征性的喉部解剖变异即可诊断。

（三）治疗

1. 保守治疗

喉软化症有自愈的倾向，经精心护理及加强喂养，约 75% 患儿的喘鸣可于 2 岁之前消失。合并有其他疾病的患儿，需同时治疗伴发疾病。抗反流治疗，如调整喂养方式、保持直立体位以及抗酸药物治疗已被证明对 GERD 相关性喉软化症有效。

2. 手术治疗

重度喉软化症(约占总体 10%)需要手术治疗。手术指征包括不能经口喂养、增重困难、生长发育停滞、神经精神发育迟缓、危及生命的呼吸道梗阻事件、肺动脉高压或肺心病、低氧血症或高碳酸血症等。

3. 气管切开术

1980 年之前气管切开术一度为喉软化症的主要手术方式。但较易出现如感染、言语发展迟滞、气管狭窄等并发症，随着手术技术的发展，现多被声门上成形术所替代。气管切开术多在无法用声门上成形术等手术治疗的重症喉软化症或再次手术中使用。

4. 声门上成形术

声门上成形术常在支撑喉镜下进行，术前根据评估结果决定切除的区域，如切除杓会厌皱襞，过多的杓黏膜，切除楔形软骨，或将会厌舌面与舌根缝合（会厌固定术）；此外可修剪会厌外侧缘，缝合会厌。以上步骤可单独或联合进行。

第二节 喉外伤

一、概述

喉外伤（injury of larynx）可分为开放性和闭合性（包括喉内伤），前者因有伤口，易被人注意，后者如无明显骨折移位而易被忽视，有潜在生命危险。但如及时正确处理，不仅能够成功抢救患者，而且可以恢复的正常生理功能。如果处理不当，轻则引起喉瘢痕狭窄，重则危及患者生命。

二、闭合性损伤

闭合性喉外伤（closed laryngeal trauma）包括喉挫伤、软骨骨折及脱位，常见原因为外力打击、坚硬物挤压等。挫伤仅伤及软组织，骨折常发生于甲状软骨的中央部或上角处，老年人因软骨钙化更易发生骨折。脱位可发生于环甲关节或环杓关节。

（一）诊断

1. 病史采集

（1）是单纯的喉外伤还是全身复合伤。

（2）喉外伤为何物所致，力量大小如何？根据外伤的病因和受伤的力量有利于判断外伤的性质。

（3）局部疼痛情况，说话、吞咽和咳嗽加重；常伴有声嘶或失声；喉黏膜破裂则发生咳嗽及咯血情况，可发生进行性呼吸困难甚至窒息。

（4）呼吸困难和窒息的情况。

2. 体格检查

（1）一般情况：注意患者全身情况，包括意识、血压、脉搏，特别是呼吸情况。

（2）局部检查：

①挫伤时常见颈部肿胀或瘀斑，如软组织内出血及气肿，则颈部变得极为粗大。

②软骨骨折或移位，可出现甲状软骨上切迹或环状软骨弓消失，触诊有压痛和不明显的软骨摩擦音。喉部可能出现不正常的运动。

③间接喉镜检查可见黏膜下出血、黏膜破裂、喉内软组织变形或变位、喉腔狭窄和声带活动障碍。

（3）全身检查：

①特别注意有无进行性呼吸困难和喉梗阻的情况。

②可伴有发生皮下气肿、气胸和纵隔气肿。

③全身有无复合性损伤，特别是颈椎有无损伤。

3. 辅助检查

（1）喉镜检查：当呼吸道通畅时，纤维喉镜可快速了解外伤部位与程度，观察声带运动情况、气道的开放、有无喉内血肿与黏膜撕裂。尤其未排除颈椎损伤时，纤维喉镜检查特别有用，伴颈椎损伤者可用一种新的Bublard纤维喉镜检查，当上述检查不确定时可在全麻下行直接喉镜检查。如患者必须手术，术前可行直接喉镜、食管镜、气管镜检查以排除其他区域伴随的损伤。

（2）X线检查：可显示软骨骨折或脱位，以及喉狭窄的范围，了解有无胸部并发症。

（3）CT扫描：可以评价喉内肿胀、组织内血肿、喉软骨支架及环杓关节等情况。

（4）视频动态喉镜：其较高的放大倍数，较好照明和即刻的电视播放有助于评价杓状软骨或声带突的运动及位置方面的细小差异。

（5）用喉肌电图描述记录运动单位动作电位（Muaps）。有助于区分杓状软骨脱位引起声带固定及声带麻痹，声带固定不动常伴有 Muaps 的全部缺失。这种方法不需要局麻能较好地忍受，并有预后价值。

（二）分型

对闭合性喉外伤患者应根据其损伤严重程度进行分型。

1. Gold 分型

Ⅰ型：轻微的喉内血肿，最小的气道损伤，无明显骨折；Ⅱ型：喉内血肿或水肿伴气道损伤，黏膜轻微撕裂但软骨未暴露，CT 扫描显示非移位性骨折；Ⅲ型：大块喉内水肿伴气道堵塞，黏膜撕裂伴软骨暴露，声带固定；Ⅳ型：在Ⅲ型基础上，影像常诊断有 2 条以上骨折线；喉腔大块紊乱；Ⅴ型：喉气管分离。

2. 皇甫秀明分类

轻：无呼吸发音功能障碍；重：有轻度呼吸发音功能障碍或短时间内可导致喉水肿，术后可发生并发症者；危急：有明显呼吸发音障碍，伴喉气管挤压伤、环状软骨骨折、环杓关节脱位、甲状软骨缺损及合并邻近组织大出血，误吸等复合性外伤。

（三）治疗

处理原则：抢救生命放在首位，并尽可能恢复喉机能和防止并发症发生。其中最困难及最主要的问题是维持或恢复喉的生理功能，防止和减少喉狭窄。需要提醒的是要注意外伤后立即就诊时症状不明显，但 2 h 后出现迟发型的呼吸困难。Schaefer 提出闭合性喉外伤的处理原则：①用纤维喉镜及选择性 CT 扫描正确评价损伤范围。②及时使气道通畅，同时减少进一步喉损伤。③修复和喉骨折及撕裂黏膜技术标准化。④喉模的应用。

1. 药物治疗

微小喉内撕裂及单一的甲状软骨非转移性骨折的处理包括 24 h 密切观察、床头抬高、噤声、吸入湿化空气、尽早使用类固醇药物、预防性使用抗生素。Klimek 报道使用 H_2 受体阻断剂以防胃、食管反流。

2. 手术治疗

多主张在伤后 24 h 内进行，对维持气道通畅和嗓音质量有重要意义。气管切开还是气管插管存在争论，目前倾向前者。高调的呼吸音可作为气管造口术的指征。巨大的黏膜撕裂，软骨暴露，明显移位骨折需切开探查。当喉前半部破坏（前联合破坏），软骨支架高度不稳定（复合骨折）。术中发现软骨骨折应予复位，并用钢丝固定，切忌摘除骨片，严格解剖复位，恢复功能。缺损的黏膜可以用梨状窝获得，会厌软骨膜也可以用皮肤移植，如颈部带蒂皮瓣。Shapshay 报道一种不需要切开喉，内镜下应用 CO_2 激光焊接技术移植喉内大伤口的方法。手术后主要是Ⅳ型损伤时需要喉模 2～4 周，材料包括橡皮指套、硅胶管、聚硅酮水囊等。

（四）术后观察及处理

对喉部黏膜轻微挫伤、撕裂或小血肿形成，不影响呼吸者，可采用药物治疗，如抗生素、激素全身应用和局部雾化吸入、卧床休息等。而对黏膜水肿、血肿，喉软骨骨折合并皮下气肿及气胸者，虽然颈部无伤口，也应引起重视，必须在保守治疗的同时，随时做好气管切开的准备，以免出现迟发性喉梗阻而措手不及。同时气管切开术对喉外伤的治疗有以下优点：①解除或预防呼吸困难。②便于止血。③可防治皮下气肿及纵隔气肿。④缓解任何原因引起的压迫症。⑤便于清除吸入气管内的血液与分泌物。⑥便于给氧，防治休克。⑦减少下呼吸道继发感染。⑧如喉内出血严重，可在直接喉镜下，用纱布填塞喉腔止血。⑨可使喉部休息，防止剧咳引起缝合伤口裂开。因此，喉外伤后气管切开的护理非常重要。

（五）疗效判断及处理

疗效判定标准：①气道情况：分为良好：气道情况类似损伤前；一般：有轻度呛咳或活动后有呼吸困难；差：不能拔除气管套管。②嗓音情况：良好：嗓音类似损伤前；一般：有声嘶，但在可理解的语言标准内；差：耳语、失音或难理解的语言。③吞咽情况：根据患者主观判断进行评价。

闭合性喉外伤的研究方向是喉支架损伤的程度与嗓音的关系，而要切开复位和内固定，需要进一步工作来测量声带的位置和张力，声带正常移动波的变化。另外如何使外伤喉狭窄治疗后取得满意的效果也值得进一步探讨。

（六）出院随访

出院后定期复查，注意喉狭窄的发生。

三、开放性喉外伤

开放性喉外伤（open laryngeal trauma）是耳鼻咽喉科常见急症之一，多数患者病情危急，发展迅速，如果抢救、处理不及时，护理不得当，极易使患者遗留严重后遗症，甚至造成生命危险。常见的开放性喉外伤包括喉刺伤、切伤及贯通伤。喉刺伤伤口虽小但损伤较深，大多并发皮下气肿及咯血，若未伤及附近器官或并发感染，伤口容易愈合。喉切伤多见于刎颈者，以横切口多见，切伤后常因颈阔肌及颈前肌的收缩使伤口扩大。喉贯通伤多发生于战时，损失范围广泛，常伴有颈部大血管、颈椎、颈段气管或食道的损伤。

（一）诊断

1. 病史采集

（1）了解损伤的范围和评估损伤的程度。

（2）全身情况的评估。

（3）是否合并有其他器官的损伤。

2. 体格检查

（1）一般情况：首先注意患者的呼吸、脉搏、血压等情况，了解患者是否出现休克症状。

（2）局部检查：

①严重的咽喉开放性外伤可见唾液从伤口流出。

②检查伤口前要准备良好的照明设备和必要的抢救止血器械，通过伤口常可见咽壁及喉内组织以及血管和神经束。

③不能贸然取出伤口内的凝血块或异物，不宜用探针探查伤口，以免引起大出血。

④对局部大动脉损伤，往往在现场已经死亡，能来到医院者多已经停止出血，处于渗血状态，可根据外伤的部位、失血性休克或搏动性血肿做出诊断。

⑤大静脉外伤常在颈部及胸部早期出现瘀斑。

（二）治疗

治疗原则：喉外伤的急救应首先处理出血、呼吸困难及休克三大危急情况，并随时准备实施气管切开。严密观察生命体征，维持血压，对于失血较多的患者遵医嘱给止血药，活动性出血的患者，一方面采取有效的止血措施，做好术前准备，一方面大剂量补充各种液体、全血、代血浆等，可从多条静脉通道给入，并严密观察脉搏、血压的变化，血压不稳定者可每 0.5~1 h 测血压一次，有条件者可给予心电监护，及早发现休克征象，及时做好抗休克处理。

1. 出血处理

喉外伤大出血有原发和继发两种，其危险性如下：①出血急量大，立刻引起失血性休克。②伤口与喉腔相通，可致窒息，或易发生感染，引起败血症。③有引起大脑缺氧和气栓的可能性。

（1）急救时，仔细检查伤口，寻找出血点，用止血钳止血，如出血点位置很深，不易发现，可用纱布在喉气管两侧填塞止血。有条件要进行即时的输血，如喉气管有穿通伤，应暴露伤口，用吸引器清除其中血块及喉气管内的血液，保证呼吸道通畅，必要时，可暂时由切口插入气管套管，作为急救措施，但不可超过 6 h，否则易引起软骨膜炎，以致软骨坏死，导致日后喉狭窄的恶果。故应在 6 h 内作常规气管切开术，并拔除原伤口插入的气管套管。已穿通喉腔的伤口，切忌用敷料掩盖，外加绷带包扎，这样会引起窒息死亡。此类伤口，以暴露为宜，可轻盖一单层湿纱布，以防污物进入。

（2）在无止血和输血条件下，不可贸然取出填塞物，以免发生再次大出血。在大量抗生素控制下，填塞物可留置一周，填塞止血后，有可能再度出血，应有思想和物质上的准备。

（3）出血剧烈者，在用手压迫止血的同时进行颈部血管探查术指压不能过重，以不阻断其搏动为度。

颈内静脉破裂时有发生气栓之虞，在压迫同时扩大切口，于近心端予以结扎。动脉破裂可用丝线缝合，必要时尚须行血管吻合术。结扎颈内或颈总动脉死亡和偏瘫发生率较高。

2. 呼吸困难或窒息的处理

（1）取出喉部异物，吸出分泌物和血液，保持呼吸道通畅，密切观察呼吸情况，给氧气吸入，患者如无休克征象，则保持患者高枕位，颈部舒展，不可使颈部过度后仰或前曲，以防造成已受伤的喉或气管断裂或损伤加重。

（2）急救时首先使呼吸道通畅，可就地取材，迅速经伤口插入气管导管，吸净气道内的凝血块和分泌物，然后做正规的气管切开，这样可赢得宝贵的抢救时间，提高抢救的成功率。

（3）可先行环甲膜穿刺或切开，待病情稳定后再行气管切开术。

（4）气管切开术根据患者的情况考虑是否做气管切开术，但需要运送的患者应实施。气管切开术对喉外伤的治疗有以下优点：①解除或预防呼吸困难。②便于止血。③可防治皮下气肿及纵隔气肿。④缓解任何原因引起的压迫症。⑤便于清除吸入气管内的血液与分泌物。⑥便于给氧，防治休克。⑦减少下呼吸道继发感染。

（5）合并有气胸或纵隔气肿者应请胸外科协助处理。

3. 休克的处理

如患者出现烦躁不安、脉搏增快、呼吸急促、皮肤苍白、手足湿冷、出汗等休克早期表现，应立即放置静脉导管，须尽快从静脉输入高渗葡萄糖、低分子右旋糖酐、全血，补充血容量；处理伤口和止血；做好保暖，给氧。同时使用止血和多巴胺等血管活性药。加强对生命体征、尿量及中心静脉压的监测，以指导补液和观察疗效。

4. 抗生素、抗毒素治疗

给足量抗生素外，更需作皮肤敏感试验后注射破伤风抗毒素 1 500 ~ 3 000 IU 以及必要的止血药。

5. 放置鼻胃管

喉部外伤多伴有喉咽部损伤，甚至可伤及食道，为保护创面，减轻患者的吞咽痛，补充营养，需较长时间放置鼻胃管，故应保持鼻胃管的通畅、固定，避免反复插鼻胃管而损伤咽部及食道黏膜；早期放置鼻胃管，保证充分的营养，尚可避免发生咽喉或食管瘢痕性狭窄的作用。

6. 伤口的初期处理

（1）对咽喉浅表损伤，伤口小并且无感染者，用生理盐水或过氧化氢冲洗后，清创并初期缝合，放置引流条，1 ~ 2 d 后抽出。

（2）对有感染可疑病例，则应切除失活组织，使深部组织充分暴露，5 ~ 7 d 后再行延期缝合。

（3）对咽喉本身外伤的处理，不宜随意进行清创术。在保证呼吸道通畅的情况下，咽部切伤，如伤及舌骨、舌肌，发生舌下垂者，应将舌拉出，予以固定，然后用可吸收线缝合黏膜。对喉部切伤，应尽可能保留喉软骨，并按解剖学关系分层对位缝合，必要时喉内放置橡皮管或塑料膜，以防止狭窄。会厌软骨断裂者，须修整对位缝合。缝合甲状软骨伤口时，宜用褥式缝合法。喉组织缺损过多，不要强行缝合，可在实施气管切开后，用消毒的凡士林填塞喉腔，注意将纱布缝合于皮外固定，以免坠入呼吸道，在有条件的情况下再做进一步的处理。

（4）颈部的伤口不可环形包扎，以免发生喉水肿或加重脑水肿及脑缺氧。必要时可将健侧上肢高举过头作为支架，再用绷带将健侧上肢连同伤侧敷料一起包扎。

7. 异物的处理

表浅的异物可于手术中取出，有条件可 X 线拍片，以判断异物的位置。如 X 线透视下发现异物随着颈动脉搏动者，说明异物在颈动脉附近。对子弹和弹片的取出，应考虑异物的部位和引起组织的反应，同时还要考虑手术的危险性和复杂性。

（三）并发症

局部感染、皮下气肿、纵隔气肿、吸入性肺炎、气管瘘、气管食管瘘、喉麻痹和喉狭窄等。

(四)术后观察及处理

1. 注意呼吸

保持呼吸道通畅密切观察呼吸情况,给氧气吸入,患者如无休克征象,则保持患者高枕位,颈部舒展,不可使颈部过度后仰或前屈,以防造成已受伤的喉或气管断裂或损伤加重。已行气管切开的患者,注意保持气管套管的通畅,及时吸出套管内的分泌物。常规应用生理盐水 50 mL 加 α–糜蛋白酶 2 万 U 超声雾化吸入或术后微量泵持续气管内滴药,以稀释呼吸道内的分泌物,防止细菌感染。注意患者气管切口周围有无皮下气肿及皮下气肿是否增大,如有增大,则应将局部消毒后用无菌注射器抽出气体,然后用无菌敷料包扎,防止气肿压迫气管及胸部引起呼吸困难。如患者气管套管通畅,无分泌物堵塞,而呼吸困难愈来愈严重,则应注意可能有纵隔气肿发生。对于闭合性喉外伤行保守治疗的患者,注意颈部有无肿胀及肿胀是否继续加重,防止因颈部软组织损伤、内出血等压迫喉、气管,引起呼吸困难。对喉外伤患者,禁用吗啡、哌替啶、可待因、阿托品等抑制咳嗽及分泌的药物,应给予祛痰药如氯化铵合剂,以利于下呼吸道分泌物的排出,预防并发肺炎,如情况良好,一般于术后 1 周考虑拔管。

2. 密观察生命体征,维持血压

对于失血较多的患者遵医嘱给止血药,活动性出血的患者,一方面采取有效的止血措施,做好术前准备,一方面大剂量补充各种液体、全血、代血浆等,可从多条静脉通道给入,并严密观察脉搏、血压的变化,血压不稳定者可每 0.5 ~ 12 h 测血压一次,有条件者可给予心电监护,及早发现休克征象,及时作好抗休克处理。

3. 管道处理

根据喉外伤的部位、程度等不同,患者往往需要置"T"管、胃管、气管套管等,必须作好各种管道的护理。如置"T"管是支撑喉软骨、防止喉狭窄的关键,因此应保持其位置固定,切勿拉脱、移位;喉部外伤多伴有喉咽部损伤,甚至可伤及食道,为保护创面,减轻患者的吞咽痛,补充营养,需较长时间放置鼻胃管,故应保持鼻胃管的通畅、固定,避免反复插鼻胃管而损伤咽部及食道黏膜;气管切开是喉外伤最常见的抢救措施,保持气管套管通畅是维持呼吸的保证,应注意观察套管系带的松紧是否得当、位置有无错动,管腔有无堵塞,特别是对烦躁不安、精神错乱、幼儿等,要防止抓脱套管,必要时可给予适当的约束。

4. 伤口观察

每日检查伤口,如发现伤口红肿、化脓或气肿,须拆除部分皮肤缝线,以利脓液或气体排出。给予红外线照射局部,或超短波理疗,对伤口有消炎和促进愈合效果。为防止伤口再次裂开,在伤口未完全愈合前不宜行直接喉镜检查,可用间接喉镜或纤维喉镜来观察喉内情况,以防加重喉黏膜、软骨损伤。

5. 备好各种急救器械

喉外伤患者床头应常规备有给氧装置、吸引器、血管钳、气管切开包、照明灯等,以防气管阻塞、脱出或窒息时急用。

6. 心理护理

喉外伤后,患者发声功能受到影响,多数患者因不能正常表达自己的感受而表现为烦躁、易怒。因此,护理此类患者应耐心、细致,为患者准备好笔、纸,嘱患者用手势或文字表达自己的意愿。另外,部分喉外伤患者为自伤(刎颈等),应多注意患者的思想状态,多与患者交流和沟通,做好家属的思想工作,动员社会的力量,帮助患者正确面对人生,珍爱生命,勇敢地迎接各种挑战。

第三节 喉狭窄

一、概述

喉狭窄(laryngeal stenosis)系由各种原因所引起的喉部瘢痕组织形成,以致喉腔变窄,影响呼吸和发声功能。

二、临床表现及诊断

1. 诊断要点

喉狭窄的诊断主要是了解狭窄的部位与性质。颈侧位 X 射线摄片是最基本的方法，可了解喉结构、气道狭小的情况。通过间接喉镜、直接喉镜或纤维喉镜检查，可了解喉狭窄的具体部位、形状与程度，但无论何种喉镜检查都有可能加重喉狭窄而引起更明显的呼吸困难，所以，对未做气管切开的患者有一定危险性，要密切注意观察。CT 已被广泛应用，它能极好地分辨气体组织界面，但在准确地评估狭窄的长度与形状方面较为困难。喉气管体层摄影能较好地显示狭窄的长度、直径与大小。MRI 结合了上述两者的优点。

2. 临床评估

喉狭窄的患者常有其他呼吸道阻塞性病变，所以一个完整的评估需包括对整个喉气管气道的估计。McCaffrey（1992年）总结评估包括以下 4 个参数。①部位：分声门上、声门、声门下或联合性狭窄。②形状：分完全或不完全环状狭窄，薄蹼状或长条状狭窄。③性质：分成熟的、硬的瘢痕，软的、新生的瘢痕或肉芽组织，缺乏软骨支撑的塌陷部分，牢固而弯曲的软骨结构。④狭窄严重程度的分级：Ⅰ级 < 70%，Ⅱ级 70%～90%，Ⅲ级 > 90%，但可以看到管腔，Ⅳ级为完全阻塞。对狭窄的评估相当重要，可以指导采用何种治疗方法，并可以此为依据对各种治疗方法进行比较。上述 4 个参数中，以狭窄的部位和狭窄的直径对手术治疗的效果最具决定性意义。

三、治疗

喉狭窄的病情复杂各异，必须选择最合适的治疗方法，应根据病变的性质、范围、狭窄的长度以及术中所见选择合适的处理方法及术式。

1. 探条扩张术

比较陈旧，由于其不能解决瘢痕问题，所以效果较差，患者最终还是需要行开放性手术来松解或切除瘢痕组织。目前国内外已基本淘汰了这种手术方法。

2. 喉内激光手术

多在内窥镜下进行，对狭窄部位进行气化和扩张。激光的种类主要有 CO_2 激光、Nd-YAG 激光、KTP 激光等。CO_2 激光很精确，并且与气道内所发生的大多数损伤组织之间的相互作用相当理想，可作为黏膜切割用，但凝固作用较差。喉内激光手术有其限制性。

3. 喉气管成形术

对环状的瘢痕性狭窄，缺少软骨支撑的，长度超过 1 cm 或累及气管隆凸的狭窄，最好采用开放性外科手术。开放性手术能提供很好的手术视野，有利于解决广泛的狭窄，手术包括 2 种类型：①扩大狭窄部位的周缘以开放狭窄。②切除气道的狭窄部位。

第四节　喉异物

一、概述

喉异物指异物卡于喉部声门区，是一种非常危险的情况，可以引起喉梗阻致窒息死亡。多发生于学龄以前的儿童、学龄儿童，成人患者多见于老年人。

儿童因玩耍时将异物放入口中，于哭喊时吸入异物所致。经常是由于跌倒和其他人扭斗等原因，神经精神病患者、昏迷患者、醉酒等原因使喉部保护性反射活动丧失，也是产生异物的一部分原因。

二、临床表现及诊断

1. 临床表现

（1）咳嗽：病前玩耍正常的小孩，突然发生阵发性呛咳。由于异物的活塞作用（上下移动时可拍击声门，可引起反射性咳嗽），当其嵌留于喉内某一部位后，咳嗽可随之得到改善。

（2）呼吸困难：一般取决于两方面的因素：第一看异物所在部位管道的粗细；第二看异物的大小及位置。特别当异物卡入声门时，可引起呼吸困难或窒息，脱离后呼吸困难随即缓解。

（3）嗓音破坏：有时凭借听到患儿嗓音改变的特点，即可明确诊断。如异物卡在声门，则有声嘶或完全失音，且呈犬吠样咳嗽；卡于声门下，可以使嗓音接近正常。

（4）咯血：由尖锐异物损伤喉膜所致。异物长期停留，刺激局部组织，使其产生炎性变化而产生肉芽组织增生，也经常咯血。

一般异物较大者可阻塞喉部，可致呼吸困难、发绀，甚至窒息。较小异物常有声嘶、咳嗽、咯血、呼吸困难、喘鸣和疼痛感。

2. 诊断

X射线透视、摄片、CT，对诊断异物有很大参考价值，有条件的单位不应放弃这一方法。金属性异物，通过X射线透视能发现所在部位，并立刻可以得出定位诊断。塑料物质、植物性异物等物质，透视下无法显影，确定诊断就必须收集详细病史。

三、治疗

1. 确诊异物后，要及时地取出异物

经诊断后应立即行直接喉镜检查，有异物则下异物钳取出。如就诊时已有呼吸困难，可先做气管切开术缓解喉梗阻，然后再下喉镜取异物。身边准备好气管切开包、氧气、各种急救用品（如麻醉喉镜、各种型号的气管插管和气管套管、负压吸引器、人工呼吸机、强心升压和中枢兴奋药物等）。

2. 现场急救及自救

当患者病情较危重时往往需要现场急救及自救，可酌情采取以下方法：①患者站立时，术者应于患者身后，两臂绕至患者腰前抱紧，一手握拳以拇指顶住患者腹部，可略高于脐上、肋缘下，另一手与握拳的手紧握，并以突然的快速向上冲力，向患者腹部加压（必要时可反复数次），异物可从喉喷向口腔，冲出体外（注意勿挤压胸部）。②患者坐位时，术者可在椅子后面取站立或跪姿，施用上述手法。③患者卧位时，先将其翻至仰卧位，然后术者跪姿跨于患者两胯处，以一手置于另一手之上，下面手的掌根部按于患者腹部（脐上胸肋缘下），以快速向上冲力挤压患者腹部。④患者自救时，以自己握拳的拇指侧置于腹部，另一手紧握这只手，同样快速向上冲压腹部，将异物喷向口腔而排出体外。

第十四章 喉慢性非特异性炎症

慢性喉炎（chronic laryngitis）是指喉部黏膜的非特异性病菌感染所引起的慢性炎症。本病是最常见的喉科疾病之一，主要表现为双侧声带黏膜炎性病变。

近年随着人们沟通和语言交流的增多等因素，发病率有增加趋势。根据病变程度、特性的不同，一般可分为慢性单纯性喉炎（chronic simple laryngitis）、慢性萎缩性喉炎（chronic atrophic laryngitis）和慢性增生性喉炎（chronic hyperplastic laryngitis）等。

第一节 慢性单纯性喉炎

慢性单纯性喉炎（chronic simple laryngitis），是一主要发生在喉黏膜的慢性非特异性炎性病变，可累及黏膜下组织，临床常见，多发于成人。

一、病因

（1）鼻-鼻窦炎、慢性扁桃体炎、慢性咽炎等邻近部位炎症直接向喉部蔓延或脓性分泌物的刺激。
（2）鼻腔阻塞，经口呼吸，使咽喉黏膜血管扩张、喉肌紧张疲劳产生炎症。
（3）有害气体（如氯气、氨、二氧化硫等）及烟、酒、灰尘等长期刺激。
（4）胃食管咽反流及幽门螺杆菌感染。有作者认为胃食管咽反流是慢性喉炎的基本病因，尤其是在小儿。
（5）用嗓过多或发音不当。
（6）全身性疾病患如糖尿病、肝硬化等使全身抵抗力下降或影响喉部。

二、病理

喉黏膜血管扩张，炎细胞浸润，黏膜下可发生血液积聚。上皮及固有层水肿及以单核细胞为主的炎性渗出。继而黏膜肥厚，腺体肥大。

三、临床表现

1. 症状

不同程度的声嘶为其主要症状，初为间歇性，逐渐加重成为持续性，如累及环杓关节，则在晨起或声带休息较久后声嘶反而显著，但失声者甚少。喉部微痛及紧缩感、异物感等，常做干咳以缓解喉部不适。

2. 体征

可见喉黏膜弥漫性充血，两侧对称。声带失去原有的珠白色而呈浅红色。黏膜表面可见有稠厚黏液，常在声门间形成黏液丝。杓间区黏膜充血增厚，在发音时声带软弱，振动不协调，两侧声带闭合不好。

四、辅助检查

根据病变的轻重不同，电声门图和动态喉镜检查可出现相应的改变：电声门图（electroglottography，EGG）在声带病变较轻时可保持基本波形，声带慢性充血时可见闭相延长开相缩短。动态喉镜（Strobolaryngoscope）又称喉闪光镜或频闪喉观察仪，在声带水肿时振幅、黏膜波、振动关闭相可增强，对称性和周期性不定。

五、诊断与鉴别诊断

根据上述症状及体征可做出诊断，但应考虑鼻、咽、肺部及全身情况，查出病因。对声嘶持续时间较长者，应与喉结核、早期喉癌等鉴别，电视纤维、电子喉镜检查或活检。

六、治疗

（1）病因治疗：积极治疗鼻-鼻窦炎、咽炎、肺部及全身疾病，对发音不当者，可进行发音训练。

（2）局部使用抗炎药物。

（3）改变不良的生活习惯，去除刺激因素，包括戒除烟酒、声休。

（4）氧气或超声雾化吸入，必要时加用抗生素和地塞米松或普米克令舒等雾化。

（5）理疗：直流电药物离子（碘离子）导入或音频电疗、超短波、直流电或特定电磁波（TDP）等治疗。

（6）发声矫治：包括有声练习和发声练习等，不少国家具有专业语言矫治师、言语疾病学家进行矫治。

（7）抗反流治疗 Hanson 等（2000）认为大约 20% 具有慢性喉炎症状的患者需长期应用氢离子泵抑制剂。有胃食管咽反流者，成人予：①西咪替丁 0.8 g/d，静脉滴注。②奥美拉唑 20 mg、睡前服用。③西沙必利 5~10 mg，3/d。剂量可酌情增减。

七、预防

（1）锻炼身体，增强体质，提高对外界气候的适应能力。

（2）积极治疗全身疾病。

（3）注意休息，当黏膜发生炎性反应后，应严格禁声，避免演变为慢性。

第二节　慢性萎缩性喉炎

慢性萎缩性喉炎（chronic atrophic laryngitis）亦名干性喉炎或臭喉症（ozena of the larynx），因喉黏膜及黏液腺萎缩，分泌减少所致。中老年女性多见，经常暴露于多粉尘空气中者更为严重。

一、病因分为原发性和继发性两种。

原发性者目前病因仍不十分清楚，多数学者认为是全身疾病的局部表现，可能与内分泌紊乱、自主神经功能失调、维生素及微量元素缺乏或不平衡有关。

二、病理

喉黏膜及黏膜下层纤维变性，黏膜上皮化生，柱状纤毛上皮渐变为复层鳞状上皮，腺体萎缩，分泌减少，加之喉黏膜已无纤毛活动，故分泌液停滞于喉部，经呼吸空气蒸发，可变为脓痂。除去痂皮后可见深红色黏膜，失去固有光泽。可有浅表的糜烂或溃疡。病变向深层发展可引起喉内肌萎缩。炎症向下发展可延及气管。

三、临床表现

1. 症状

喉部有干燥不适，异物感，胀痛，声嘶，因夜间有脓痂存留，常于晨起时较重。阵发性咳嗽为其主要症状。分泌物黏稠、结痂是引起阵发性咳嗽的原因，常咳出痂皮或稠痰方停止咳嗽，咳出的痂皮可带血丝，有臭气。咳出脓痂后声嘶稍有改善，但常使喉痛加剧。

2. 体征

喉黏膜慢性充血、发干，喉腔增宽，黄绿色脓痂常覆于声带后端、杓间区及喉室带等处，去除后可见喉黏膜呈深红色，干燥发亮如涂蜡状。如喉内肌萎缩，声带变薄、松弛无力，发音时两侧闭合不全，故发声漏气，声音沙哑，说话费力。少数患者气管上端亦显相同病变。继发于萎缩性鼻炎、咽炎者可见鼻腔、咽腔增宽，黏膜干燥。也可进一步用纤维喉镜或电子喉镜观察。电声门图多表现为闭相缩短或无闭相，波峰变矮。

四、诊断

根据以上特点，常易诊断，但应积极寻找病因，进行病因治疗。

五、治疗

一般治疗可予碘化钾 30 mg，3/d 口服，刺激喉黏液分泌，减轻喉部干燥。蒸气雾化或用含有芳香油的药物，口服维生素 A、D 族维生素、维生素 E、维生素 B_2 等。有痂皮贴附时可在喉镜下湿化后取出。

第三节　慢性增生性喉炎

慢性增生性喉炎（chronic hyperplastic laryngitis），为喉黏膜一种慢性炎性增生性疾病。

一、病因

病因与慢性单纯性喉炎相同，多由慢性单纯性喉炎病变发展。有人认为慢性喉炎，尤其是增生性喉炎可能与 EB 病毒、单纯疱疹病毒（HSV）和肺炎支原体的感染有关。黏膜上皮不同程度增生或鳞状化生、角化，黏膜下淋巴细胞和浆细胞浸润，喉黏膜明显增厚，纤维组织增生、玻璃样变性导致以细胞增生为主的非炎性病变。增生性改变可为弥漫性或局限性。

二、临床表现

1. 症状

症状同慢性喉炎，但声嘶较重而咳嗽较轻，急性或亚急性发作时喉痛明显。

2. 体征

声带充血，边缘圆厚，表面粗糙不平，可呈结节状或息肉样。如病变发展至声门下区，两侧声带后端靠拢受阻而出现裂隙。室带亦常肥厚，粗糙不平，有时轻压于声带上，掩蔽声带。

三、辅助检查

电声门图多表现为闭相延长，开相缩短。喉动态镜观察可见对称性和周期性差，严重者振幅和黏膜波消失，声带闭合差。

四、诊断与鉴别诊断

根据以上症状和体征，一般诊断不难，但应与喉癌、梅毒、结核等鉴别。肿瘤常局限于一侧声带，可经活检证实；梅毒较难区别，如有会厌增厚、缺损或结痂，并有其他器官梅毒；喉结核的病变常在杓间区，黏膜常呈贫血现象，多有浅表溃疡和肺结核。经 1% 亚甲蓝声带黏膜染色后接触内镜能清楚地观察到声带表层细胞的形状、异型核、核浆比及细胞排列等情况，动态全程观察浅层细胞变化，有助于鉴别诊断。

五、治疗

治疗原则同慢性喉炎。对声带过度增生的组织早期可加用直流电药物离子（碘离子）导入或音频电疗，局部理疗有助于改善血液循环，消炎，软化消散增生组织。重者可在手术显微镜下手术或激光烧灼、冷冻治疗，切除肥厚部分的黏膜组织，但注意勿损伤声带肌。喉间隙的肥厚组织可涂用腐蚀剂（硝酸银等）。此外，尚有一类较特殊的反流性喉炎，是因食管下端括约肌短暂松弛，导致含有胃酸的胃液向食管反流达到喉部所致，可能与胃酸的直接刺激和通过迷走神经反射引起慢性咳嗽有关。临床表现有声嘶，持续干咳，喉部压力降低感，胸骨后烧灼感等。检查可见喉腔后部黏膜红斑或白斑状改变，重者可见声带溃疡或息肉。治疗可用质子泵抑制剂、抗胃酸药如氢氧化铝，以及局部消炎、促进溃疡愈合、摘除息肉等。

参考文献

[1] 孙虹, 张罗. 耳鼻咽喉头颈外科学（第9版）[M]. 北京：人民卫生出版社, 2018.

[2] 王斌全, 祝威. 耳鼻咽喉头颈外科学[M]. 北京：高等教育出版社, 2017.

[3] 张勤修, 刘世喜. 耳鼻咽喉头颈外科学[M]. 北京：清华大学出版社, 2017.

[4] 李明, 王洪田. 耳鸣诊治新进展（第2版）[M]. 北京：人民卫生出版社, 2017.

[5] 王建国, 付涛. 中耳炎[M]. 北京：中国医药科技出版社, 2016.

[6] 刘广安, 张洁, 马俊岗. 耳鼻喉科疾病临床诊疗技术·医学临床诊疗技术丛书[M]. 北京：中国医药科技出版社, 2017.

[7] 孙红霞. 鼻炎防治[M]. 北京：科学出版社, 2017.

[8] 张建国, 阮标. 耳鼻咽喉头颈外科学（案例版）（第2版）[M]. 北京：科学出版社, 2016.

[9] 韩东一. 耳鼻咽喉头颈外科学高级教程[M]. 北京：中华医学电子音像出版社, 2016.

[10] 北京儿童医院. 耳鼻喉科诊疗常规（第2版）[M]. 北京：人民卫生出版社, 2016.

[11] 孔维佳, 周梁. 耳鼻咽喉头颈外科学（第3版）[M]. 北京：人民卫生出版社, 2015.

[12] 马建民, 王宁宇, 江泳. 眼耳鼻喉口腔科学（第2版）[M]. 北京：北京大学医学出版社, 2016.

[13] 夏寅, 林昶. 耳鼻咽喉头颈外科学[M]. 北京：中国医药科技出版社, 2016.

[14] 王建国. 耳鸣耳聋[M]. 北京：中国医药科技出版社, 2016.

[15] 胡祖斌, 段传新, 田滢. 小儿耳鼻咽喉疾病防治知识[M]. 武汉：湖北科学技术出版社, 2015.

[16] 黄选兆, 汪吉宝, 孔维佳. 实用耳鼻咽喉头颈外科学（第2版）[M]. 北京：人民卫生出版社, 2014.

[17] 孔维佳, 韩德民. 耳鼻咽喉头颈外科学（第2版）[M]. 北京：人民卫生出版社, 2014.

[18] 任俊宏, 常新剑. 慢性化脓性中耳炎患者生活质量调查研究[J]. 实用医技杂志, 2014, 21（3）：253-254.

[19] 涂厚义, 倪红丽. 42例慢性化脓性中耳炎手术治疗失败的原因分析[J]. 吉林医学, 2014, 35（12）：2608-2609.

[20] 王亮, 娄卫华, 叶放蕾. 实用耳鼻咽喉头颈外科诊断与治疗学[M]. 郑州：郑州大学出版社, 2015.